職業，病了嗎？

待修補的職業健康保護機制

鄭雅文 鄭峰齊 主編

國家圖書館出版品預行編目資料

職業，病了嗎？待修補的職業健康保護機制
鄭雅文、鄭峰齊編；鄭雅文等著
--1版.--新北市：群學，2013.01
面；　公分

ISBN：978-986-6525-65-0（平裝）
1.職業衛生　2.職業災害

412.53　　　101025710

職業，病了嗎？待修補的職業健康保護機制

編　者：鄭雅文、鄭峰齊
作　者：鄭雅文、鄭峰齊、吳挺鋒、陳怡欣、林良榮、翁裕峰、尤素芬、
　　　　孫友聯、蔡雅如、林依瑩、王嘉琪、王榮德、郭育良、鍾佩樺、
　　　　范國棟、吳宣蓓
總編輯：劉鈐佑
編　輯：黃恩霖
出版者：群學出版有限公司
地址：新北市新店區中正路508號5樓
電話：(02)2218-5418　　　傳真：(02)2218-5421
電郵：service@socio.com.tw　　網址：http://socio123.pixnet.net/blog
郵政劃撥：19269524　　　戶名：群學出版有限公司
封面：蘇品銓　　　　　　電郵：fallengunman@gmail.com
封面：權森印刷事業社　　電話：(02)3501-2759
ISBN：978-986-6525-65-0

作者簡介

鄭雅文

　　台大公衛系畢業，之後在美國哈佛大學公衛學院取得環境衛生碩士與流行病學博士，目前任職於台大公衛學院健康政策與管理研究所。喜歡閱讀與寫作學術論文，更希望研究的結果能被更多人閱讀，從而帶來些微的改變。因為有許多認真敬業的朋友，讓我們懷抱著希望，繼續前進。

鄭峰齊

　　7 年級生，台北人。台北大學公共行政暨政策學系法學士，台大公衛學院衛生政策與管理研究所理學碩士。大學生涯在公共行政和國際關係之間遊走，因為想學好統計開始修了不少社會學的課。碩士在台大念了公共衛生。跨個領域，沒想到因此開啟一段難忘的非洲旅程。

　　雖然話不算少，但也喜歡一個人靜靜地沉澱、閱讀與思考。有空時喜歡用煮食、攝影、桌球、慢跑來解消壓力；喜歡旅行而去考了導遊領隊執照。希望有機會去北歐看極光，到南美看企鵝。

　　相信知識的轉化和推廣可能帶來一些些改變的力量，所以投入編輯這本書。

吳挺鋒

　　東海大學社會學博士，曾任國立成功大學人文社會科學研究中心、醫學院「醫學、科技與社會中心」專案助理教授。現任天下雜誌調查中心資深研究主任。

陳怡欣

　　台北人，喜歡動物，目前為台大健管所雅文老師的專任助理。

林良榮

日本國立北海道大學法學博士。曾任立法院助理、工運團體幹部、社區大學講師、台大公衛學院博士後研究員、高雄大學財經法律系專任助理教授。現職為政治大學法律系（勞工所合聘）專任助理教授。研究興趣為勞動法學、法社會學、社會法基礎理論。

翁裕峰

成功大學醫學、科技與社會研究中心、醫學系暨傳染性疾病與訊息研究中心助理教授。育有三名子女，實屬五年級中罕見的動物。曾任臨床心理師、國會助理，進而轉入勞動研究、職業安全衛生社會學、科技與社會以及知識社會學的領域。持續關心人們何以不健康，致力使各種專家與社會大眾互相了解人們如何會健康。

尤素芬

個性急，做事慢，幾乎都要到最後一分鐘才交卷。在「少子化」的現在，生了三個小孩而樂在其中。喜歡透過理性的討論及平等的互動和年輕孩子交往，深信樂觀自信的年輕人才是台灣未來的希望。好奇心重，導致學習背景廣而雜，跨法律、勞工、衛生政策、醫療社會學等領域。研究上則是無可救藥地喜歡做弱勢族群的議題，包括：移工（外籍勞工）的健康照護、勞工的職業安全衛生保護等。

孫友聯

陽明大學衛生福利研究所碩士。現任台灣勞工陣線秘書長、實踐大學社工系兼任講師。

蔡雅如

目前正在國立中山大學社會學研究所就讀。《行南》雙月刊編輯群。

生長於台北，大三開始參與社會運動。曾在愛滋機構、台灣勞工陣線工作，負責組織社工員工會、國際人權、稅制改革、職業災害與勞保修法等等。希望透過這些努力，讓人關心公共事務、為自己做選擇與負責。

研究所開始真正認識台灣南部，參與在南部跨校學生權利行動與網絡串連。

林依瑩

台大健康政策與管理研究所博士候選人，行政院衛生署長期照護保險籌備小組研究員。因為大學時期一份關於農保財務的暑期報告，開始接觸社會保險議題，從此對於社會保險制度及政策有著極大的研究興趣與熱情。

王嘉琪

台中人。台大衛生政策與管理研究所畢業後，再進入台大科技整合法律學研究所就讀。曾在台大職衛所以及法律扶助基金會協助職業傷病補償政策的研究工作。

王榮德

1975 年台大醫學系畢，赴美國哈佛大學公共衛生學院深造，先後獲工業衛生碩士（1979）與職業醫學博士（1982）。

國立台灣大學終身職特聘教授、教育部終身榮譽之國家講座主持人。現任成功大學醫學院公共衛生研究所講座教授。

專長為環境職業醫學與流行病學。返國多年來證實了 20 種以上的職業病與環境病，促成我國在 1993 年頒布「危險物及有害物通識規則」。近年來憂心台灣全民健保這個巨大社會工程的永續經營，開始關注生活品質（Quality of Life）與健康計量及成本效果（cost-effectiveness）的研究。

郭育良

國立台灣大學醫學系醫學士，美國哈佛大學公共衛生系碩士，美國霍普金斯大學環境與職業醫學博士。

現任台大醫院環境及職業醫學部主治醫師，台大醫學院環境及職業醫學科與台大職業醫學與工業衛生研究所合聘教授。

專長為環境職業醫學、內科學、毒物學與流行病學。

鍾佩樺

國立陽明大學醫務管理研究所碩士，目前為台灣大學公共衛生學院健康政策與管理研究所博士班學生。

喜歡動物與小孩的純真，目前有兩隻黃金獵犬及一子。

范國棟

天生硬頸。高醫醫科延畢一個月，花四年取得成大公衛碩士，台大健康政策與管理研究所博士班花七年，仍選擇肄業。曾幹過醫院產業工會的理事，協助醫護人員籌組工會，目前暫任「醫勞盟監事」。行醫生涯簡述如下：曾在全台數十家醫療院所執行過麻醉業務，醫師執照暫時登錄在署立旗山醫院，不過一週卻有八成的工作時間，投入在牙科門診鎮靜的教育和推廣。

吳宣蓓

高醫公衛系畢業後，進入台大衛生政策與管理研究所，跟隨鄭雅文老師，開啟健康不平等與勞動健康的研究旅程。畢業後曾與職醫穿梭在各大醫院和工廠公司之間，目前在國衛院擔任研究助理。喜歡體驗各種形式的生活，但現在整天在電腦桌前勞勞碌碌，夢想到非洲與野生動物玩耍。

推薦序
台灣職災補償的困境與解決之道

王榮德／教育部國家講座教授

國立台灣大學終身特聘教授

國立成功大學醫學院公共衛生研究所講座教授

　　台灣的職災補償制度，長久以來一直未獲重視，這可從技術面及政策制度面來看。技術面問題，特別是職業病的診斷，在過去三十年正逐步解決；台灣現在至少已有 200 位通過衛生署專科醫師考試、可從事職業病認定工作的醫師。但是，整個政策面從社會關懷與正義的角度來看，仍是極為不足的，使得目前職災受害者不但領不到補償金，更常因職災而失業，家庭與個人陷入多重困境。本書正是從社會正義與關懷勞工的角度來看待這個問題，值得推薦給所有關心此問題的人，包括每位職業病醫師、職業衛生護理師、安全衛生專業工作人員與社會大眾，希望大家共同思考解決之道。

　　讀過本書就會明白，頭痛醫頭腳痛醫腳，東補一塊西修一點，解決不了制度上的缺失，根本解決之道是職災保險單獨立法。全世界職災保險都是由雇主負擔保費，因為你不可以叫一個人來工作又叫他生病。可惜的是，過去曾經多次跟勞委會建議職災保險趕快單獨立法，勞委會每一次都回覆說怕會增加雇主的負擔；然而，其實台灣雇主的負擔被轉嫁到全民而變得極輕。在先進國家，職災保費大都由雇主負擔；政府有充分的經費財源才

能做好安全衛生。如果看包含職業傷害在內的職災補償保險費費率，台灣只有 0.18%，遠低於「經濟合作與發展組織」（Organisation for Economic Co-operation and Development, OECD）裡面的先進國家，西歐各國大概都在 1% 以上（如德國是 1.32%；芬蘭為 1%）；亞洲地區職場安全衛生做得最踏實的日本，由於職災率逐漸下降，才使得保險費率降為 0.7%；曾與我們同列為四小龍的韓國是 1.78%，約是台灣的 10 倍。冤有頭債有主，才是全面改善的解決之道。其實我們再把職災保險費費率提高兩倍、三倍，甚至五倍，都還沒有到達先進國家的標準。

相較於先進國家，台灣的職災發生率仍相當高；但另一方面，職業病的補償率卻遠遠落後。在台灣，一年內每十萬個人的補償率大約是 7.8 人，日本是 14.2 人，韓國是 54.8 人，芬蘭是 170.3 人。舉職業性癌症為例，一般先進國家是每百萬人年大概有 60 位，約為全部癌症的 4-5%。2009 年台灣有 87,189 人被診斷罹患癌症，但是當年整年才只有一個癌症病人得到勞保職業性癌症的補償。現在慢慢突破，希望可以達到兩位數。

本國職業傷病層出不窮，所造成的問題及費用本來應該全部由資方支付。但在台灣卻是由全民健保來負擔醫療給付的部分；如果發生失能就讓《身心障礙者權益保障法》救濟；沒有錢生活的部分，則由社政救助單位來負擔。這本來全部是雇主投資的時候應該提列為成本的，卻被轉嫁到全民身上，由全民共同來負擔。

針對台灣職災補償制度的困境，最核心的問題，其實是職災保險至今尚未單獨立法。台灣的勞保在 60 年前立法時採用綜合保險形式，退休、醫療、失業還有職災給付，通通包含在裡面；但世界先進國家的做法都是採分立制度，而不使用綜合保險的方式。台灣近年來也是朝這方向走，醫療的部分獨立出全民健保，退休險、失業險也獨立出來，但是職災險還在當勞保的拖油瓶，沒有單獨的機構與法規來負責，職災勞工的苦難大家好像看不見，整個政府似乎也只重視企業家的利益。

其實醫護人員也是勞工，因為根據「國際勞工組織」的定義，只要從

事職業靠薪水過活的就是勞工。在早期華人封建的想法裡，職業分為士農工商，大家對這個「工」好像看成比較低的社會階層。近百年來，做生意的人已經翻身了，媒體上常報導世界及台灣前 500 大公司與其經營者。現在醫護工作者也逐漸覺醒，而有「台灣醫療勞動正義與病人安全促進聯盟」（簡稱「醫勞盟」）的出現，大家發現原來自己其實也是勞工。在台灣，除了軍公教人員之外，大部分人都是參加勞工保險，投保人口逼近 990 萬（到 2012 年 12 月底）。不論本人承不承認，絕大多數的醫護人員其實一樣是靠薪水維生的勞工。大家應該要組織起來，共同面對隱藏在血汗醫院與過勞背後的利益結構，以及因醫療糾紛動輒提告的工作環境。本書的出版，正是為職災勞工發聲，也讓醫務工作從業者及整個社會，共同思考如何從政策制度面來解決職業安全健康保護制度的問題。

推薦序
再不願作職業衛生的窮國

郭育良／台大醫學院環境職業醫學科教授
台大醫院環境職業醫學部主治醫師
台大公共衛生學院職業醫學與工業衛生研究所合聘教授

自 1950 年代起，台灣的國民所得每年成長速度一直比得上世界各國，但是對於職業傷病問題的重視，早期診斷、早期復健復工，則一直停滯不前。個人自 1990 年看職業病門診至今，總覺得職業傷病勞工受害方式相當多，每一位病人背後都有著斑斑血淚的故事。

在弱勢的勞工中，罹患職業傷病的勞工更是弱勢中之弱勢。而發生職業傷病之後，不論是職場結構、管理系統、鑑定制度、及補償制度，都使得傷病勞工，甚至職業病醫師，備感無力。

本書的作者們，是一群充滿社會關懷與熱忱的學者，他們從各個不同的角度，挑戰現有的職業衛生制度、職災補償制度、職業傷病診斷與職業傷病鑑定實務等等缺失。作為一個職業病醫師，在慚愧對這些方面推動不力之餘，更是感佩有如此一群熱血而關心勞工的學者，大聲疾呼，要救這個社會的病！

過去常有政府官員，信誓旦旦的表示：我們要預防職業病，我們要減少職業病。但後來我們與國際間比較之下，卻看到一個值得深省的現象：最先進、國民所得最高的國家，每百萬勞工發生的職業病，最多。而國民

所得較低的國家，對職業病的診斷則寥寥可數。其實原因很簡單，倘若重視勞工的安全衛生，就會「看」得到職業病，而不是視而無見。較先進的英國、美國每年每百萬勞工發生的職業病甚至可以是台灣發生率的數十倍。這麼說來，如果以職業病的診斷率而言，台灣可是窮極落後的國家呢！

　　希望本書的出版，可以使我們全國正視職業傷病的存在，在各個層面協助罹患職業傷病的勞工，找回健康、保持工作權。希望本書使我們國人及政府官員，真正「看」到職業傷病是存在的、是不可避免的；職業傷病勞工是需要更多的正義與支持。期望本書使我們醒悟，再也不願作職業衛生的窮國。

推薦序
社會、工作與健康

江東亮／國立台灣大學公共衛生學院健康政策與管理研究所教授

工作，關係著我們每一個人以及下一代的健康福祉——工作條件代表勞工本人的健康風險，而專業程度與工作收入則代表勞工及其家人的社會階級、可能的生活方式，以及伴隨的疾病痛苦。

半世紀以來，台灣從農業社會，發展為以工業及服務業為主的現代社會，工作對健康福祉的影響也有了明顯改變。一方面，勞工的健康風險，不再侷限於傳統的物理、化學及生物危害，社會心理壓力也越來越重要。另一方面，全球化越來越普遍，就業機會、工作條件及收入等都將深受國際政經的影響，不再只是個別事件或本土議題而已。

因此，今日公共衛生的努力，必須超越職業傷病的預防、診斷、治療與補償，更要重視解決社會、工作與健康之間的難題，以實現人人健康的理想。

本書緣於鄭雅文教授自 2007 年起受邀加入、「2020 國民健康白皮書」工作小組及參與「勞工安全與衛生白皮書」籌備工作，結識一群關心勞工健康的學者專家，在過去五年之間，大家熱情共襄盛舉的結果。

整體而言，本書內容雖然仍偏重職業傷病防治，但卻更為完整豐富，對於一些新興的工作與健康議題，如職場健康促進及過勞問題等亦著墨不少，值得向讀者鄭重推薦。

推薦序
建立更合理的職業傷病保護制度

蕭淑鈺／國立台灣大學護理學系所副教授

醫療人員安全衛生中心主任

曾任中華民國職業衛生護理學會理事長

雅文與我長期以來投入職業健康方面的研究，也是多年好友，因此她要我為本書寫序。雖然自知有野人獻曝之虞，但還是硬著頭皮為之。讓我提筆推薦這本書的另一個重要原因是：終於有一本專業書籍，以台灣人的角度，探討本土職業傷病所暴露出職業安全健康制度不足與社會不正義問題。書中所有活生生的案例，不是遠渡重洋而來的國外資訊，而是正發生在您我左右的真實故事。

職業傷病制度牽涉到的社會認知、經濟與政策影響範圍甚廣，不過，作者群不僅能以抽絲剝繭的精神，精闢地論中許多要害，更願意提出專業建言，難能可貴。我們也希望主政者，能以開放的心情來傾聽並評估作者們的訴求，共同建立更合理的職業健康保護制度。

筆者投入職業衛生護理相關研究與教學工作已經十餘年，有幸見證近幾年來我國職業安全衛生保護制度的改變與進步。透過政策的修訂，以及與國際社會接軌的教育訓練過程，同時也帶動職業醫學、護理與安全衛生相關專業團體間的緊密合作關係，如職業病醫師、職業衛生護理師與職業安全管理師之間對彼此專業內容的互相了解與合作，共同維護所有工作者的健康與權益，實為大眾之福。不過，本書如果能考慮增加職業衛生護理

師角度，來探討現行職業安全衛生制度的缺失與建議，則對現行制度的檢
討將更加全面與多元化。

　　台灣的職業安全衛生制度在產官學與勞工團體的積極努力下，近幾年
來的改變與進步有目共睹，也有許多令國際社會刮目相看的地方；然而，
所謂「完美的」制度不可能存在；我們要繼續努力，使它至少合理！

推薦序
職業，真的病了嗎？

孫友聯／台灣勞工陣線秘書長

「其他職災家屬回家至少還有家人聊聊天，我回家就只能看著牆壁想兒子。」

—— 一位過勞死勞工的單親母親獨白

　　職災，總是突如其來，對當事人是如此，對其家屬更是如此。突然面臨命運的轉折，任誰都是慌張失措的，一時間甚至忘了還有正義的存在。好不容易從醫療程序中回過神，決意爭取公道，又怎能想像的到，職災勞工或其家屬，帶著傷痛、無助又徬徨的心情尋求公部門的協助，卻又陷入認定、鑑定、談判、醫療復健保險給付、訴訟、補償賠償的龐大行政迷宮之中，獨自摸尋著出口？正義為何是如此的曲折與遙遠。

　　職災個案爭取正義，總是步履沉重。個人對抗體系的結局，也並非每位不幸的個案，都能成為擊敗巨人的大衛，因為橫亙在職災受害者面前的，是一組極其複雜又殘酷的情境組合。雇主有沒有善盡預防職災的責任，並依法為勞工投保勞工保險？發生職災時，雇主是否依法給予公傷假，並給付原領工資？職災公傷假期間被解僱怎麼辦？職災或職業病認定，如何舉證？認定後如何向雇主求償，如何談判？如何追究雇主的民刑事責任？雇

主脫產怎麼辦？失去工作能力，生活該如何保障？如何申請勞保失能給付？過勞怎麼認定？這些分散在不同法律所規範的程序要件，正是職災勞工與家屬遭逢二次傷害的因由，甚至因為曠日費時與壓力，讓受害者在法律程序中被迫選擇放棄，而蒙受更多的損害。

　　法律體系所建構的坑洞，總是讓職災受害者，跌得更深、更痛，而當前這個攸關所有勞工的職業健康保護體系，非但無法成為職災受難者最大的支持力量，反而成為另一個加害者。當政府面對愈來愈多職災案件量卻毫無頭緒時，本書——《職業，病了嗎？待修補的職業健康保護機制》的出版，正適時的點燃明燈。這本書不只是從學術領域檢討職業健康保護的論文合集，出版者更企圖為「知識」與「行動」之間建立一座橋樑，為體系的改革提供必須的元素和方向。

　　在現今職災認定體系與支持系統之中，每一個環節都非常重要；從協助職災個案的經驗與觀察中，筆者總是苦思著該如何提供當事人及其家屬，更多實質的協助。從職災保險單獨立法、職業安全衛生法修法，以及落實法律行政體系分工的確立，都需要一個更為強大，且從職災受害者角度量身訂作的協助與支持系統。

　　為職災受害者拓寬爭取正義的窄門，只是職災保護體系的一環，職災當事人及其家屬，還必須面對許多接踵而來的壓力，身體與心理的復健、生計與生活的安頓，乃至於重返就業職場的協助，更應該是重構體系時不能偏廢的考量與設計。因此，除非是針對體系進行翻轉或細緻的修補，否則職災將一直是勞動者最沈重、也最無奈的悲痛。

　　在職災、過勞頻傳之際，我國的職業健康保護機制已到了非徹底修補不可的時刻。期待本書之中諸多學者的研究苦心，能讓具備前瞻與全面性思維的職業健康保護體系，得以及早落實，還給台灣千萬名辛勤的勞動者，一個遲來的安心職場環境；但筆者更加衷心期盼的，仍是真正零職災時代的來臨。

主編序
讓我們擁有安全與健康的工作環境吧！

鄭雅文

　　工作，不僅是為了生計，也是一個人獲得友誼、歸屬、尊嚴與成就感的過程。但在不健康的職場環境下，工作卻成為許多人每日的挫折，成為身體病痛與心理疾病的來源。如何保障工作者的身心健康？如何在競相爭逐私利的政商結構中，讓工作者擁有合理、尊嚴、安全與健康的工作環境？是本書關心的主題。

　　台灣過去半世紀以來的經濟發展，讓這塊土地千瘡百孔。但直到我深入瞭解職災勞工的經歷與處境之後，我才真正體會，我們摧殘的不僅是環境，也是工作者的身心健康，而經濟發展的果實與付出的健康代價，更是何等不平等地分配！從過去到現在，總是有人說，為了國家經濟發展，勞工應該要與業者共體時艱。但當勞工陷入困境之時，面對的卻是一個不願負責任、不願共體時艱的體制。

　　在勞雇契約中，雇主的責任到底是什麼？國家為什麼需要介入勞動市場？《勞基法》規範了什麼？職場的安全與健康又有哪些規範？我想，大概很多人都和過去的我一樣，對這些議題感到十分陌生吧？

　　本書收錄15篇文章，分別探討「勞動檢查」、「職業安全衛生管理」、「勞工參與」、「職災補償」、「職業傷病通報」、「職業病認定」、「勞工健檢」、「職業醫學角色」、「職場健康促進」、「工作壓力與職場過勞」、

「工時管理」等主題。這些看似生硬的主題，事實上與你我的工作生活息息相關。但長久以來，社會大眾普遍對職業安全衛生議題感到陌生，職安衛政策也一向由少數人決策。出版本書的目的，即是希望提供知識與訊息，讓更多朋友透過閱讀本書，共同關心台灣職安衛政策的發展。

　　本書的架構，源自於筆者 2007 年下旬參與的「2020 健康國民白皮書」撰寫工作，該計畫由國家衛生研究院郭耿南教授與台大公衛學院江東亮教授共同主持；筆者為了撰寫「工作場所」一章，開始系統性地回顧台灣的職安衛制度。過去 5、6 年來，除了有尤素芬、翁裕峰與林良榮的加入並形成國科會整合型計畫之外，也有多位台大健康政策與管理研究所的研究生先後投入。研究生們各有專長，形成多元的研究團隊，包括具法學訓練的王嘉琪、具健保局工作經驗的林依瑩、具醫務管理實務經驗的鍾佩樺、具有醫療專業與勞工運動經驗的范國棟、具有社會學、公行與政治學背景的鄭峰齊，以及曾參與職業醫學臨廠服務的吳宣蓓。本書作者尚有台灣勞工陣線的孫友聯與蔡雅如、轉任出版業的社會學者吳挺鋒，以及筆者的長期工作伙伴陳怡欣。

　　王榮德教授與郭育良教授在職業醫學領域累積的研究與實務經驗，是我們重要的支柱。特別是王老師多年來身體力行，在各種場合不斷倡議職災保險應單獨立法，他的使命感與熱情深深感染著我們。本書有關職災補償與勞工健檢的討論，有許多部分奠基於王老師之前的研究報告。我們也特別感謝王老師花不少時間審閱本書每一個章節，並給予修訂意見。

　　在研究過程中，我們感謝接受訪談或參與座談會的勞工朋友、工會幹部、民間團體工作者、醫護人員、職業傷病診治中心的個案管理師、政府官員與行政人員，以及其他職安衛學者專家。

　　編纂此書的過程醞釀多年。若非有峰齊協助處理龐雜的編務工作，恐怕我還在紙上談兵階段。本書的出版也有賴群學出版社編輯的專業協助，在此一併致謝。職安衛制度範圍廣泛，本書內容仍有許多不足與疏漏處，仍有待更多人共同投入。

主編序
思考是改變的開始

鄭峰齊

　　小時候，報章雜誌上念到的「台灣奇蹟」，鏡頭目光總是稱頌著「優秀幹練」的國家菁英與「雄才霸氣」的企業鉅子如何帶領經濟起飛；學校課堂上也不斷把這套發展模式「理論化」，繼續傳唱不已。直到自己開始踏入公衛領域，在醫院巨塔之間穿梭研究，目睹許多職災勞工與一篇篇怵目驚心的故事，不禁讓我反覆回想，那些年，我們不斷傳唱的發展故事，往往遺忘隱身其後那一大群工作者的默默付出與奉獻。故事中，她／他們模糊的身影當下因為職業傷病的血淚而在眼前逐漸鮮明。

　　工作者的傷殘、疾病、死亡，在社會上總被認為是個人粗心大意、衰運纏身。不過，我們在這本書要強調的是，這些不幸的個人遭遇，許多困境來自於目前台灣整體制度與結構上的問題。包括每況愈下的勞動條件，掛一漏萬的預防保障，都使得勞工在職場之路上步步驚心；處在不對稱的勞資權力關係下，更加深勞工面對職災發生後求助無門的無力處境。不完整的勞動權益保障以及實踐低落的情況，某種角度也是反映出整個社會、國家與產業對於職場健康權益的看法。但是，經濟成長與勞動保障、生命價值之間，是否彼此對立？是必須犧牲其一才能成就的「必要之惡」嗎？這套邏輯就是所謂的「發展」嗎？到底，「發展」的意義是什麼？誰在這個「發展」過程中真正獲益？我們沒有其他「發展模式」的選項嗎？

　　一討論到這些公共政策、法律制度與社會結構，往往給人過於抽象複

雜、沉重難懂的距離感。長期以來，我們的學校教育和社會，對於勞動權益與健康的議題概念都相當漠視與模糊；講到相關的政策制度，對很多人來說更是遙遠又生硬。因此，在各章節的開頭，我嘗試放入一些報導或者一小段訪談故事，希望利用發生在各行各業、不同社會階級、性別、族群與國籍工作者的案例，能夠和讀者的生活經驗有所連結。各章作者在書中帶入歷史的縱軸與跨國經驗的比較，則是希望能夠從不同的視野來豐富我們對問題解決的想像力。我們希望利用這些小小的安排，儘可能地引導讀者進入閱讀的情境，聯想到這些職業健康議題如何與你我密切相關。

　　這幾年，每當和家人朋友相互討論到我對研究與編輯工作的想法，往往會聽到一句無奈地回應：「就算我們知道了，但又能帶來什麼改變呢？」的確，這種對公共事務的疏離與無力感，是當代民主政治運作的困境。部分民眾會去寄望下一位政治新秀，或是說服菁英，抑或是直接進入體制，希望可以取得比較快速的改變效果。

　　不過，社會對於職場健康權益的看法，也會影響法令、政策的制定與實踐。我們不要忘記，透過社會大眾的認識與推廣，這種「由下而上」的力量也可以為「改變」提供紮實穩固的基礎。雖然，這條路緩慢且艱辛困難，就像希臘神話中的薛西佛斯（Sisyphus）永不停息地將巨石推到山頂那般艱辛，但是，如果我們對於勞動權利與人性尊嚴的認識，成為深入人心的價值，就有可能為下次行動與改變營造出穩固的社會基礎。衷心企盼這本書的出版，激發各位讀者對相關議題的關心，為推動更進步的勞動健康立法，提供堅實的論述後盾。這些想法，也是這段日子我接下這份工作，投入編輯寫作的動力。

　　在這條路上，感謝雅文老師與所有作者們的支持與努力，以及群學出版社編輯的合作協力，在編輯寫作的過程也讓我不斷地思考學習。同時，也謝謝我的媽媽、外婆與其他家人給我無微不至的照顧與工作上的啟發。

目錄

第一篇／概論

第二篇／職業傷病的預防機制

第三篇／職業傷病的補償、通報與認定

第四篇／職業健康服務制度

第五篇／工作壓力與職場過勞問題

第一篇

概論

第一章
從職業傷病問題到
職業安全健康保護制度

鄭雅文、鄭峰齊、吳挺鋒

　　長久以來，職業傷病問題未受到社會重視。許多職災勞工在罹災後，除了身體病痛以及陷入經濟困境之外，勞雇關係也往往決裂。對於受傷的工作者，許多雇主急於撇清責任，並把問題歸咎於工作者自己的疏忽或體質上的脆弱。在權力資源不對等的勞雇關係中，國家應扮演什麼角色？職業安全健康制度如何確保雇主責任的落實？如何保障工作者的職場安全與健康？

　　本章扼要回顧工業先進國家勞動保護與職業安全健康制度的發展歷程，並指出當前全球化趨勢對職業傷病問題的衝擊。我們也回顧台灣職業傷病問題的歷史，以及職業安全健康保護制度的發展歷程。透過歷史，應有助於我們理解此制度的定位與意義，從而對改革方向提供思考線索。

擁有三千員工的飛歌電子公司，一年之中先後有七個女工染患「怪病」，其中並有三人死亡……。女工家長根據醫生診斷，認為是鉛中毒。……美國飛歌公司醫務處長諾羅浦指此種病症與鉛中毒無關，（認為）可能是一種爆發性的急性肝炎。……（他說），染病女工到廠工作時間僅一個月，不致引起中毒。（聯合報第 3 版，1972 年 10 月 21 日）

自從「怪病」發生後，至昨天為止，已有一百四十七名女工正式辭職，另有二百多名女工已不來上班，該廠的正常生產，已受到影響……。（聯合報第 3 版，1972 年 10 月 25 日）

飛歌電子公司產業工會對該公司各生產部門因化學藥物發出之廢氣瀰漫全廠，致經常有員工因受空氣污染而暈倒情事，曾再三建議公司設法改善，而公司均拒予採納，不無漠視人命及勞工法令規定之處，建議政府應切實追究責任……。（經濟日報第 2 版，1972 年 10 月 27 日）

林部長在答覆工會代表時表示，飛歌公司及工廠服務員工，不以待遇菲薄而克盡職責，不但勞動精神可貴，而且品格高尚。有關建議事項，飛歌公司將來自會辦理及改善。關於基本工資過低之事，政府在適當時將予以改善，希望工會成員要兼顧生產事業，識大體，為了國家的經濟建設，與業主多多合作……。（經濟日報第 2 版，1972 年 11 月 04 日）

……無論那個工業國家，只有資方和勞方打成一片，其經濟前途才有希望……。台灣經濟的確遭到幾十年來最艱苦的一個局面……，假如驟然實施勞動基準法，政府應有一連串的準備才行，……，尤其在此投資意願相當低落、對海外投資更得積極爭取之時……。（經濟部長趙耀東發言紀錄[1]，1982 年 05 月 15 日）

一、前言

　　1959 年（民國 48 年），九歲的陳芬蘭以童稚嗓音演唱的〈孤女的願望〉，成為家喻戶曉的流行曲，打動著無數從貧窮農村遷移到都市外圍工廠討生活的勞動者。當時，也是政府全力推動經濟發展、積極鼓勵外商來台投資設廠的時期。

　　1960 年，政府頒布《獎勵投資條例》。在台灣廉價的勞動力、低度的勞動與環保規範，加上政府提供優惠條件的吸引下，日商、美商紛紛來台設廠。1972 年，省主席謝東閔倡導「客廳即工廠」政策，鼓勵家庭代工以擴大外銷。自此，台灣大大小小的工廠林立，高工時、高污染、忽視環境與健康風險、全力拼經濟，成為台灣勞動階層的生活寫照。

　　短短十幾年間，台灣創造了亮眼的經濟奇蹟，但奇蹟的背後，卻是飽受污染的土地與層出不窮的職業傷病問題。根據勞保資料，台灣「職業災害」給付件數在 1964 年之後快速攀升。早期的「職業災害」大都屬礦場災變、鍋爐爆炸、被夾、被捲等災害事故，一直到 1972 年「飛歌事件」爆發後，化學品造成的健康危害才開始受到關注。

　　長久以來，職業傷病的發生，時常被歸咎於工作者自己的疏忽或體質脆弱。當雇主急於撇清責任、試圖儘速了斷勞雇關係之時，來自純樸農村且大多缺乏充分知識與權益意識的工作者，也往往將自身的不幸歸因於鬼神或命運，或只能無可奈何地接受。壓抑勞動權益的國家，以及普遍的「黑手變頭家」的小雇主心態，更助長了勞雇關係的不平等，讓職業傷病背後的社會權力結構變得隱晦不明。

　　勞動政策的發展，深受政治、經濟與社會力量的形塑；職業安全健康制度的建立，也深受社會脈絡的影響。本章中，我們扼要回顧工業先進國家勞動保護與職業安全健康制度的發展歷程，並指出當前全球化趨勢對職業傷病問題的衝擊；接著，我們回顧台灣職業傷病問題，以及職業安全健康制度的發展歷程。歷史的回顧，應有助於我們理解此制度的定位與意義，

從而對制度改革方向提供思考的線索。

二、工業先進國家勞動保護與職業安全健康制度的發展歷程

（一）基本勞動權益保護制度的建立

工業革命之前的西方社會，生產技術以手工操作為主，勞雇關係多屬家族、莊園或學徒制度。即使發生工作導致的傷病，嚴重度與人數規模通常不大，傷者也大多仰賴家族、教區宗教團體或主從關係的雇主給予恩情救助。

進入 18 世紀後，歐洲社會快速工業化，在機械化與利潤極大化的生產模式之下，勞動階層陷入工時過長、工作環境惡劣、低薪、飢餓、營養不良的生活困境。英國是工業革命的發源地，也是當時世界上最強盛的國家，但勞動階層卻陷入了史無前例的悲慘狀況。1845 年，恩格斯（Friedrich Engels）以「英國工人階級狀況」為題發表一份報告書 [2]，文中描述英國勞動階層的高傷殘率與高死亡率，並以剝削性的勞雇關係來解釋貧窮勞工的境遇（Waitzkin 2007）。不過，此時的政治經濟思潮崇尚自由主義，強調個人自由與契約自由，主張工資、工時與其他勞動條件應該由市場決定，反對國家或行會的介入。因此，勞工承受巨大的健康與社會安全風險，只能倚靠自發性的互助組織抵抗。

隨著勞工處境的日益惡化，勞資衝突逐漸成為社會動盪的根源。各類社會主義與左派學說應運興起，政治性的工人階級運動逐漸浮現，傳統上屬社會性組織的工會也開始進行政治倡議，要求國家立法保護勞動階層。面對勞資矛盾越趨惡化，國家為了回應當時強大的社會壓力，以避免激進革命或動亂危及其統治基礎，也因此逐漸確立近代社會安全制度的基石。

英國在 1802 年即制定《工廠法》，限制兒童每日工時不得超過 12 小時 [3]；1833 年開始實施勞動檢查制度，授權國家檢察員進入私人廠場檢查

其勞動條件與作業環境；並於 1842 年頒布《礦場法》[4]，規範災害不斷的礦場工作。

在歐陸，甫統一建國不久的德國，在鐵血宰相俾斯麥（Otto Von Bismarck）的主導下，於 1871 年頒布《僱用人責任法》，擴大雇主對職災勞工的賠償責任；更在 1884 年頒布《工業災害保險法》，首創「無過失主義」的職災保險制度，迅速成為其他工業國家仿效的典範（Porter 1999）。

在大西洋另一岸的美國，「南北戰爭」（1861-1865）結束後加速工業化，巨型企業開始成型，解放後的南方黑人大量移往北方工業大城，來自歐洲、亞洲的移民也大量湧入；勞動階層的貧窮與傷病問題，很快地成為重要的社會問題。

19 世紀後期，美國各地罷工示威源源不絕，許多社會救助組織與人道關懷人士亦紛紛投入勞動保護運動，要求政府立法禁止童工、限制工時、給予勞工合理工資，並確保雇主職災補償責任[5]，1886 年發生在芝加哥的「乾草市場事件」[6]，也導致許多人更加同情勞工，進而投入社會改革（Fee 1997）。

在 20 世紀初期，麻州、紐約、紐澤西等美東各州陸續建立職災保險制度，並通過《工廠法》，實施勞動檢查，但這些勞動保護立法卻時常遭到挑戰。例如，1905 年美國聯邦最高法院的判決即判定紐約州的工時規範違憲[7]。一直到 1933 年至 1939 年間，羅斯福總統（Franklin D. Roosevelt）為了因應全球性的經濟大蕭條而推行新政（New Deal），才通過了聯邦層級的《社會安全法》（Social Security Act of 1935）以及規範最低勞動條件的《公平勞動基準法》（Fair Labor Standards Act of 1938）（焦興鎧 1995）。

東亞的日本，在明治時期富國強兵的政策下，工礦業大幅發展，產生大規模公害污染與職災事件，因此在 1905 年頒布施行《礦業法》加以管理；另一方面，工廠惡劣的勞動條件也引發社會關注，日本政府隨後實施工廠

衛生調查，並在 1916 年修訂《工廠法》，特別制定保護童工女工、禁止夜間工作與限制工時等規範（渡边章 2007）。並在 1922 年實施勞雇分攤保費的職災保險制度。

在 20 世紀中期之前，工業先進國家大多已建立勞動基本權益的保護制度，包括規範工時、工資與其他勞動條件等勞動基準法規、強化國家監督權限的勞動檢查法，以及規範職災補償責任的職災保險法。勞動基本權益保護制度的建置，主要推力來自勞工團體與改革人士的社會壓力。由於勞工運動逐漸壯大，統治者一方面為了維護統治正當性；另一方面，基於勞動力是工業生產的基本要素，為了促進經濟發展，國家也因此需要確保勞動力的品質與供給。

（二）職業安全健康制度的建立與擴張

相較之下，職業安全健康制度的發展較慢。根據學者 Frick 與 Wren 的分析，在 1970 年代之前，西方國家並未積極介入工廠內部的職業安全與健康管理；大型企業大多為了自身的成本效益考量，自發性地推動「安全運動」（Safety Movement）（Frick and Wren 2000）。

二戰之後，工業先進國家積極重建，經濟再度快速發展，但隨之而來的環境公害與職業傷病問題也越來越多，引發 1960 年代大規模的環保抗爭與民權運動，成為嚴峻的政治社會議題。許多工業資本主義國家為了回應社會壓力，陸續頒布環保與職場安全健康規範。

美國國會在 1970 年通過《職業安全衛生法》（Occupational Safety and Health Act of 1970），並設立聯邦層級的主管機關「職業安全衛生署」（Occupational Safety and Health Administration, OSHA）；同年「環境保護署」（Environmental Protection Agency, EPA）亦一併成立。在 1970 年代，美國國會頒布大量的職場安全健康與環保規範。由於社會大眾、政府與業界的重視，職業醫學也成為備受重視的學科（LaDou 2002）。

在英國，Robens 爵士主持的委員會則重新檢討英國既有的職安衛法規，並在 1972 年提出「羅本斯報告」（Robens Report），建議政府應將紛雜的安全衛生規範，統一於單一法規，並一體適用所有受僱者。「羅本斯報告」促使英國國會在 1974 年通過《工作安全衛生法》（Health and Safety at Work etc Act, HASAW Act）。該法強調，政府介入職業安全衛生的四個原則：（1）強化雇主責任；（2）法律內容與標準明確化；（3）強化勞工參與機制；（4）強調職業安全健康知識的建立與資訊揭露機制。英國的改革方向，也影響國際間職業安全健康制度的發展（Frick and Wren 2000）。

在東亞，戰敗的日本迅速復甦，但快速的經濟發展卻帶來遍布全國各地的公害與環境職業疾病，甚至被喻為「公害大國」。四大公害事件[8]更引發上萬名工人與受害民眾走上街頭。在層出不窮的反公害運動壓力之下，日本國會在 1967 年通過《公害對策基本法》，之後又陸續通過《勞動安全衛生法》（1972）、《化學物質審查規制法》（1973）與《公害健康被害補償法》（1973）。

日本的《化學物質審查規制法》首創了「事前管理」（pre-examination）規範，而《公害健康被害補償法》對居住於指定污染區域一定時間以上且罹患指定疾病的居民，不問個別因果關係，一律推斷為公害病患並給予補償，亦先於其他工業先進國家。

回顧工業先進國家的歷史，職業傷病問題從早先的個人問題，轉化為政府必須介入且雇主必須負責的公共議題。在此過程中，來自社會與勞工團體的壓力，扮演著核心角色。國家在積極發展經濟的同時，也必須回應來自於社會內部的社會壓力，因而發展出工資、工時、勞動檢查、安全健康、職災補償等勞動規範。雇主責任的範圍與承擔方式隨著各國社會文化與社會安全體系而有差異，但共同的是，雇主被課以維護職場安全與工作者身心健康的責任。

（三）全球化下的職業安全健康問題

　　1970 年代中期，西方資本主義國家在中東石油出產國的聯合抵制下，經歷嚴重的能源危機，加上國際間失敗的貨幣政策導致「停滯性通貨膨脹」（stagflation）[9] 造成經濟蕭條與政府財政赤字的窘境。企業部門開始採取一連串因應策略，如人力的精簡與彈性運用、採用低成本的生產模式；這些改變，直接或間接地弱化了工作者的安全與健康保護。

　　在此同時，勞力密集型的製造業為了規避國內的勞動與環保規範，也開始大量外移至人力成本低廉且缺乏社會保護機制的東亞、拉美等第三世界國家，形成新興的國際分工體制。產業外移造成工業國家內部「結構性失業」問題 [10] 更加嚴重，並降低政府財政收入與社會福利給付能力。

　　面對上述危機，許多國家以「去管制化」（de-regulation）政策作為因應，如削弱勞動與環保管制、降低社會福利、推動公部門私有化等等。在職場安全健康政策上，則倡議「企業自主管理」。職業安全健康制度的發展，開始導入「風險評估」（risk assessment）、「品質管理」（quality control）、國際認證（如 ISO）的職業安全衛生管理系統。

　　當工業先進國家出現「資本外逃」（capital flight）之際，開發中國家則競相提供優渥的投資條件，以吸引外資前來設廠。尤其自 1980 年代後期以來，許多前共產國家以及新興工業化國家紛紛加入全球生產鏈，為了吸引外資，往往刻意壓抑勞動權益、輕忽職業安全健康保護，惡化職業災害與傷病問題。「國際勞工組織」（International Labour Organization, ILO）推估，全球所有職災事故中，超過 60% 發生在中國、印度與其他亞洲國家，另 25% 發生在拉丁美洲與非洲國家（Al -Tuwaijri et al. 2008）。後進國家的勞動人權與職業傷病問題備受關注，而工業先進國家的工作者也面臨勞動條件「向下看齊」的競爭壓力。

　　另一方面，資本與生產的全球化，挑戰傳統以國家疆界為限的勞動保護制度；以往做為勞動階級保護力量的工會組織，在服務業持續擴張、勞

動力彈性僱用趨勢以及國際移工的競爭下，更顯得力有未逮。

　　進入 21 世紀，金融危機頻繁，就業不安定所帶來的「工作貧窮」（working poor）席捲全球，派遣、外包等彈性勞動僱用模式日益盛行，雇主擺脫許多勞動保護法令的限制與拘束，造成職業安全缺乏保障，勞動條件低落，資方規避職場健康安全標準，對於整體受僱工作者與底層民眾形成莫大衝擊（Quinlan et al. 2001；Benach et al. 2007）

　　近年來，跨國性的勞工組織與非政府組織，開始突破國界，嘗試建立國際性的勞動人權與職業安全健康規範。例如，歐美國家興起的「反血汗工廠運動」，使消費者開始關注第三世界國家的勞動條件與安全健康議題，也促使企業開始重視「企業社會責任」（Corporate Social Responsibility, CSR）。

　　國際勞工運動也試圖結合國際貿易體系，建立勞動規範（黃長玲 2001；吳育仁 2004；陳信行 2005）。例如，ILO 國際公約揭示的勞動標準被納入國際貿易規範之後，強化其實質效力。在 1995 至 1998 年間，南亞國家（包括孟加拉、印度、巴基斯坦、柬埔寨等國）生產的成衣、足球等外銷產品，就曾因為不當使用童工，而受到貿易制裁（Elliott 2000）。在國際人權團體與部分國家的推動下，ILO 於 1998 年發布「職場核心原則與人權宣言」，並彙整既有公約，建立八大「核心人權公約」[11]；1999 年，ILO 推動「尊嚴勞動」（Decent Work）運動，希望所有人都有機會透過工作賺取收入，並在工作中得到尊嚴與意義（ILO 2004；ILO 2008）。

　　另一方面，國際性與區域性的經貿組織或整合體，如「世界貿易組織」（WTO）、「經濟合作與發展組織」（OECD）、「歐盟」（EU）等，也陸續引入職業安全健康標準，發展出跨國性的管制機制。例如，歐盟在 1989 年通過第一個與職業安全健康有關的「框架指令」[12]，目的在藉由資訊提供、勞資協商、教育訓練、勞工參與等方法，提高職業安全健康狀況，以預防職業災害與職業病。歐盟也在 2007 年施行「化學品註冊、評估、授權和限制規範」（REACH），引入「預警原則」（precautionary

principle），要求生產廠和進口商提供化學品安全數據表、安全評估報告、
風險評估源頭管理，以及公眾知情監督系統。REACH 除了規範歐盟境內
的業者，也規範其他地區的政府及貿易商[13]。此外，「化學品全球調和制
度」（GHS）則是由聯合國「歐洲經濟委員會」推動的化學品管理制度[14]。
REACH 與 GHS 皆是目前跨國性管制的代表案例。

三、台灣職業傷病問題的歷史回顧 [15]

　　台灣的工業化始於日治時期。日治初期的產業以農林漁牧與礦石開採
為主，礦業更被視為產業火車頭。1917 年左右，日本財團開始積極投資台
灣礦場，自此礦產量大增，但災害事件也越來越頻繁。根據統計，台灣在
1920 年至 1940 年間，因煤礦災變而死亡的礦工每年都超過百人，重傷者
每年大多超過五百人（林宜平 2004）。二戰期間，台北帝大附屬醫院（今
台大醫院）曾進行礦工煤塵皮膚炎調查，見證了當時礦工的職業傷病問題
（行政院衛生署 1995）。

　　二戰結束後，中華民國政府遷至台灣，隨即頒布戒嚴令，並迅速開辦
勞工保險[16]。此時台灣就業人口仍以農業為主，並沒有工業化國家常見的
勞資衝突與職災爭議。學者指出，政府在 1950 年代即開辦勞工保險的動
機，大抵是基於統治正當性的考量；而國民政府在大陸時期受到工運衝擊，
也是影響因素之一（傅立葉 1993；Ku 1997）。雖然政府內部也有草擬《勞
工法》的建議[17]，但在勞工問題屬政治禁忌的 1950 年代，並未能落實（湯
蘭瑞 1999）。

　　1950 年代的台灣，礦業仍是產業主力之一，也是職災風險最高的產
業。1951 年，恢復量產的瑞芳煤礦隨即發生瓦斯爆炸事件，之後礦區崩塌
與爆炸事件幾乎年年發生[18]。礦災頻繁的原因，除了地質破碎等環境因素
外，更重要的是業主為了節省成本而沿用老舊設備，也不重視安全保護（賴
克富 2009）。直到 1980 年代後期礦業開始走下坡時，礦工死亡人數每年

也仍有 30-50 人。1984 年更在一年內連續發生三起重大礦災[19]，當年死亡人數高達 270 人（林宜平 2004）。

　　台大醫學院楊思標教授 1952 年發表於台灣醫誌的矽肺症病例報告，可謂台灣職業醫學研究的濫觴（楊思標 1952）。之後，省政府陸續委託學者進行調查，確認金銅礦工、煤礦礦工為矽肺症的好發族群（楊思標等 1953； Ko and Lai 1961； 行政院衛生署 1995）。由於礦坑內悶熱潮濕、衛生狀況不佳，礦工也容易罹患寄生蟲病、肺結核、皮膚病等感染性疾病（詹長權 2006）。

　　1960 年，政府頒布《獎勵投資條例》，積極推動進口替代、出口導向的經濟發展政策，設置加工出口區，針對外資提供土地、廠房、公共設施、租稅減免等優惠措施以吸引投資[20]。此時歐美與日本企業面對國內工資高漲、勞動與環保意識高漲的情勢（見上一節），亦紛紛外移至工資低廉且管制寬鬆的第三世界，台灣從此納入「國際分工體系」。

　　在大量農業人口進入工業部門、經濟快速起飛之時，卻也寫下更多污染與職災的紀錄。從勞保資料可發現，職災給付件數從 1964 年的 15 萬 4 千多件，快速上升至 1976 年的 27 萬 1 千多件[21]（見圖 1-1）。如果考量未涵蓋於勞保的勞動人口，上述數據很可能遠遠低估了實際的職災發生狀況。

　　1972 年，部分大型外商電子廠陸續發生年輕女工集體中毒事件，其中多名女工死亡，經媒體大幅報導而引起社會關注；後續的調查指出，乃是「三氯乙烯」及「四氯乙烯」等有機溶劑的暴露所致[22]；化學品的安全問題開始受到關注。

　　「飛歌事件」催生了 1974 年通過的《勞工安全衛生法》，以及之後陸續頒布的安全衛生規範。立法院在通過《安衛法》時，也提出附帶決議：「為求勞動條件之改善，請速制定勞動基準法」（中華民國立法院 1974）。在 1970 年前後，內政部勞工司官員也開始密集研擬《勞動基準法》，但台灣於 1971 年退出聯合國之後，政府財經官員與民間業者認為，不需再介意國際勞工組織對台灣勞工立法落後的嚴厲批評，因此主張擱置[23]。

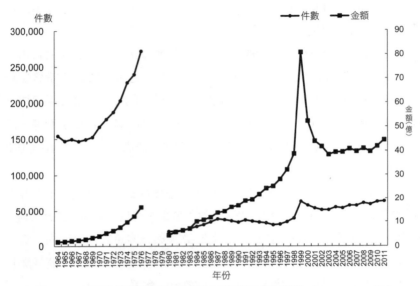

圖 1-1　台灣勞保職業災害現金給付件數與金額統計（1964-2011 年）

資料來源：行政院勞工委員會

　　1970 年代中後期，台灣國際地位風雨飄搖，內部則有日益頻繁的政治與社會抗爭。至 1980 年代，環保、勞工、農民各種社會運動風起雲湧；不管是採自力救濟或是組織性抗爭，都對政府造成壓力而不得不做出政策回應。

　　1984 年 7 月 19 日，研議數十年的《勞基法》終於在立法院三讀通過。《勞基法》的通過與當時勞工運動逐漸壯大、政府欲爭取勞工支持有密切相關（許甘霖 2000），也與當年連續發生重創政府威信的重大礦災不無關係。但也有學者認為，1984 年《勞基法》的通過是由於美國政府為了解決兩國間的貿易差異，而對台灣施壓的結果（陳信行 2005）。

　　不論促成《勞基法》通過的政治社會因素為何，從相關預算編列的不足、體系與人員建置的落後，以及執行與落實的缺乏監督，可見《勞基法》的宣示意義遠多於實質意義（林萬億 2006）。長久以來，我們也可發現政府經建部門官員不斷以台灣經濟發展困境為由，強力反對勞動保護規

範[24]，至今猶然。

在解嚴前後的 1980 年代，台灣社運蓬勃，但職業傷病問題卻未受到社會廣泛關注，與韓國經驗有頗大差異[25]。由中產階層主導的公害與環保運動，鮮少與勞工運動合流（蕭新煌 1988）；早期的勞工運動也很少關注職業傷病問題。台灣在缺乏勞工運動與社會支持的狀況下，政府內部不少工業衛生技術人員致力於推動職業安全健康保護制度，需要被肯定。此時期亦有不少西方傳教士與教會人士投入台灣職災勞工的救助工作，亦令人感佩[26]。

在公衛學界，1982 年甫自美國返國任教的王榮德教授一方面投入教學研究，並於台大醫院創設「職業病與環境病門診」（1983），帶動台灣職業醫學的發展，另一方面則投入職業病宣導與政策倡議工作，開始撰寫「公害與疾病」系列文章。在 1980 年代，由王榮德教授帶領的研究團隊陸續發現彩色印刷廠的勞工因四氯化碳暴露而引發肝炎（Deng et al. 1987）；假皮製造廠的勞工因二甲基甲醯胺暴露而引發肝炎（Wang et al. 1991）；黏扣帶製造廠的勞工，因二異氰酸甲苯的暴露而引發氣喘（Wang et al. 1988）；彩色印刷廠勞工因正己烷暴露，引起多發性神經病變（Wang et al. 1986）；農藥（巴拉刈）製造廠勞工因化學品暴露而引發皮膚癌（Wang et al. 1987）。

此時期雇主與現場勞工大多不清楚使用的化學物質成份，因此在職業醫學與安全衛生專家不斷呼籲下，促使勞委會於 1992 年頒布《危險物及有害物通識規則》，引入「物質安全資料表」，先於日、韓等亞洲國家。

1987 年解嚴，同年「環保署」與「勞工委員會」成立，社會運動與民主選舉下的政黨競爭，成為社會福利擴張的重要推力。在此同時，台灣產業結構則快速轉型，勞力密集的傳統產業大量外移，工業部門朝向資本密集與技術密集產業發展；另一方面，服務業則穩定成長。自 1988 年之後，服務業就業人口超越工業部門。1991 年，政府開放外籍勞工，原僅限於重大公共工程，但 1993 年後陸續開放至不同民間產業；本土技術人員則隨

著台商的跨國投資，移動到中國、東南亞等地，但關、遷廠的同時也引發
基層工人大規模失業問題。

　　1990 年以來，台灣職業傷病問題的屬性，也有顯著的變化。除了工
業化時期常見的災害事故，如墜落、中毒、爆炸、火災，依舊層出不窮。
早期的職業暴露帶來的職業病問題也逐漸浮現，如白血症、石綿肺症等。
1990 年代中後期最顯明的職業病爭議包括：退休礦工的塵肺症、台北捷運
工程因壓氣工法處理不當導致的潛水伕症，以及 RCA 員工的罹癌爭議。
這三個案例都牽涉集體求償，並皆由 1992 年成立的「中華民國工作傷害
受害人協會」協助，分別成立「塵肺症患者權益促進會」（1995）、「捷
運潛水伕症工人聯盟」（1997）與「RCA 自救會」（1998），進行抗爭。
其中，塵肺症爭議促使勞保局在 1998 年修訂職業病認定辦法[27]，使 1998
至 2001 年之間職業病件數大增，約有 4 千多名退休礦工獲勞保殘廢給付
（見圖 1-1）。但是此項好處後來卻因「勞保黃牛」介入，使得塵肺症給
付總數高至超過 2 萬人。另一方面，新興職業疾病如肌肉骨骼疾病、工作
壓力引起的過勞症、職場暴力霸凌造成的身心理疾病，也開始受到重視。

　　2000 年以後，大量勞動保護規範相繼頒布或修訂[28]，勞委會也積極推
動職場減災計畫，使職災死亡率顯著下降。但過去十幾年來，也是全球化
壓力日益嚴峻的時期，產業外移、結構性失業、就業不安定、貧富差距擴
大、薪資停滯，成為當前台灣就業族群的普遍困境。尤其近幾年來勞動條
件不斷惡化，職場過勞問題層出不窮，重大工安事故也仍舊不斷發生。此
時，正是我們檢討職業安全健康保護制度的重要時機。

四、待修補的職業安全保護制度：本書結構與章節安排

第一部分：概論

　　本書包含五大部分。第一部分屬概論性質，第 1 章（本章）概要介紹

職業傷病問題的發展歷史以及職業安全健康制度的沿革，並對本書章節作概要介紹。第 2 章則以統計數據，呈現台灣勞動人口與職業傷病的現況與趨勢。

第二部分：職業傷病的預防機制

本書的第二部分包含三章，分別從勞動檢查制度（第 3 章）、職業安全衛生管理制度（第 4 章），以及勞工參與制度（第 5 章），檢討職業安全健康制度中的災前預防機制。

台灣規範職場安全健康的母法為 1974 年頒布的《勞工安全衛生法》（簡稱安衛法），而規範最低勞動條件的母法為 1984 年頒布的《勞動基準法》。環顧國際經驗，大多數國家先制定有關工時、薪資、勞資爭議處理等勞動基本規範，之後才陸續建立職場安全與健康的相關規範。然而，台灣的勞動保護制度先有技術取向的《勞工安全衛生法》，之後才有規範最低勞動條件的《勞動基準法》（1984），與其他國家的發展歷程相當不同。

台灣的《安衛法》在過去二十多年來未有大幅修訂，法規內容仍以工業部門的職業危害為主，難以回應當前職業健康問題。近年來雖然適用範圍不斷擴大，但至今《安衛法》僅涵蓋六成左右的就業人口，而《勞基法》也僅涵蓋 75％的就業人口，並不符合國際公約所呼籲的一體適用原則 [29]。此外，《勞基法》與《安衛法》的罰則過輕，未能對大型企業形成改善壓力，也是眾所皆知的事實。

空有法規，若雇主不遵守，當然也不會有任何作用。唯有透過國家公權力的介入監督，對違規雇主處以高額罰款或移送法辦，才能真正規範不法業者，並鼓勵守法業者。國家的勞動檢查制度，可說是保障工作者人身安全與勞動權益的核心機制。台灣在戰後礦災與工廠災害事故即不斷發生，政府在 1951 年設置「台灣省政府工礦檢查委員會」，成為台灣第一

個相當於中央層級的勞動檢查機構。[30] 但之後勞動檢查權不斷分化，一直未能由中央勞工行政主管機構統一管轄，長期以來一直呈現事權混亂、人力不足的弊病。2010 年縣市改制，隨著五都升格，中央政府與直轄市政府間又出現勞檢權分工爭議。在第 3 章，林良榮將深入分析台灣勞動檢查制度的現況與問題。

　　政府在《安衛法》頒布的次年（1975 年），即因安全衛生檢查人力的不足，開始發展「代行檢查」制度；[31] 除此之外，勞委會也參考美國「自護制度」（Voluntary Protection Programs, VPP），在 1994 年訂定《事業單位安全衛生自護制度實施要點》，並在 2008 年，參考國際間各種自主管理與認證制度，制定「台灣職業安全衛生管理系統」（簡稱 TOSHMS）。「自主管理」與 1990 年代以來歐美國家的「去管制化」政策有密切關連。在第 4 章中，翁裕峰與尤素芬檢視台灣企業普遍存在的職業安全衛生自主管理模式，指出事業單位執行的自主管理有不少弊病，包括缺乏法律強制性、工作者少有主動參與、缺乏有效的內外部稽核機制，形成運作失靈的問題。

　　西方先進國家的職業安全健康制度的發展過程，勞動者的參與扮演相當核心的角色，孫友聯與蔡雅如在第 5 章中檢視台灣既有的勞工參與機制運作現況。本章指出，勞工難以參與職業安全健康管理的原因，除了政府過去法令限制下使得勞工參與機制運作不彰，也面臨到彈性化勞動市場、非典型勞動者無法參與等問題。作者強調，應要求政府主動提供資訊、提供資源，以強化工作者在職業安全健康事項的參與能力與機會。

第三部分：職業傷病的補償、通報與認定

　　第三部分聚焦於職災發生之後的補償救濟機制，包括職災補償制度（第 6、7 章）、職業傷病通報機制（第 8 章），以及職業病的認定機制（第 9 章）。

　　本書第 6 章首先回顧西方工業先進國家職災補償制度的發展過程，指出該制度的核心精神，並就法源依據、制度設計、涵蓋人口範圍、財源、給付內容等主題，進行國際制度比較。

　　在第 7 章中，鄭雅文、王嘉琪等人回顧台灣職災補償制度的發展歷程與制度現況。台灣職業傷病補償制度的相關法條散落於《勞保條例》、《勞動基準法》、《職災勞工保護法》與《民法》，法源混亂，至今仍未獨立立法，遠遠落後世界其他國家。台灣制度的其他問題包括，勞保給付金額過低、項目不足、給付計算方式問題重重、申請流程繁瑣複雜，且與職災的預防機制缺乏有效連結。職災保險未全面納保，亦是一大弊病。在牽涉多元病因的慢性病因果認定上，更由於暴露資料難以取得、制度配套不足，不時引發社會爭議。整體而言，台灣的職災補償體系混亂落後，政府行政機構卻似乎長期漠視此制度結構性問題的存在，迄今（2012 年）未採取有效改善措施。

　　有關職業傷病的通報機制，根據目前的《安衛法》（第 28 條），發生「重大職災」（一死或三傷以上）時，雇主應於 24 小時內通報勞動檢查機構。但對於其他重大災害[32]，雇主卻不需主動通報。對於慢性發作的職業傷病，不論嚴重程度為何，也沒有強制通報的法源依據。在第 8 章中，鍾佩樺與鄭雅文發現，政府衛政與勞政部門陸續建立不少職業傷病通報機制，但各通報機制之間卻缺乏整合，形成多頭馬車的局面，不僅缺乏法律強制，更無法有效連結診治追蹤、補償，與復健復工等後續機制。

　　傷病與工作的因果關係該如何認定，向來是爭議焦點。在第 9 章中，鄭峰齊藉由政府文件資料的分析，以及職業醫學專科醫師的訪談記錄，探討目前職業病認定制度的運作現況與問題。

第四部分：職業健康服務制度

　　何謂「職業健康服務」（Occupational Health Services）？內容包含哪

些？為何工作者的健康狀態必須被監測？在職業安全健康制度中，醫療護理人員到底扮演什麼角色？完整的「職業健康服務」牽涉許多面向。在第10章中，尤素芬、鄭雅文與鍾佩樺回顧國際間「職業健康服務」制度的發展歷程，並分析「勞工健檢制度」的運作現況。本章指出，台灣的勞工健檢弊病叢生，包括市場低價競爭、與全民健保成人健檢資源重疊、職業風險暴露記載不全、健檢資料缺乏有效的利用與管理、異常個案缺乏後續追蹤管理、職業醫學角色模糊、健檢資料保管與隱私權缺乏保障等等。

醫學在職業健康服務中扮演重要角色，政府在1991年設置「職業病防治中心」[33]，開始編列經費投入職業病防治工作。但一直到2002年4月《職災勞工保護法》頒布施行之後，才始有法源依據。同年10月，「職業醫學」正式成為醫學專科，衛生署並明令醫學中心必須設置專科門診，始確立該學門的專業化。但是，有關職業病監測、通報、診治、個案服務與復健復工等機制，依舊缺乏完整法源與制度規劃。而更值得關注的是，受僱於醫院或在事業單位擔任廠醫的職業醫學專科醫師，在整體醫療環境日益商業化的狀況下，是否面臨利益衝突？在第11章中，鄭峰齊以制度與結構觀點，討論職業醫學專科醫師在目前醫療體系中面臨的各種壓力。如何讓職業醫學不受企業利益干擾而能有效運作，應是職業安全健康制度上的重要議題。

近年來，不論是勞委會、衛生署國健局或是各縣市政府衛生單位，皆投入不少經費於「職場健康促進」活動。事業單位辦理職場健康促進活動，也多半是在政府經費大力支助之下才得以推動（鄭尊仁等2000；林金定等2006）。從活動的規劃過程與實質內容，卻可發現這些活動大多強調個人健康行為的改變，如戒煙、減重，或是強調醫療取向的健康篩檢。大部分職場健康促進活動的內容缺乏法源依據，也缺乏工作者的主動參與。工作者甚至為了配合主管對活動成效的要求，被迫犧牲個人休息與家庭時間來參與活動，變相造成另一種工作負荷。在第12章中，范國棟回顧國際間職場健康促進的發展歷程，並比較國際經驗，指出缺乏勞工本身參與決策為台灣職場健康促進的一大問題。

第五部分：工作壓力與職場過勞問題

在全球競爭壓力之下，產業為了維持競爭力，無不致力於壓低人事成本。對於工作者而言，則意味著勞動負荷的強化。近年來，台灣勞動條件惡化，疑似工作過度而猝死的事件頻傳。部分企業未依《勞基法》給予勞工合理工時、未給加班費，或違法使用「責任制」、「無薪假」等問題，引發各界關注；所謂的「過勞」與「過勞職業傷病」的認定，也不斷引發社會爭議。本書的第五部分聚焦於工作壓力與職場過勞問題，分別探討日本過勞職災的認定爭議與政策因應（第13章）、台灣職場疲勞問題的發展與政府政策因應的問題（第14章），以及工時規範的國際比較（第15章）。

台灣在工業化前期，國家為了確保經濟發展所需的勞動力，陸續建立職業健康保護機制；晚近則隨著民主化，逐步修改政策方向，強化國家監督與雇主責任，以爭取廣大勞動階層的支持。然而，台灣職安衛制度的改革，往往是災難事件的因應，採取殘補式作法而缺乏完整規劃，組織人力配置以及體系並未跟進落實。面臨全球化、經濟衰退、勞動力轉型等險峻的情勢，職場健康政策更在當下遭遇到極大的挑戰。在長達40年的戒嚴體制之下，勞工組織的發展受到政治力與法規的壓抑，加上產業型態以中小企業為主，企業壽命短、員工流動率大，未如歐美社會或韓國一般發展出有力的工會組織，也僅有極少數的勞工團體關注職業傷病問題。

從西方先進國家職業安全健康制度的發展過程，可發現社會參與的重要性。我們認為，職場安全健康制度的改革，應重視決策過程的民主參與，公眾應被充分告知，並能積極參與政策形成的各個階段。本書旨在探討台灣職業安全健康制度的現況與問題。希望藉由本書的整理，提供社會大眾參考資料，除了希望更多人關注職業傷病問題，也期待更多深入而積極的社會參與，這也是本書寫作的最大目的。

註解

1. 中華民國立法院 (1982) 立法院內政經濟司法三委員會舉行「勞動基準法草案」聯席會議會議記錄（立法院公報第 73 卷 51 期，1982）。
2. 原文以德文撰寫，英譯為 The Condition of the Working Class in England in 1844。
3. 英國 1802 年通過的《工廠法》（Factory Act 1802）又稱《學徒健康與道德法案》（Health and Morals of Apprentices Act），主要在規範紡織廠聘僱的童工。該法在社會壓力下不斷修訂，例如，1833 年增訂雇主不得僱用 9 歲以下的兒童，並限制 9 到 13 歲的兒童每日工時不得超過 9 小時，13 歲到 18 歲的青少年每日工時不得超過 11 小時；1847 年的修訂限制婦女與青少年每日工時不得超過 10 小時，又稱「10 小時法」。
4. 英國的《礦場法》（Mines and Collieries Act）頒布於 1842 年，規定礦場不得僱用 10 歲以下的男童，並禁止所有女性進入礦坑。該法的立法背景為，英國在 1838 年發生重大礦災，造成 26 位兒童死亡；之後政府進行調查，發現礦場使用 5、6 歲的童工，並發現礦坑中的女工因悶熱而衣衫單薄甚至裸露身體，引發社會爭議。
5. 如 1869 年成立於費城的「勞工騎士團」（Knights of Labor）、推動美國職業醫學與職業安全立法的 Alice Hamilton 醫師、推動移民保護運動的諾貝爾和平獎得主 Jane Addams 女士等等。
6. Haymarket Bombing 發生在 1886 年 5 月 1 日前後。美國芝加哥地區勞工為了抗議工時過長而舉行罷工遊行，活動中突然有人拋擲炸彈，導致數名警察當場死亡。之後法院在證據不足之下，依舊絞死了 4 名勞工領袖，引發民意反彈。1889 年，國際間開始將 5 月 1 日訂定為勞動節。
7. Lochner V. New York（1905）。紐約州立法規定麵包工人每天工時不得超過 10 小時，每週工時不得超過 60 小時。最高法院判定為違憲，認定此工時規範為不合理、不需要，且侵犯個人自由與契約自由。資料來源：http://en.wikipedia.org/wiki/Lochner_v._New_York，取用日期：2012 年 4 月 4 日。
8. 「水俁病」發生於日本九州熊本縣水俁灣，由於工業廢水污染魚類，而導致居民有機汞中毒；「四日市哮喘病」發生於日本中部三重縣四日市，由空氣污染引發；「痛痛病」為食品污染導致的鎘中毒；「油症」為食品遭污染導致的多氯聯苯（polychlorinated biphenyl）中毒。
9. 指經濟成長停滯或衰退，物價卻持續不斷上漲。
10. 所謂結構性失業是指產業結構變化、生產技術改變，勞動者的技能訓練和技術無法回應而失業。譬如某社會的產業結構主力由紡織業轉型為高科技產業，紡織工人無法馬上應徵高科技產業的工作，引起大規模失業的情形。
11. 「職場核心原則與人權宣言」（Declaration on Fundamental Principles and Rights at Work）所提出八大核心公約（Fundamental Human Rights Conventions）包括：C29、C87、C98、C100、C105、C111、C138、C182，分別規範「禁止強制勞動」、「組織權」、「集體協商權」、「同工同酬」、「禁止就業歧視」、「禁止童工」等。資料來源：http://www.ilo.org/ilolex/english/index.htm（搜尋日期：04/04/2012）

12. Framework Directive 89/391/EEC on the introduction of measures to encourage improvements in the safety and health of workers at work. 資料來源：http://eur-lex. europa.eu/LexUriServ/LexUriServ.do?uri=CELEX：31989L0391：en：HTML， 取用日期：2012 年 7 月 6 日。

13. REACH 全 名 為 Registration, Evaluation, Authorisation and Restriction of Chemicals，內容可參考歐盟網頁：http://ec.europa.eu/environment/chemicals/ reach/reach_intro.htm，取用日期：2012 年 4 月 5 日。

14. GHS 全 名 為 Globally Harmonized System of Classification and Labeling of Chemicals，可參考 UN Economic Commission for Europe 網頁：http://www.unece. org/trans/danger/publi/ghs/ghs_welcome_e.html，取用日期：2012 年 4 月 15 日。

15. 詳情可參見本書附錄：台灣職業安全健康大事記。

16. 1950 年頒布《台灣省勞工保險辦法及其施行細則》；1951 年頒訂《台灣職業工人保險辦法》；1953 年頒訂《台灣漁民保險辦法》。1958 年制定《勞工保險條例》後，前述頒布法規全數廢除。

17. 一來為了簡化繁雜的勞動法令，二來顧及國際組織對於中華民國政府對勞工保障缺乏立法的批評而有此議。1950 年代提出的《勞工法》草案採綜合立法，草案內容如下：第一編「總則」；第二編「勞動基準」，規範了工資、工時、休息及休假、退休、童工女工、安全衛生、災害補償、承攬工人保護、學徒、工作規則、罰則等；第三編「工會組織」；第四編「勞資關係」；第五編「勞工保險」；第六編「勞工福利」；第七編「勞工教育」；第八編「就業安全」；第九編「勞工檢查」；第十編「附則」（湯蘭瑞 1999：25）。

18. 根據統計，台灣在 1950 至 1970 年間，平均每年有 132 名礦工死於礦災。

19. 1984 年 6 月，土城鄉海山煤礦礦災造成 74 人死亡；7 月，瑞芳鎮煤山煤礦礦災造成 103 人死亡；12 月，三峽鎮海山一坑煤礦礦災，造成 93 人死亡。

20. 如 1966 年，高雄前鎮成立第一座加工出口區，1969 年高雄楠梓與台中潭子兩大加工出口區也開始加入營運。

21. 《勞工保險條例》於 1958 年正式頒布施行；1964 年始有「職業災害」現金給付統計數據。1964 年共給付 154,185 件，上升至 1976 年有 271,487 件。《勞工保險條例》於 1979 年大幅修訂，1980 年之後「職業災害」給付件數下降至 19,808 件。資料來源：勞委會統計資料庫。http://statdb.cla.gov.tw/statis/stmain. jsp?sys=100，取用日期，2011 年 8 月 19 日。

22. 1972 年 9 月，位於淡水的美商飛歌電子廠連續發生年輕女工中毒事件，其中數人死亡；11 月，位於高雄加工出口區的日商三美、美之美電子廠，又發生集體中毒事件，經媒體大幅報導後引發大批女工集體離職。同年 11 月，飛歌公司與女工家屬達成協議，每名死者家屬獲新台幣 6 萬元的慰問金。

23. 參見：湯蘭瑞，〈篳路藍縷、眾志成城、前進不息——本會成立五十週年紀念感言〉。收錄於《中華民國工業安全衛生協會 50 週年紀念專刊》。中華民國工業安全衛生協會出版，2010 年 5 月。

24. 立法院在 1982 年 5 月亦曾針對《勞基法》草案進行審查，內容大致已近完備。主要反對者為政府經建部門官員。可參見立法院內政經濟司法三委員會舉行「勞動基準法草案」聯席會議會議記錄（立法院公報第 73 卷 51 期，1982）。

25. 韓國在 1980 年代媒體揭露許多職業傷病問題，包括源進化纖廠的二硫化碳（CS2）中毒、溫度計與燈具工廠的水銀中毒、電鍍廠的鉻中毒、化學品與粉塵引發的職業氣喘、甲苯中毒等等，皆為集體中毒事件，成為韓國 1980 年代後期民主運動的重要議題。

26. 如，1971 即來到台灣的西班牙籍古尚傑神父，在 1983 年創辦的「新事勞工中心」；愛爾蘭籍馬赫俊（Neil Magill）神父於 1984 年成立的「天主教愛生勞工中心」；比利時籍田明慧（Nicole Tilman）修女於 1990 年創辦的「敬仁勞工安全衛生中心」。

27. 1998 年，勞保局公布「勞工保險被保險人離職退保後經診斷確定罹有職業病請領職業災害保險給付作業處理辦法」，開放退休礦工申請塵肺症殘廢給付。

28. 《性別工作平等法》（2001）、《原住民工作權保障法》（2001）、《就業保險法》（2002）、《大量解僱勞工保護法》（2003）、《勞保退休金條例》（2004）、修訂勞保給付為年金制等等，《勞動基準法》與《勞工安全衛生法》的適用範圍亦逐步擴大。

29. 根據勞委會勞動統計年報，2011 年全國就業者有 1070.9 萬人，適用《勞動基準法》人數推估有 804.2 萬，適用《勞工安全衛生法》推估有 534.2 萬人。

30. 1965 年，加工出口區的勞工檢查業務交由經濟部加工出口區管理處辦理；1967 年，台北市改制為直轄市，中央授權台北市自行辦理工礦檢查；1969 年，「工礦檢查委員會」改組為「工礦檢查所」；1970 年，礦場的安全檢查轉由省建設廳礦物局辦理；1979 年，高雄市改制為直轄市，獲中央授權自行辦理工礦檢查；1986 年，「工礦檢查所」更名為「台灣省勞工檢查委員會」，並於 1988 年併入新成立的「台灣省政府勞工處」。

31. 政府於 1975 年指定經濟部所屬的中油、台電、台糖、中鋼等 12 家國營事業單位為代行檢查機構，自行檢查所屬事業單位的「危險性之機械或設備」。1985年後，又陸續指定數家民間非營利機構，以及國防部、退輔會榮工處、交通部港務局等政府機構作為代行檢查機構；代檢人員的職等與薪資，比照政府公職勞動檢查員辦理。2001 年前後，國營企業自行檢查出現弊端，受到監察院關切，因此陸續被停止自辦代行檢查。目前代行檢查機構有「中華鍋爐協會」、「中華壓力容器協會」與「中華民國工業安全衛生協會」等三個，分別配合勞委會北、中、南三區勞動檢查所，進行危險設備的檢查工作。

32. 例如，有工作者受重傷但卻未達三人、未立即死亡、未有人員傷亡但卻屬重大工安事故，如大火、爆炸、嚴重污染事件。

33. 衛生署於 1991 年在台大、台北榮總、國防、中國、成大、高醫等六大醫學中心開辦「職業病防治中心」；2002 年改由勞委會設置「職業傷病診治中心」。

參考文獻

中華民國立法院 (1974) 立法院公報 63(22): 3-9。
行政院衛生署 (1995) 工業衛生。頁 817-828。收錄於行政院衛生署編，台灣地區公
　　共衛生發展史第二冊。台北：行政院衛生署。

吳育仁 (2004) 國際勞工運動與國際勞動基準。問題與研究 43(5): 87-119。

林宜平 (2004) 煤礦工塵肺症的地方知識、科學研究與健康照護：公共衛生的視野。台北：國立台灣大學衛生政策與管理研究所博士論文。

林金定、羅慶徽、徐尚為、楊燦、朱基銘 (2006) 職場健康促進推動模式與效益評估之研究。台北：行政院衛生署國民健康局。

林萬億 (2006) 臺灣全志，卷九，社會志：社會福利篇。南投：國史館臺灣文獻館。

許甘霖 (2000) 放任與壓制之外：政治化薪資形構初探。台灣社會研究季刊 38: 1-58。

陳信行 (2005) 全球化時代的國家、市民社會與跨國階級政治——從台灣支援中美洲工人運動的兩個案例談起。台灣社會研究季刊 60: 35-110。

傅立葉 (1993) 台灣社會保險制度的社會控制本質。台灣社會研究季刊 15: 39-64。

渡辺章 (2007) 工場法史が今に問うもの。日本労働研究雑誌 (562): 101-113。

湯蘭瑞 (1999) 勞工行政舊事（二）——制定「勞工法」草案，明珠蒙塵，胎死腹中。中國勞工 993：24-29。

焦興鎧 (1995) 美國勞工組織與政黨關係之研究。頁 263-328。收錄於焦興鎧編，勞工法與勞工權利之保障——美國勞工論文集（一）。台北：月旦。

黃長玲 (2001) 全球化與國際勞動人權。美歐季刊 15(1): 1-18。

楊思標 (1952) 塵肺症：在臺灣最初的 6 例臨床報告。台灣醫學會雜誌 51(7): 325-331。

楊思標、楊雪舫、陳芳武、王光柱 (1953) 金瓜石金銅礦山之硅肺症調查研究。台灣醫學會雜誌 52(7): 443-453。

詹長權 (2006) 臺灣全志，卷九，社會志：衛生與健康篇。南投：國史館臺灣文獻館。

鄭尊仁、李蘭、張蓓貞、陳保中 (2000) 工作場所健康促進介入模式計畫。台北：行政院衛生署。

蕭新煌 (1988) 七零年代反污染自力救濟的結構與過程分析。台北：行政院環境保護署。

賴克富 (2009) 臺灣煤礦開採與保安經驗分享。礦冶 53(1): 65-72。

Al -Tuwaijri, Sameera , Igor Fedotov, Ilise Feitshans, Malcolm Gifford, David Gold, Seiji Machida, Michèle Nahmias, Shengli Niu and Gabor Sandi (2008) *Beyond deaths and injuries: The ILO's role in promoting safe and healthy jobs.* Geneva: International Labor Office.

Benach, Joan, Carles Muntaner and Vilma Santana (2007) *Final report of the Economic Conditions Knowledge Network - Employment conditions and health inequalities.* Geneva: WHO.

Deng, Jou-Fang, Jung-Der Wang, Tung-Sheng Shih and Fwu-Liang Lan(1987) Outbreak of carbon tetrachloride poisoning in a color printing factory related to the use of isopropyl alcohol and an air conditioning system in Taiwan. *American Journal of Industrial Medicine* 12(1): 11-19.

Elliott, Kimberly Ann (2000) The ILO and Enforcement of Core Labor Standards Pp. 1-7 in *International Economics Policy Briefs.* Washington, DC: Peterson Institute for International Economics.

Fee, Elizabeth (1997) The origins and development of public health in the United States.

Pp. 35-54 in *Oxford Textbook of Public Health - Volume 1 The Scope of Public Health,* edited by Roger Detels, Walter Holland, James McEwen, and Gilbert S. Omenn. New York: Oxford University Press.

Frick, Kaj and John Wren (2000) Reviewing Occupational Health and Safety Management-Mutiple Roots, Diverse Perspectives and Ambiguous Outcomes. Pp. 17-42 in *Systematic Occupational Health and Safety Management: Perspectives on An International Development,* edited by Kaj Frick, Jensen Per Langaa, Quinlan Michael and Ton Wilthagen. Oxford: Pergamon Press.

ILO, (International Labour Organization) (2004) *Organizing for social justice.* Geneva: International Labour Office.

——— (2008) *Measuring decent work.* Geneva: International Labour Office.

Ko, Yuang-ching and Chun-lin Lai (1961) An Observation on the Deaths of Male Adults in Juei-fang from the Standpoint of Occupational Health. *Journal of the Formosan Medical Association* 60(1): 76-81.

Ku, Yeun-Wen (1997) *Welfare Capitalism in Taiwan: State, Economy and Social Policy.* Basingstoke, Hampshire: Macmillan.

LaDou, Joseph (2002) The rise and fall of occupational medicine in the United States. *American Journal of Preventive Medicine* 22(4): 285-295.

Porter, Dorothy (1999) *Health, Civilization and the State: A History of Public Health from Ancient to Modern Times.* New York: Routledge.

Quinlan, Michael, Claire Mayhew and Philip Bohle (2001) The Global Expansion of Precarious Employment, Work Disorganization, and Consequences for Occupational Health: Placing the Debate in a Comparative Historical Context. *International Journal of Health Services* 31(3): 507-536.

Waitzkin, Howard (2007) Political Economic Systems and the Health of Populations: Historical Thought and Current Directions. Pp. 105-138 in *Macrosocial Determinants of Population Health,* edited by Sandro Galea. New York: Springer.

Wang, Jung-Der, Ping-Hung Huang, Jia-Ming Lin, Shyh-Young Su and Min-Chien Wu(1988) Occupational asthma due to toluene diisocyanate among velcro-like tape manufacturers. *American Journal of Industrial Medicine* 14(1): 73-78.

Wang, Jung-Der, Yang-Chyuan Chang, Ko-Pei Kao, Chin-Chang Huang, Chi-Chang Lin and Wen-Yih Yeh (1986) An outbreak of N-hexane induced polyneuropathy among press proofing workers in Taipei. *American Journal of Industrial Medicine* 10(2): 111-118.

Wang, Jung-Der, Ming-Yang Lai, Jui-San Chen, Jai-Ming Lin, Jen-Ron Chiang, Shwu-Jen Shiau and Wu-Shiu Chang (1991) Dimethylformamide-induced liver damage among synthetic leather workers. *Archives of Environmental Health: An International Journal* 46(3): 161-166.

Wang, Jung-Der, W. E. Li, F. C. Hu and K. H. Hu(1987) Occupational risk and the development of premalignant skin lesions among paraquat manufacturers. *British Journal of Industrial Medicine* 44(3): 196-200.

第二章
職業傷病知多少？
台灣的職場結構與職業傷病問題

鄭雅文、鄭峰齊、陳怡欣

　　過去半世紀以來，台灣的產業結構與工作型態有巨幅改變，職業安全健康問題也以不同的面貌出現。本章以統計資料，分析台灣的職場結構與職業傷病問題。我們首先扼要描述台灣的勞動人口結構、產業類型、企業規模、工會組織率、弱勢族群的職場概況；接著，我們以勞保歷年來的職災給付數據，檢視台灣職業傷病的發生狀況，並比較其他國家職災社會保險的給付狀況。本章最後呈現幾位職業傷病患者的實際經歷，補充上述數據背後的社會困境。

Selina（任家萱）22 日在上海拍爆破戲時，和男主角俞灝明遭嚴重灼傷，當 Selina 灼傷痛苦哀嚎「我要水」時，工作人員僅能搬來飲用的桶裝水應急！當兩人走到門口開始跑時，粉絲說：「我都沒反應過來怎麼回事，就聽到轟的一聲，一大團火光將他們湮滅了！」Selina 被助理扶起後大哭說「好燙好燙」，原本漂亮的旗袍下襬都燒光了。粉絲質疑，為何劇組不考慮用替身或電腦特效，要讓兩個沒有什麼動作戲劇經驗的新人在真實的汽油爆炸中拍戲。且人身上也沒防火護具，最誇張的是，澆在身上的都是飲用的桶裝水，顯然劇組安全工作沒有到位。（中國時報，2010 年 10 月 25 日）

印尼籍女子「莉莎」（化名）在新竹縣幫傭 3 年多，去年底透過同鄉投訴，指她遭女主人不人道對待，每天工作 18 小時，從沒休過一天假及領過薪水，還被女主人打得全身傷，門牙打斷……專勤隊指出，去年底救出莉莎時，她一臉驚恐，控訴女主人動不動就拿曬衣服竿子打她，兩條腿布滿舊傷，甚至門牙也被打斷；有一回女主人嫌她燙衣服太慢，竟拿熨斗燙她……「我常餓到發抖」莉莎說，她常一整天沒吃飯，實在餓得受不了；拜託雇主買食物給她吃，雇主會記帳，說要從薪水扣……「我只想拿回 3 年多來的薪水！」莉莎說，那段受虐過程讓她受傷很深，「身體的傷會好，心裡的傷，恐怕存在一輩子。」（聯合報，2011 年 3 月 30 日）

女大學生死亡，官方認定職災，知名五星飯店卻不認帳！女學生貝貝（化名）的家屬，昨到六福皇宮抗議，泣訴 6 年前因主管要求穿高跟鞋，致兩度在濕滑廚房內跌倒，引發顱內出血死亡，勞保局認定是職災，六福皇宮卻不賠償（按：應為補償），雙方纏訟 6 年……當年 23 歲就讀夜間部的貝貝，為幫助家計到六福皇宮的東西燴自助餐廳擔任服務生，主管要求穿約 5 公分高的高跟鞋上班，貝貝卻因廚房濕滑而兩度跌倒……跌傷後仍繼續上班，數天後突然在家中口吐白沫，送醫後發現顱內出血，開刀住

院二十多天後仍不治。一開始家屬還不知貝貝是因跌倒受傷，後經同事告知，重回現場，發現地板的確有油漬，且堆滿雜物。（蘋果日報，2011年7月19日）

　　不久前去了一趟華隆紡織頭份廠的罷工現場進行田野調查，這三百名罷工者多數都屬中高齡勞工，在華隆的資歷二、三十年。許多人自九十三年以來所領取的月薪就只有基本工資（一萬八千七百八十元）這麼多，但是，正常的每日工時卻高達十二小時，每月休息兩、三天。每人除了同時操作數台的機器之外，同時還要負責數百顆重達十餘公斤棉紗的包裝搬運。他們的生活可能遠遠不及外勞，稱這是華隆版的血汗工廠恐怕也不為過。……不料自去年開始，廠內突然冒出一家「紡安」，資方說那是另一家獨立公司，卻要求勞工轉去上班，條件是放棄先前的年資，也就是以後不得請求退休金。……對他們來說，當勞動法令淪為具文時，罷工就成了捍衛尊嚴的最後途徑。（中國時報讀者投書，黃瑞明，2012年8月3日）

一、前言

　　根據「國際勞工組織」（ILO）的推估，全球於 2003 年一年之間，因職災導致的「非致死性職災事故」[1] 超過 3 億件，職災導致的「致死性職災事故」有 35 萬 8 千件，因職業暴露而導致的「職業病」死亡數，則估計高達 195 萬人（Al -Tuwaijri et al. 2008）。從上述數據可發現，ILO 推估的職業病死亡數，遠高過職災事故導致的死亡數。相較於其他國家，台灣的職災發生狀況如何？職業疾病的發生狀況又是如何？

　　過去半世紀以來，台灣的產業結構與工作型態有巨幅改變，職業安全健康問題也以不同的面貌出現。我們希望先從鉅視的角度出發，從勞動人口結構、勞動現場與經濟體制的變遷，了解現在職場健康風險與安全衛生管理問題面臨的挑戰；同時，透過時序性的統計資料以及傷者的實際經歷，

幫助我們瞭解職場健康的概括樣貌與真實性，進一步來思考社會關懷與政策參與的可能。

二、台灣的職場結構概要

（一）勞動人口結構

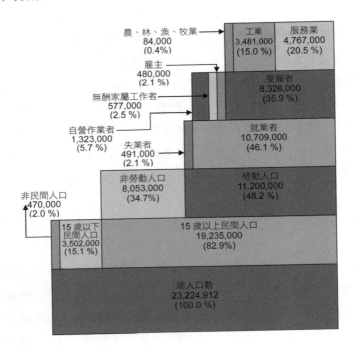

圖 2-1　台灣勞動人口分布狀況（2011）

資料來源：內政部戶政司、行政院勞工委員會；作者自繪

如圖 2-1 所示，台灣在 2011 年的總人口數為 2,322 萬人，勞動人口約 1,120 萬人，扣除失業人口約 49 萬人，總就業人口約有 1,071 萬人。

　　台灣總就業人口中[2]，受僱者佔 77.2%，雇主佔 4.5%，自營作業者佔 12.7%，無酬家屬工作者約佔 5.6%（2011）。相較於已開發國家[3]，台灣「自營作業者」與「無酬家屬工作者」的比例仍然偏高。國外研究指出，自營作業者發生職業傷災的比率高於同類工作的受僱者。目前，台灣職業安全健康調查研究仍聚焦於受僱者，其他 3 類就業族群的勞動狀況較少受到關注，也較難被規範。

（二）就業人口的產業分布與變化趨勢

　　台灣自 1988 年以來，服務業就業者比率就已超越工業部門。依據 2011 年的統計，所有就業者中，服務業部門就業者佔 58.6%，工業部門就業者佔 36.3%，而農業部門佔 5.1%。過去幾年來，農業人口持續減少，農民階層持續老化。產業結構朝向知識密集與資本密集方向發展，服務業部門中成長較快速的為金融、貿易、保險業、物流業等，而工業部門中萎縮顯著的屬勞力密集的傳統製造業，增長較顯著的則是晶電、光電、資訊等科技產業。

　　不過，在產業轉型過程中，服務業提供的就業機會，無法完全吸收製造業釋出的人力（張晉芬 2006）；特別是中低階層的勞動人口受限於技術與文憑門檻而無法順利轉業，也產生另一批失業者。

（三）企業規模

　　與歐美、日、韓等先進國家相較，台灣的經濟結構以中小企業為主體[4]，企業平均壽命較短，工作者職業生涯的流動率相當高。2006 年的統計資料顯示，在所有登記有案的場所單位中，僱用員工低於 50 人的場所高達 98.5%，這些中小型場所單位僱用了 57.2% 的受僱者，且涵括了幾乎所有的自營者與無酬家屬工作者（如表 2-1 所示）。這些數據尚不包括未立案的

公司行號或地下經濟從業人口（如攤販、直銷者）。主計總處歷年來進行的人力資源調查資料也顯示，受僱者中僅有約 6% 受僱於 500 人以上的大型公司或組織。

根據勞委會勞工安全衛生研究所於 2001、2004 與 2007 年的調查，台灣受僱者感到工作缺乏保障的比例分別為 50%、56% 與 54% 左右，遠高於其他工業先進國家（石東生等 2004； 李諭昇、徐儆暉 2008）；王佳雯等人的研究更指出，中小企業員工感受工作缺乏保障的比例更高（王佳雯等 2011）。受限於規模、人力與財力，中小企業的職場安全健康管理工作通常也較難推動，也使得中小企業員工的職業安全健康保障更形脆弱。

表 2-1　台灣企業規模、家數與員工分布狀況（2006）

員工人數	企業單位數（％）	場所單位數 *（％）	受僱員工人數（％）	自營者及無酬家屬工作者人數（％）
>5	861,514（77.9％）	879,175（76.1％）	864,807（12.7％）	652,734（92.1％）
5～9	134,335（12.2％）	145,390（12.6％）	894,541（13.1％）	42,685（6.0％）
10～29	81,248（7.4％）	97,026（8.4％）	1,517,801（22.3％）	11,822（1.67％）
30～49	12,969（1.17％）	16,402（1.42％）	617,524（9.1％）	715（0.10％）
50～99	8,729（0.79％）	10,593（0.92％）	715,308（10.5％）	447（0.06％）
100～199	3,690（0.33％）	4,090（0.35％）	559,443（8.2％）	12（0.00％）
200～499	1,871（0.17％）	1,966（0.17％）	595,625（8.7％）	1（0.00％）
≧ 500	1,063（0.10％）	853（0.07％）	1,049,860（15.4％）	0
總計	1,105,419（100％）	1,155,495（100％）	6,814,909（100％）	708,416（100％）

* 包含獨立經營單位、總管理單位、分支單位

資料來源：行政院主計總處工商及服務業普查，95 年普查綜合統計表；作者自繪

（四）勞動參與率與人口老化問題

　　國際上通常以「勞動參與率」衡量一國民眾參與經濟活動狀況的指標。台灣近年來男性勞動參與率持續下降，2011 年為 66.7%，略低於已開發國家的 69%；女性勞動參與率 49.9%，也低於其他已開發國家的 53%[5]。

　　若依年齡層區分，可發現男女性勞動參與率皆以 25-44 歲的年齡層最高，65 歲以上年齡層的勞參率最低（如圖 2-2、2-3 所示）。雖然女性的整體勞動參與率自 1980 年代以來持續上升，不過，45 歲以上的女性勞動參與率低於平均值。

　　依據主計總處的統計，女性勞參率最高的年齡層在 25-29 歲（達 78%），但在 30 歲之後則隨著年齡增加而快速下降，部分研究顯示家庭照顧負荷是女性退出職場的主因。普遍而言，女性從事的工作大多屬低薪、低福利且工作前景差的職業，台灣職場也普遍缺乏家庭親善措施，這也是導致中高齡女性勞參率偏低的原因。

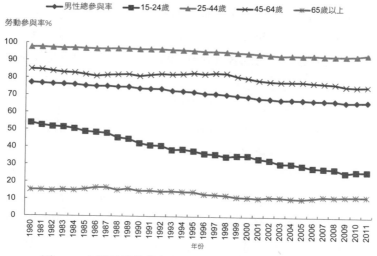

圖 2-2　台灣男性勞動參與率：依年齡層區分（1980-2011）

資料來源：行政院勞工委員會；作者自繪

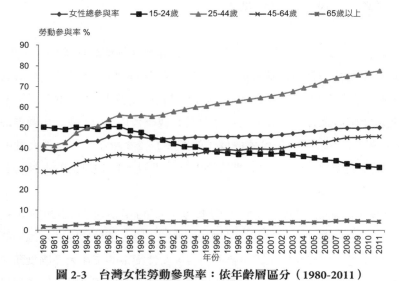

圖 2-3　台灣女性勞動參與率：依年齡層區分（1980-2011）

資料來源：行政院勞工委員會；作者自繪

　　人口高齡化是許多先進國家普遍關注的社會議題，台灣也不外於此趨勢。許多國家以延後退休年齡、鼓勵高齡人口就業等策略，來因應人口老化問題；職場健康政策也特別著重於中高齡工作者的身心理狀態與健康需求。

　　不過在台灣，事業單位為了壓低人事成本、規避勞工退休金，以資淺低薪的工作者排擠資深工作者的狀況相當普遍。近年來，政府公部門與國營企業為了精簡人事，更藉著優退制度排除大量的中高齡人力。

　　目前台灣 65 歲以上人口佔 10.7%（2010）。而根據 2011 年主計總處的調查，65 歲以上人口的男女勞參率只有 12% 與 4%。如圖 2-2、2-3 的資料所示，中高齡族群的勞動參與率並未隨著台灣人口的快速老化而有上升。相較於其他國家，例如日本 65 歲以上人口的勞參率為 20%，美國為 15%，韓國為 31%，顯示台灣職場環境可能相當不利於高齡勞工，因而導致高齡勞工的低就業率。

（五）工會組織率

　　上一章我們回顧歐美先進工業國家的歷史，可以發現勞動保護與職業安全健康政策的推動，是在強大工會組織的壓力下開展的。不過在台灣，勞資協商並未成為可以依賴的勞動人權保障機制。雖然組織工會的權利在形式上受到法律保障，但在長年戒嚴以及《工會法》的管制之下，過去一直未能形成跨地域、跨廠區的工會組織[6]。台灣產業結構以中小企業為主體，大多數事業單位並不符合法定最低 30 人以上組成工會的規定，因此勞工的工會化程度極低，再加上企業壽命短、員工流動率高，更讓勞工的集體行動增添難度。此外，許多企業主鼓勵員工參與「職業工會」，藉以規避雇主的勞健保負擔。

　　台灣的「職業工會」屬性非常特殊；此類工會成員並無單一雇主或訴求對象，職業工會的成員除了有許多無固定雇主的受僱者與自營作業者之外，更包含不少實際投入工作的小雇主或其家庭成員。台灣以辦理勞健保為主要業務的「職業工會」，並未在勞資爭議上形成制衡雇主的力量。但長期以來，台灣的工會組織卻以「職業工會」為主，且近年來家數持續上升，而「企業工會」家數則有逐年下降的趨勢。在工會會員人數部分，以 2011 年為例，全國工會會員總人數近 332 萬人，其中有八成（275 萬人）屬於「職業工會」會員（參見表 2-2）。

　　台灣工會組織率不斷下降的原因，與產業型態的變遷有關，例如製造業萎縮、服務業工作增加、彈性僱用模式盛行（如外包、承攬工作、派遣、臨時僱用、時薪制、部分工時工作等）；也與政策變革有關，如勞保退休金制度的改革、《勞基法》擴大適用等因素。

　　零散而缺乏組織的工作者，難以形成政策壓力，也難以參與企業內部的職業安全健康事務。2010 年，《工會法》修正，放寬以往對於工會組織的限制，工作者參與的工會不再受限於自己工作的單位，而可加入以整個產業工作者為團結對象的「產業工會」（邱羽凡 2010）。「產業工會」的

發展，增加派遣勞工等彈性勞動者參與工會的機會[7]。不過，組織工會與
維持工會運作向來都不是易事，新版《工會法》是否能有效提升台灣工會
組織的發展與運作，仍有待觀察。

（六）弱勢族群

屬於經濟邊緣族群的原住民與國際移工，往往成為產業後備軍的最佳
人選，她／他們承擔了台灣最底層的工作，也比一般工作者承受更大的職
業健康風險。

表 2-2　台灣工會數、會員人數與組織率[8]（1990-2011）

年份	總計				企業工會		產業工會		職業工會	
	工會數	團體會員數	會員人數	全國勞工工會組織率	工會數	會員人數	工會數	會員人數	工會數	會員人數
1990	3,524	4,435	2,756,620	43.3	1,354	699,372	—	—	2,083	2,057,248
1995	3,704	4,475	3,135,875	46.6	1,204	598,479	—	—	2,413	2,537,396
2000	3,836	4,503	2,868,330	38.5	1,128	588,832	—	—	2,613	2,279,498
2001	3,945	4,716	2,879,627	39.4	1,091	584,337	—	—	2,726	2,295,290
2002	4,120	4,757	2,866,403	38.5	1,112	562,234	—	—	2,866	2,304,169
2003	4,185	4,791	2,908,077	38.4	1,111	559,289	—	—	2,920	2,348,788
2004	4,317	4,866	2,970,716	37.8	1,117	595,001	—	—	3,042	2,375,715
2005	4,335	4,862	2,992,469	37.0	1,034	619,067	—	—	3,135	2,373,402
2006	4,500	4,871	2,984,601	36.0	995	580,315	—	—	3,293	2,404,286
2007	4,574	4,912	3,026,508	35.8	982	573,161	—	—	3,376	2,453,347
2008	4,663	5,228	3,043,223	36.1	959	523,289	—	—	3,488	2,519,934
2009	4,759	5,298	3,177,591	37.8	947	518,073	—	—	3,595	2,659,518
2010	4,924	5,317	3,216,502	37.3	890	520,947	—	—	3,818	2,695,555
2011	5,042	5,298	3,321,969	34.8	889	529,685	37	34,785	3,891	2,757,499

1. 2002 年以前僅包含台灣地區。2. 工會類型依 2011 年 5 月 1 日修訂生效的《工會法》來分類計算。
資料來源：行政院勞工委員會勞資關係處。

1. 原住民

　　原住民的工作環境被形容為最「深」（礦坑、隧道）、最「高」（大樓鷹架）、最「遠」（遠洋漁船）與最「暗」（酒家、娼館）（李亦園1979；黃淑玲 1996；黃淑玲 2000；蔡友月 2007）。從早期的林礦業，到後來的製造業與營造業，原住民從事的工作大多屬勞動條件惡劣的勞力工作，就業類型明顯集中在低階藍領階層，以及所謂的 3D 工作（即骯髒、危險及卑賤，Dirty, Dangerous and Demeaning）。

　　勞保職災給付資料顯示，2011 年原住民勞工的職災死亡千人率是全產業勞工的 3 倍；整體職災千人率為 5.598，也比全體投保者的 3.97 高出甚多（陳秋蓉等 2011）。在整體勞動市場中，原住民被推擠至最底層；不過從 1990 年代開始，外籍勞工也開始加入低階勞動行列。

2. 外籍勞工

　　台灣隨著經濟發展，國民所得提升；民間企業基於成本考量，自 1980年代以來即開始聘僱來台打工的外籍勞工；1989 年，政府首度以重大公共工程缺工為由，開始引進合法外勞，之後外勞人數快速上升。至 90 年代中期，政府又開放外籍看護與家庭監護工，企圖以低廉的外勞人力，疏解民間對照顧人力的強烈需求。截至 2012 年底，台灣的外籍勞工總數已超過 44 萬人 [9]，在職業分布結構上，55％的外勞從事製造業與營造業工作，45％從事照顧工作，後者成為支撐台灣長期照護體系的主要人力（行政院勞工委員會職業訓練局 2012）。

　　在台外勞屬於短期契約工，不僅在經濟與職業階層上屬劣勢族群，職場健康也缺乏保障。依勞保局職災給付的歷年資料顯示，長期以來，外勞的職災發生率高於全體投保者（見圖 2-4）。以 2011 年為例，外勞的職業災害發生率是全產業勞工的 1.37 倍。外勞職災發生率比本國籍勞工高的原因，

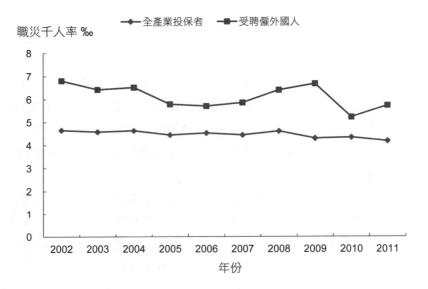

圖 2-4　勞工保險職業災害保險給付千人率（2002-2011 年）

資料來源：勞工保險局，作者自繪

經常和語言能力的隔閡、缺乏妥善的教育訓練有關。此外，藍領勞工集中的營造業在「低價搶標」的市場結構下，多半採取「層層轉包」的經營型態，雇主為了趕工以及節省成本，往往刪減與犧牲勞工安全衛生經費與防護設備，使得藍領外勞長期面對高職災風險的勞動環境（蘇宜士 2005）。

　　另一方面，女性為主的社福外勞，由於工作現場侷限於個別雇主家中，勞動條件與勞動處境不容易受到公權力的監督管理，常有工時過長或勞動過量的情形。根據 2011 年勞委會的調查報告指出，家庭看護工雇主對外籍看護工每日工作時間，以「沒有規定」者占 78.6％居多，平均每日工作時數約 13.3 小時（行政院勞工委員會 2011）。此外，互動不良 [10]、遭受雇主性騷擾、強迫勞動、未給付工資等情事，也時常見諸報端。

　　除了從事工作勞動條件低劣，不平等的勞雇關係與仲介業者的中間剝削，更是外勞在勞動權益與職場安全衛生上備受壓迫的根源。目前法規剝

奪他們轉換雇主、長期受聘，以及組織工會的權利。外勞來台須負擔高額
的仲介費用或貸款款項，雇主與仲介以債務做為控制外勞的手段（行政院
勞工委員會職業訓練局 2005）。雖然，外勞依法可以針對雇主不合理的待
遇提出檢舉，以轉換雇主；不過她／他們往往因為缺乏周邊資源支持而無
法提出有效的證據，也擔心雇主會終止合約並強制遣返，而不願舉報；這
也導致部分外勞選擇逃脫。這些被官方稱為「行方不明」的外勞為數可觀，
又因此流入勞動條件低落、高職災風險的職場，成為承受職業傷病的高危
險族群，是職業健康管理的另一死角。這些現象也屢屢引發國際關注，美
國國務院人權報告就連年直指台灣對外籍移工勞動權利的忽視與虐待問題
的嚴重性（U.S. Department of State 2011）。

三、職業傷病補償狀況：台灣狀況與國際比較

　　台灣職業傷病的發生狀況為何？要回答此問題，牽涉到職業傷病的通
報與認定機制，我們將在本書其他章節中深入討論。在這邊整理勞保歷年
來的職災補償統計，就「致死性職災事故」與「職業病」補償率[11]，選取
一些國家的職災補償數據進行比較。

（一）致死性職災的補償率

　　根據勞保資料，台灣在 2011 年一年間，總共給付了 57,921 件職災「傷
病給付」[12]、4,008 件職災「失能給付」，以及 696 件職災「死亡給付」。
近年的給付件數與每件平均給付金額，可參見表 2-3。

　　與其他國家相比（見表 2-4），台灣在 2011 年的「致死性職災」補償
率是每 10 萬保險人口有 7.16 件，比其他國家高出不少，只比韓國低，而
且台灣的勞保職災數據向來存有低估的情形。這些數據也顯示出台灣的職
場相當不安全。

表 2-3　勞工保險「職業災害」現金給付的件數與平均給付金額（2006-2011）

年	投保人數	傷病給付		失能		死亡	
		件數	平均金額	件數	平均金額	件數	平均金額
2006	8,681,145	51,188	39,396	4,408	263,734	768	1,181,940
2007	8,799,405	51,383	39,677	4,198	257,300	703	1,221,150
2008	8,795,248	55,400	40,484	4,012	263,767	671	1,193,190
2009	9,029,279	53,945	44,346	3,530	263,101	600	1,085,700
2010	9,397,608	57,496	45,037	3,731	256,816	642	1,006,360
2011	9,725,761	57,921	46,939	4,008	254,555	696	1,019,050

註：重複請領者比例相當低，例如 2006 年有 31 人重複請領，屬失能給付。
資料來源：勞保局統計年報 http://www.bli.gov.tw/sub.aspx?a=FcGrI9gVwyc%3d，作者自行整理

表 2-4　致死性職業災害與職業疾病的補償率：國際比較

國家（年）	職災保險人口（人）	致死性職業災害 *		職業病	
		件數	補償率（每10萬人口）	件數	補償率（每10萬人口）
台灣（2011）	9,725,761	696	7.16	758	7.79
法國（2009）	18,108,823	894	4.93	69,643	384.58
瑞典（2008）	4,401,126	68	1.55	10,804	244.98
芬蘭（2008）	1,732,000	60	3.46	2,949	170.27
丹麥（2009）	2,831,100	31	1.09	4,810	169.90
韓國（2010）	14,198,748	2,089	14.71	7,784	54.82
英國（2008）	29,022,000	179	0.62	8,530	29.39
日本（2009）	52,788,681	1,075	2.04	7,491	14.19
德國（2008）	74,285,633	1,030	1.39	12,972	17.46

* 皆含通勤職災。
資料來源：1. Eurogip〔http://www.eurogip.fr/en/docs/；資料搜尋日期：1/4/2012〕；2. 台灣：勞保局統計年報；
　　　　　3. 日本：厚生勞動省；4. 韓國：KOSHA。作者自行整理

（二）職業病的補償率

　　相較於起因明確的事故災害，職業疾病的認定較具爭議。由於長期的職業暴露資訊時常難以取得，且疾病發生的原因往往複雜多元，很難歸因於單一因素。加上職業傷病通報系統無法有效運作，因此，世界各國皆有職業病低估的問題（Leigh et al. 1999; Concha-Barrientos et al. 2005; Schulte 2005）。

　　不過，對比其他國家，台灣職業病低估的情況更為嚴重。如表 2-4 的資料所示，勞保局在 2011 年僅給付 758 件職業病，補償率每十萬保險人口僅 7.79 件。補償率遠遠落後其他先進國家。

　　如果與鄰近的日本、韓國比較（圖 2-5），我們可發現日本在 1970 年代初期，職業病補償件數每年高達 3 萬件；在 1992 年之前，每年補償件數也都超過 1 萬件。日本早期的職業病案例，很多是礦工罹患的塵肺症、矽肺症與肺結核。相較之下，台灣自日治時期初期到 1970 年代，礦業也十分興盛，礦工好發的疾病也已受到醫界注意，且《勞保條例》在 1958 年

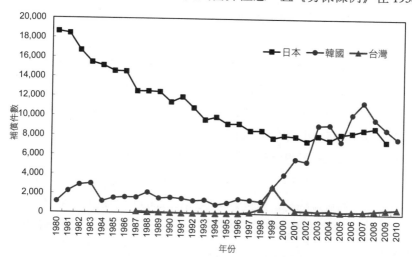

圖 2-5　日本、韓國與台灣職業疾病的歷年補償件數

資料來源：台灣勞工委員會 [http://statdb.cla.gov.tw]；日本厚生勞動省 [http://www.mhlw.go.jp]；韓國
　　　　　KOSHA[http://english.kosha.or.kr/main]。作者自繪

頒布時，也已將矽肺症與其他 10 種疾病列入勞保職業病給付項目（行政院衛生署 1995），但是台灣礦工的職業病問題，卻一直到 1990 年代後期才受到注意。

韓國在 1970 年代中期，職業病問題開始受到關注，1978 年之後每年職業病補償件數大都超過 1 千件，在 1999 年之後，職業病補償件數更大幅提昇，近幾年的職業病補償件數大多在 1 萬件上下。

反觀台灣，勞保局在 1987 年之前尚未記錄職業病補償數據。1987 年開始出現職業病案例，該年勞保給付了 157 件職業病。然而，除了 1998 至 2000 這三年期間，因為勞工運動以爭取塵肺症礦工的職災補償為訴求，促使政府修訂職業病認定標準[13]，造成塵肺症補償件數大增之外，台灣的職業病補償件數一直非常低落，遠遠落後日、韓鄰國，也遠低於西方國家。台灣的職業病問題被嚴重低估，造成一個看不見職業病的社會，也讓職場健康風險轉由工作者個人自行承擔。

（三）職災保險補償的職業病類型

勞保局一直到 1999 年，才開始有職業病類型的統計資料。從圖 2-6 資料可見，台灣的職業病補償件數不僅低落，疾病類型亦相當單一，大部分為手臂、頸肩、背部等肌肉骨骼疾病為主（佔 77.3%）。近幾年來，勞保職災給付的職業病類別與件數的詳細數字，可參見表 2-5。

隨著產業型態的變遷與社會大眾的重視，職業傷病類型也逐步轉變。西方國家在 20 世紀初期首先將鉛中毒、水銀中毒、黃磷中毒、砷中毒、炭疽熱、礦工的鉤蟲病認定為職業病（Carter 2000）。在 1930 年代左右，礦工好發的塵肺症逐漸受到醫界重視；自 1960 年代以來，化學暴露導致的皮膚疾病、癌症，以及肌肉骨骼疾病（如腕道症候群、下背痛、脊椎疾病）、石綿肺症等，也成為職業病的重要類型。目前各國職業病認定類型的分布如表 2-6 所示，可發現各國認定狀況差異頗大，不過肌肉骨骼疾病

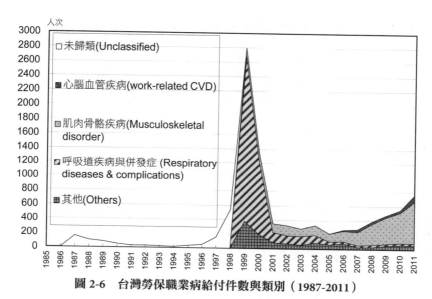

圖 2-6　台灣勞保職業病給付件數與類別（1987-2011）

資料來源：行政院勞工委員會統計資料庫 [http://statdb.cla.gov.tw]；作者自繪

所佔比例皆相當顯著。

　　但要特別提醒的是，先進國家的職災保險大多涵蓋所有受僱者（甚至包括學校學生、學徒、志工），因此整體的職災事故與職業病發生狀況，較能以職災保險的補償件數來呈現。但在台灣，卻有相當高比例的工作者未被納入職災保險範圍，也就是說，勞保職災給付的數據，事實上嚴重低估實際的職災發生狀況。因為台灣的職業災害通報與監測系統並不完備，而職業病診斷率低落、職業傷病的認定程序冗長繁複，也使真實的職業傷病問題被低估。

　　另一方面，職業病誘發期時間長，短則半年（如鉛中毒），長則 8-10 年以上（如各種癌症），認定不易。此外，台灣有相當高比例的工作者未被納入職災保險範圍，也存在「災後退保」的問題。如果考慮到仍有許多工作者未納入勞保體系，或因為各種因素無法請領勞保給付，實際發生的職災案件很可能遠高於這些數字。

表 2-5　　台灣勞保「職業病」現金給付件數（2001-2011）

年份	總計	噪音引起之聽力損失	職業下背痛	振動引起之疾病	手臂頸肩疾病	化學性危害	生物性危害及職業性氣喘	塵肺症與矽肺症	石綿肺症	職業性皮膚病	職業相關癌症	腦心血管疾病	精神疾病	其他
2001	349	3	60	9	64	5	6	140	2	0	1	0	0	59
2002	322	14	77	2	64	2	3	111	0	1	0	0	0	48
2003	278	4	44	0	61	4	5	117	0	3	4	0	0	36
2004	328	6	53	1	85	6	2	105	2	5	6	0	0	57
2005	213	3	47	5	64	4	3	39	0	6	4	0	0	38
2006	267	0	61	2	87	5	20	22	4	12	2	13	0	39
2007	275	5	86	0	98	2	10	20	2	5	2	37	0	8
2008	387	2	109	1	182	1	12	19	6	3	1	34	0	17
2009	478	6	136	1	239	3	13	21	2	11	1	26	0	19
2010	553	5	126	5	303	2	22	22	4	9	7	33	3	12
2011	758	1	170	9	416	5	15	28	0	10	13	87	0	12

資料來源：行政院勞工委員會統計資料庫 [http://statdb.cla.gov.tw]；作者自行整理

四、職業傷病個案的經歷

　　如前文提及，勞保職業災害給付的統計數據，事實上嚴重低估職災實際發生狀況。重大職業傷災多數發生處於弱勢社會地位的勞動階層。這些數據背後，除了是受災者個人的傷殘病痛，更隱含著許多家庭的創傷、鉅額的社會成本，以及社會不平等問題的惡化。以下呈現 4 位職業傷病患者的經歷，呈現數據背後的社會困境。

表 2-6　職災保險補償的職業病類型：國際比較

職業病類型	台灣 (2011)	日本 (2009)	韓國 (2009)	新加坡 (2010)	英國 (2009)	法國 (2009)	德國 (2008)	芬蘭 (2002)
總計	758 (100%)	7,491 (100%)	8,721 (100%)	432 (100%)	8,550 (100%)	49,341 (100%)	12,972 (100%)	4,807 (100%)
肌肉骨骼	586 (77.3%)	5,142 (68.6%)	6,234 (71.5%)	4 (0.9%)	4,110 (48.1%)	40,963 (83.0%)	- -	1,287 (26.8%)
呼吸系統疾病及併發症	28 (3.7%)	531 (7.1%)	1,003 (11.5%)	1 (0.2%)	3,560 (41.7%)	5,896 (11.9%)	2,874 (22.2%)	1,199 (25.0%)
塵工塵肺症、矽肺症及其併發症	28	-	-		1,150	308	-	352
石綿肺症及其併發症	0	-	-		2,300	5,279	-	136
其他（氣喘、過敏性肺炎等）	0	-	-		110	309	-	711
振動引起之疾病	1 (0.1%)	3 (0.04%)	- -	- -	80 (0.9%)	162 (0.3%)	- -	12 (0.2%)
噪音引起之聽力損失	1 (0.1%)	10 (0.1%)	205 (2.4%)	364 (84.3%)	210 (2.5%)	1,048 (2.1%)	4,979 (38.4%)	816 (17.0%)
有機溶劑、化學物質、氣體或其他重金屬及其化合物	5 (0.7%)	191 (2.5%)	91 (1.0%)	15 (3.5%)	- -	- -	- -	26 (0.5%)
生物性危害	15 (2.0%)	137 (1.8%)	- -	- -	- -	84 (0.2%)	- -	230 (4.8%)
職業性皮膚病	10 (1.3%)	- -	- -	43 (10.0%)	- -	371 (0.8%)	631 (4.9%)	837 (17.4%)
職業相關癌症	13 (1.7%)	10 (0.1%)	639 (7.3%)	- -	- -	-	764 (5.9%)	89 (1.9%)
腦心血管疾病	87 (11.5%)	293 (3.9%)	22 (0.3%)	- -	- -	-	- -	- -
精神疾病	0 (0.0%)	234 (3.1%)	527 (6.0%)	- -	- -	-	- -	8 (0.2%)
其他	12 (1.6%)	940 (12.5%)	527 (6.0%)	5 (1.2%)	590 (6.9%)	817 (1.7%)	3724 (28.7%)	303 (6.3%)

1. 實際加總後的數字與 EUROGIF 報告書「Statistical review of occupational injuries GREAT-BRITAIN - 2008-2009 data」所提供之的職業病總數相差 20 個病例。

資料來源：台灣勞委會、主計總處；日本厚生勞動省、ILO；韓國 KOSHA、ILO；新加坡 MOM、ILO；英國、法國、德國、芬蘭 EUROGIF、ILO。本表由作者自行整理；補償率（或發生率）的估計算為：職業病個案數除以各國職災保險涵蓋人口

（一）營造業零工：阿榮

　　阿榮的公司是南部一家相當具有規模的營造公司，僱有 40 幾名工人，有 30 幾輛怪手，7 台山貓仔（推土機），有自己的拖板車和好幾輛工程車，時常包到大型公共工程。阿榮說，這個公司常出事情，常聽說有人傷亡，公司有 4 支牌子（指公司行號登記），轉來轉去可靈活運用，這邊出事就轉到那邊。阿榮的薪水一日 1700，有做才有工資。他以「無一定雇主」的身分加入「職業工會」投保勞保，自己負擔保費，公司以 16500 元的月薪代他投保。阿榮並與公司簽立了切結書，同意公司可代為請領勞保給付 [14]。公司並拿員工的身分證，以他們的名義投保工地險、人壽險、意外險等，保費都是公司在繳納，保險受益人是頭家（老闆），出事之後保險公司有沒有理賠，理賠多少，阿榮完全不清楚。

　　出事當天是 2004 年 11 月的某週日，阿榮本來要休假，但公司說很缺人，又需要趕工，他只好配合上工。那天是在 ×× 科學園區鋪設水管，阿榮在地下溝道內作土牆，架立ㄇ型鋼條。地面上本來應該要有人監督，但當天人手不足，沒有人在上面監督，開怪手的又是一個新來的臨時工。結果，因為怪手操作不當，造成鋼條土石倒塌，阿榮當場被撞擊到臉部，顏面骨骨折、牙齒斷落，被送往醫院急救。受傷之後，阿榮進食與說話都有困難，也時常頭痛。他持續心情低落，常作惡夢。精神科診斷為「創傷後障礙症」以及「重度憂鬱症」。阿榮也發現視力逐漸減退，2005 年 9 月到眼科就醫，診斷為「眼球鈍傷合併視神經病變」。

　　災後一個半月，阿榮前後住院兩次。至於公司是否請領勞保醫療給付，阿榮和他的母親都表示不清楚。除了手術住院費用由公司代為處理之外，阿榮到現在（2006 年 7 月）都沒有得到任何補償，後續所有的門診治療、牙齒矯正等醫療費用都是靠健保，自費部分則自己負擔。

　　職災傷病期間，勞保職災勞工應可以職災身分就診，以免掉健保規定的部分負擔，但阿榮的公司不願意發給他「勞工保險職業傷病門診單」。

阿榮轉問勞保局人員，勞保局人員告訴他，必須提出勞資糾紛證明才能在勞保局領取「職業傷病門診單」，因此將他轉介到勞工局；但勞工局又告訴他，因為他之前已和公司簽定有公司可代為請領勞保的切結書，因此有關醫療給付問題，必須由個案自己與公司協商。

2005 年 6 月，阿榮至某醫學中心職業醫學科門診尋求協助[15]。職業醫學科醫師除了為他開立職業傷病證明之外，也曾於 7 月中旬轉介阿榮至勞工局請求協助，希望協助他申請勞工急難救助金，但勞工局答覆，阿榮目前與母親、妹妹同住，尚未到達急難救助標準，而予以駁回。

阿榮雖然知道這種工作非常危險，但當初想說這家公司規模很大，應該比較有保障，也因為公司常包到大工程，工作比較穩定，頭家又非常器重他。他也曾拉了兩個好朋友進去，結果這兩個朋友在他出事之前都發生了職災。一個遭土石活埋，還是他幫忙搶救的，後來這個同事腳截肢了，與公司和解後僅拿到 4 萬元和解金。另一個朋友職災後全身癱瘓，靠著呼吸器維生，目前在療養院已住了兩年，到現在還在訴訟當中。

阿榮目前和母親同住在妹妹家，妹妹為單親媽媽，獨立撫養一個就讀小一的女兒。全家人的生活開銷、小孩的學費、房貸以及阿榮的醫療費用，全依賴阿榮妹妹在大賣場上班，每個月兩萬多的薪水來支撐。（鄭雅文，訪談紀錄，2006/07/24）

（二）貨運司機：鴻明

鴻明現年 60 歲，在某大型貨運公司工作已經 11 年，月薪約 4 萬。工作時間從下午 5 點到凌晨 2 點，有時需要加班到清晨。工作時必須不斷將貨物從輸送帶搬運至 1 公尺高的貨櫃中，持續彎腰提舉重物。1 年多前，鴻明感到腰部非常疼痛，被醫師診斷為「腰部椎間盤突出症」。住院接受開刀治療期間，鴻明請領勞保的普通傷病住院給付共 7 千元，但住院治療期間公司沒有給任何薪水。出院後，鴻明希望公司能把他調至比較不費體

力的工作，或能給予合理的資遣費或退休金。公司在得知他取得職業病診斷書之後，想以 9 萬元和解，但鴻明不同意。上個月就突然收到公司來函，宣稱鴻明已「自請離職」，並直接將他的勞健保退保。為了維持勞保年資（已有 23 年），鴻明自行找了一家職業工會投保。目前正在研究如何申請勞保局的職業病認定……（鄭雅文，訪談紀錄，2006/08/03）

（三）保健食品公司作業員：筱媛

　　48 歲的筱媛，在某大型保健食品公司擔任作業員，月薪約 2 萬 5。工作內容為燕窩處理、燒煮、充填、擦瓶、轉蓋、搬盤、包裝、貼標、封膜、搬箱等；工作內容非常反覆，需搬舉重物，工作環境悶熱，時常加班，長期有肌肉酸痛問題。幾年前的過年期間，因連續加班趕貨，時常做到半夜，手臂非常疼痛。就醫後發現罹患「左手肱肌損傷」及「腕隧道症候群」，同時發現左手肱骨有纖維瘤。2002 年 5 月下旬開刀治療，傷病期間向公司申請普通傷病假；到 6 月底，公司給的病假已用完，但筱媛認為仍無法工作，因此向公司提出「留職停薪」申請，但經理將她的申請書改為「自行離職」。筱媛發現後向勞工局詢問，要求公司更正，造成經理的不滿。在 D 大職業傷病診治中心的協助送件，終於獲勞保職業傷病給付約 13 萬。筱媛在傷病期間無法作家事也無法工作，先生為計程車司機，孩子還在唸書，家庭經濟拮据。（王嘉琪，訪談紀錄，2007/05/28）

（四）手機製造公司技術員：世傑

　　世傑畢業後就錄取到某手機製造公司的工作。因為工作中不斷接觸到黏膠，上班沒幾個月就出現皮膚炎，走訪各家醫院都不見好轉，持續工作之下病況越來越嚴重，手部與整片背部出現嚴重皮膚炎。最後到 C 大醫院住院治療，被職業醫學科診斷為「職業接觸性皮膚炎」。因為治療時使

用大量類固醇，造成左右髖關節壞死。世傑住院治療期間，公司原以工傷假支付原領薪資，但不久即要求他復工，並將他的工作調整為管理員，薪資減半。世傑並未接受。他希望申請勞保職業傷病給付，但公司要求他提供三家不同醫學中心的職業病診斷書，目前仍尋求職業病認定中……（鄭雅文，訪談紀錄，2006/11/24）

　　從上述職災個案的經歷，以及過去社會學者與勞工團體的記錄（謝國雄 1997；郭明珠 2002；王嘉琪 2007），我們可發現職災者有不少共同經歷。首先，遭遇職災的工作者，大都是靠著勞力賺取生計的勞動階層，原本就是社會資源較缺乏的族群。在遭遇職災之後，除了身體病痛、頓失工作收入、陷入經濟困境之外，勞雇間的社會關係也往往斷然決裂。

　　社會學者謝國雄在《純勞動》一書中，分析職災發生之後的社會互動關係。他指出，「勞動力的極度商品化」是台灣勞雇關係的基調；原本隱晦不明的勞雇不平等，在職災發生後被清楚地揭露。對於失去工作能力的工作者，雇主總是迫不及待地撇清責任，並試圖儘速了斷勞雇關係。國家勞動法規理應保護勞工，節制雇主的專制，但至今仍殘缺不全的職災補償制度，在實際運作上卻更強化了社會不平等（謝國雄 1997）。

　　職業傷病發生後，職業傷病工作者擁有的權利與資源，遠遠不及資方與國家，在爭議期間，一方面要面對資方法務部門的壓迫，另一方面在曠日廢時的爭議期間沒有收入，處境相當艱辛。同時，職災者在目前的醫療體系中未能獲得足夠的醫療照護資源以及妥善的復建復工協助，影響身體復原與其個人福祉。政治、經濟與社會制度造成的權力與資源上的不平等，更是弱勢族群職業健康狀況低落的主因之一。

　　法律經常成為保障與事後補救的重要憑藉。為了避免職場健康風險個人化，加劇社會不公平，國家制度扮演的角色更形重要。然而，在早期，缺乏財力的職災勞工僅能依賴一些民間團體如「勞工法律支援會」、「敬仁勞工中心」、「新事勞工中心」提供免費的法律諮詢協助；晚近成立的「法

律扶助基金會」也協助民眾進行法律訴訟。但都只解決職災勞工的部分困境。整體而言，職災勞工的社會救助機制極為不足。而職災保險制度未有單一法源，缺乏完整的體系規劃，為最核心的問題。台灣當前的職災保險體系以及職業健康服務體系的運作面臨什麼問題？將在本書其他章節進一步闡述。

註解

1. 意指事故導致工作者 4 天或以上無法工作。
2. 根據勞動統計，就業者身分區分為以下 4 類：「雇主」，指自己經營或合夥經營事業，而僱有他人幫助工作的就業者；「自營作業者」，指自己經營或合夥經營事業，沒有僱有他人的就業者；「受僱者」，指為了薪資或其他經濟報酬而受僱於人，可以再分為受私人僱用者及受政府僱用者二類；「無酬家屬工作者」，指幫同戶長或其他家屬從事營利工作，而不支領薪資的就業者。
3. 已開發國家的比率為受僱者比率 84.3%，雇主比率 6.3%，自營作業者比率 7.8%、無酬家屬工作者比率 1.6%。資料來源：http://www.ilo.org/global/lang--en/index.htm，取用日期：12/02/2008。
4. 按台灣政府 2009 年修改後的規定，中小企業的定義採員工人數與資本額（或營業額）雙軌並行的方式。在製造業、礦業及土石採取業，界定標準為：「資本額 8 千萬元新台幣以下，或員工僱用人數未滿 200 人」；在農林漁牧、水電燃氣業、服務業，界定標準為：「營業額 1 億元新台幣以下，或員工僱用人數 50 人以下」。
5. 資料來源：http://www.ilo.org/global/lang--en/index.htm，取用日期：12/02/2008。
6. 在 2010 年《工會法》修正通過之前，台灣工會分為「廠場（產業）工會」與「職業工會」二類。「廠場工會」乃是聯合同一產業內、各種不同職業類別的工作者所組成，不過只能在同一廠場內組織。「職業工會」則是聯合同一種職業工人所組成，但也只能在同一行政區域內（如縣、市）組織。依過去《工會法》的規定，勞工人數超過 30 人時，需依法組織「廠場工會」或「職業工會」。在實際運作上，工會雖然可以自訂規則和章程，不過必須提交縣市當局及勞委會審查。工會若不符合勞委會的認證規定或其活動妨礙公共秩序，有可能被駁回或解散。其他限制亦值得注意，如外籍勞工不得組織工會；部分政府機關的職工，僅有受限制的工會組織權。
7. 受僱於同一產業，但不同公司的工作者可以共同組織「產業工會」，就不會因為工作者變動工作而影響其工會會員的身分。因此，派遣或外包人員這些彈性化的工作安排，只要仍在同一產業之中，就不影響其參與工會的權利。
8. 產業工會組織率＝產業工會家數 /（30 人以上事業單位家數）×100；產業

　　工會會員人數組織率＝產業工會會員人數／（30 人以上事業單位受僱人數）
　　×100；職業工會會員人數組織＝職業工會會員人數／（可組織工會人數－可
　　成立產業工會受僱人）×100；職業工會會員人數組織率＝【職業工會會員人
　　數／（A－B）】×100；A＝事業單位受僱者＋非農自營作業者＋非農無酬家
　　屬工作者；B＝30 人以上事業單位受僱人數。

9. 這個數字，已經超越 2012 年 6 月份在新竹市設籍的總人口數（42 萬 2 千人）。
　　目前台灣開放越南、菲律賓、泰國、印尼、馬來西亞與蒙古等 6 國勞工可透
　　過合法管道引進。
10. 例如強迫信仰伊斯蘭教的外勞食用豬肉。
11. 由於各國職災保險制度對職災的定義不一，因此我們只選取這兩項具有可比
　　較性的指標來比較。
12. 職災導致 4 天或以上無法工作期間的薪資給付。
13. 1998 年，勞保局公布「勞工保險被保險人離職退保後經診斷確定罹有職業病
　　請領職業災害保險給付作業處理辦法」，開放退休礦工申請塵肺症殘廢給付。
14. 導致出事之後阿榮欲請領勞保給付的困難，不過在出事之前，阿榮並沒有注
　　意此事。
15. 依據 2002 年 1 月 2 日修正發布的「職業病診療醫師及地區教學醫院以上之醫
　　院專科醫師領取及開具勞工保險職業病門診單作業辦法」，職業醫學科醫師
　　亦可開具「職業病門診單」。

參考文獻

王佳雯、鄭雅文、徐儆暉 (2011) 不安定僱用模式與受僱者健康之相關。台灣公共
　　衛生雜誌 30(3): 217-227。
王嘉琪 (2007) 勞保制度下職災勞工傷後面臨之困境研究。台北：國立台灣大學衛
　　生政策與管理研究所碩士論文。
石東生、陳秋蓉、張振平 (2004) 93 年度受僱者工作環境安全衛生狀況認知調查。
行政院勞工委員會職業訓練局 (2012) 2012 年 10 月外勞業務統計（按產業分）。網址：
　　http://www.evta.gov.tw/files/57/721084.pdf。取用日期：2012 年 12 月 1 日。
—— (2005) 高雄捷運泰勞人權查察專案小組調查報告出爐。2005 年 8 月 31 日新聞
　　稿。網址：www2.evta.gov.tw/news-web/detail.asp?news-id=332。取用日期：
　　2011 年 12 月 20 日。
行政院衛生署 (1995) 工業衛生。頁 817-828。收錄於行政院衛生署編，台灣地區公
　　共衛生發展史第二冊。台北：行政院衛生署。
李亦園 (1979) 社會變遷中的台灣高山族青少年問題。中央研究院民族學研究所集
　　刊 48: 1-29。
李諭昇、徐儆暉 (2008) 工作環境安全衛生狀況認知調查—— 2007 年。台北：行政
　　院勞工委員會勞工安全衛生研究所。
邱羽凡 (2010) 修法後的新工會組織圖像：以企業工會與產業工會為核心。高市勞
　　工季刊 80(9): 22-26。

張晉芬 (2006) 臺灣全志，卷九，社會志：勞動力與勞動市場篇。南投：國史館臺
　　灣文獻館。

郭明珠 (2002) 工殤：職災者口述故事集。台北：台灣工運雜誌社。

陳秋蓉、石東生、謝曼麗、楊啟賢、徐儆暉 (2011) 我國原住民勞工職業災害分析。
　　勞工安全衛生研究季刊 19(1): 86-100。

黃淑玲 (1996) 台灣特種行業婦女：受害者？行動者？偏差者？台灣社會研究季刊
　　22: 103-152。

黃淑玲 (2000) 變調的「ngasal」：婚姻、家庭、性行業與四個泰雅聚落婦女，1960-
　　1998。台灣社會學研究 4: 97-144。

蔡友月 (2007) 遷移、挫折與現代性：蘭嶼達悟人精神失序受苦的社會根源。台灣
　　社會學 13: 1-69。

謝國雄 (1997) 純勞動：台灣勞動體制諸論。台北：中央研究院社會學研究所籌備處。

蘇宜士 (2005) 台灣營造業職業災害現象背後結構性因素的探究。工業安全衛生
　　197: 36-63。

Al -Tuwaijri, Sameera , Igor Fedotov, Ilise Feitshans, Malcolm Gifford, David Gold, Seiji
　　Machida, Michèle Nahmias, Shengli Niu and Gabor Sandi (2008) *Beyond deaths
　　and injuries: The ILO's role in promoting safe and healthy jobs.* Geneva: International
　　Labor Office.

Carter, Tim (2000) Diseases of occupations - a short history of their recognition and
　　prevention. Pp. 917-925 in *Hunter's diseases of occupations,* edited by Peter J. Baxter,
　　Peter H. Adams. New York: Oxford University Press.

Concha-Barrientos, Marisol, Deborah Imel Nelson, Marilyn Fingerhut, Timothy Driscoll
　　and James Leigh (2005) The global burden due to occupational injury. *American
　　Journal of Industrial Medicine* 48(6): 470-481.

Leigh, James, Petra Macaskill, Eeva Kuosma and John Mandryk (1999) Global burden of
　　disease and injury due to occupational factors. *Epidemiology* 10(5): 626-631.

Schulte, Paul (2005) Characterizing the burden of occupational injury and disease. *Journal
　　of Occupational and Environmental Medicine* 47(6): 607-622.

U.S. Department of State (2011) *2010 Human Rights Reports: Taiwan.* 網址：http://www.
　　state.gov/j/drl/rls/hrrpt/2010/eap/154383.htm。取用日期：2012 年 3 月 1 日。

第二篇

職業傷病的預防機制

第三章
勞動檢查與職業安全衛生

林良榮

　　勞動檢查是職業安全健康保障的重要基石之一。本章介紹勞動檢查與職業安全健康的關係，討論台灣勞動檢查的組織權限與實際成效。

　　目前台灣勞檢的組織疊床架屋，事權分散不一；同時，檢查人力不足，導致整體勞檢實施率低落；檢查內容重安全衛生，輕勞動條件也使得勞檢效力不彰。如何強化不同部門之間的整合與提升人力品質，是目前面臨的挑戰。

　　行政院院長嚴家淦，昨日在立法院答覆立委劉贊周質詢時說，行政院已指示有關單位，今後對於工礦場的檢查，一經發現有不合規定標準，即立即勒令停工……嚴院長說，目前，國內工礦事件所以始終未見減少，其主要原因是不能徹底執行工礦場的檢查。政府今後將嚴格督導工礦檢查工作，以期減少災變。（經濟日報，1970 年 2 月 25 日）

　　勞委會南檢所未於南亞嘉義二廠大火前，確實對火災、爆炸危險製程及場所加強檢查，亦未將該廠發生災害之類似肇禍製程及設備，納入停工範圍；又對該廠涉犯公共危險罪之相關人員，未能迅速依法主動告發，勞委會難辭監督不周之責。（監察院糾正文 100 財正 0011，2011 年 4 月 11 日）

　　近幾年屢屢傳出勞工過勞死的情況，勞委會進行「掃 A 勞動條件專案檢查」，清查全台 8700 多個企業，結果發現違法的企業高達三成，而違法最嚴重的三大企業，除了肯德基、麥當勞，第三名竟然是國營企業郵局，被查出員工單日上班超過 16 小時，拿不到任何加班費。（聯合報，2012 年 2 月 28 日）

一、前言

　　預防職災發生，勞動檢查無疑是國家最核心的行政手段。近年來，台灣所實施的勞動檢查，無論在檢查次數及處分率上，和過去比較已有大幅的增加。然而，勞動檢查的行政體制與運作，近年來卻出現不少爭議。例如，勞動檢查的事權是否收歸中央？中央與地方如何分工？勞動檢查內容是否重安全衛生，輕勞動條件？經濟特區（尤其是科學園區）的勞動檢查如何實施？檢查人力是否不足？種種制度問題逐漸浮出檯面，成為媒體關注的焦點[1]。

　　從行政目的來看，勞動檢查一方面是國家保護工作者安全健康的最重

要預防手段，另一方面也是在行政管制上對於資本家節制使用勞動力的最後一道防線。換句話說，過度退讓的檢查防線，將使資本家為了提升企業利潤，而導致勞工的身體生命安全暴露於危險之境。

本章將分別從三個面向討論勞動檢查制度的基本內涵：首先著眼於勞動檢查與職業安全衛生的關係，分別從公共衛生和勞動行政的角度來說明「職業安全衛生」的制度意義。其次，進一步說明「勞動檢查制度」在職業安全衛生體制中的位置與重要性，並探討勞動檢查制度的重要規範與主要內涵；最後則討論現階段我國勞檢制度的問題，以及未來制度的改善建議。

二、勞動檢查與職業安全衛生的關係

由於職場的安全與健康具有高度的公共性，因此早被公認為公共衛生行政的重要領域之一。勞工在職場上的生命安全，乃至心理層面的健康保障，以及倘若不幸發生職災之後的補償與社會救助，都是現代文明國家不能欠缺的基礎制度。

另一方面，從勞動保護的觀點出發，資本主義國家為了維繫生產關係的穩定發展，必須確保長期穩定的勞動力。因此，國家必須「適當地」介入勞資關係與勞動契約關係，以維持勞工為了基本生存所需的勞動條件。勞動過程中產生的職災，即便只是輕微的勞動力損害，都可能造成勞動力維持的破壞或威脅。國家當然不能以尊重「勞資自治」、嚴守「國家中立」等藉口，放任勞資之間「不對等」契約關係的形成。

為了落實對勞工的保護任務，國家（包含立法機關）必須對勞動過程中的各種勞動條件給予明確的法律規範，包括各項勞動保護最低基準的立法，如《勞動基準法》、《勞工安全衛生法》、《工廠法》等；此外，也必須對職災事故提出有效的勞資爭議處理機制，其中包括「職災救濟的管道」與「職災爭議的判斷基準」二大主軸，相關機制包括民事、刑事及行

政爭議等救濟管道，以及《勞工保險條例》、《職災勞工保護法》等有關
責任認定的判定基準。

　　但上述機制都屬消極性的行政作為或政策介入。如果從積極的事前預
防角度來看，勞動檢查不啻為職業安全健康政策的最重要行政手段。如果
缺乏有效的勞動檢查，可說是職業安全衛生體制的最大缺口。

　　勞動檢查的目的在於落實勞動基準法規所載的「立法目的」──亦即，
一定的勞動基準的維持與提升。因此，勞動檢查的目的，是一種透過行政
監督的方式，促進生存權，進而確保勞動權（包括勞工工作權、健康權）
與勞動基本權（或所謂勞動三權[2]），使工作者的生活狀態，可以享有像
「人」一樣應有的尊嚴（松林和夫 1977；春山明 1979；晴山一穗 1982）。

　　勞動檢查制度大致分為三類型態：國家行政型的「勞動檢查制度」、
準國家型的「代行檢查制度」，以及事業單位內部的「自動檢查制度」等；
前二者具有公法上的效力，屬於公權力作為的檢查行政，第三類則屬私領
域的管理制度。

　　不過，觀察目前國際勞動檢查的實踐經驗，可發現各國為了因應勞工
的實際需求與經濟全球化的發展趨勢，而對勞檢制度的功能與型態有一定
程度的調整。舉例而言，日本在二戰以後，職掌勞動檢查任務的「勞動基
準監督署」不但負有一般勞動檢查的任務，同時也負擔一部分因勞動條件
而引發的勞資爭議之處理責任；另外，也對勞雇雙方扮演勞動規範的教育
者角色。

　　此外，1990 年代中後期以來，歐美的勞工與人權團體針對成衣業及製
鞋業發動的「反血汗工廠運動」（anti-sweatshop movement），要求各大
知名品牌在全球各地（尤其是「後進國家」）的供應商，必須遵守企業內
部自行訂立或是企業與非政府組織協商後訂定的勞動及環保規範，並且必
須接受獨立的第三者 （independent third party）進入廠場進行各項勞動檢
查。此一跨國性的勞動檢查型態跨越傳統國家公權力行使的界線，似乎在
某種程度上改善了開發中國家的勞工權益。不過，也有學者批評此種檢查

型態的獨立性,可能造成勞動權利私有化的問題（黃長玲 2001）。

　　但是,不管勞工行政或勞動檢查制度如何演變,屬於國家行政型的勞動檢查制度仍然無法被任何私性質的檢查制度所取代,即使是「代行檢查制度」也應只是國家行政型檢查制度的輔助。如果偏重私性質的檢查制度,將嚴重弱化勞檢制度的效能,而大幅降低對事業單位的嚇阻作用。

三、台灣現行的勞動檢查體制與問題

（一）勞動檢查制度的法源與檢查事項範圍

　　我國對勞動檢查的程序已有單獨立法,《勞檢法》第 1 條即明訂勞動檢查的立法目的:「為實施勞動檢查,貫徹勞動法令之執行、維護勞雇雙方權益、安定社會、發展經濟,特制定本法。」從此條文來看,我國勞檢制度目的在於調整勞資內部的秩序,以確保國家在「維護勞雇雙方權益、安定社會、發展經濟」上的治理功能。該立法目的似乎以促進經濟發展為主,而對於勞動保護呈現相對的薄弱與退抑,但也可能是立法過程中勞資政治角力的結果[3]。

　　就我國現行勞動檢查體制而言,早期的法令為國民政府於大陸時期所頒布的《工廠檢查法》（1931 年）,至 1993 年勞委會修正更名為《勞動檢查法》（以下簡稱《勞檢法》）並實施至今。除此以外,勞動檢查的實質規範散見在其他法規[4]。

　　法定的「勞動檢查事項」範圍相當廣泛。根據《勞檢法》第 4 條規定,檢查事項包括:（一）依本法規定應執行檢查之事實;（二）勞動基準法令規定之事項;（三）勞工安全衛生法令規定之事項;（四）其他依勞動法令應辦理之事項。因此,勞檢的項目不僅包括勞動條件,如工資、工時、休息、休假等,也包括勞工安全衛生等事項,如機械設備的安全設施、勞工安全衛生的管理、危險性工作場所的書面審查及實際臨廠檢查等。此外,

其他勞動法令所規定與應辦理事項，如《勞保條例》、《性別工作平等法》，也是勞動檢查的範圍。本條第四款「其他依勞動法令應辦理的事項」，就解釋上應包含所有有關勞資秩序的勞動規範。

（二）分立運作的組織型態

國際勞工組織通過的相關公約[5]指出，為了避免勞檢機構受到地方政治勢力或其他利害關係的不當壓力，國家應建立直接隸屬於中央政府、由中央「監督」（supervision）和「控制」（control），且事權統一的勞動檢查機構。考察各國分權形式的經驗，可發現勞動檢查大致區分為以下三種類型（林豐賓 1999）：

表 3-1　勞動檢查制度的類型

勞檢類型	制度特徵	代表國家
中央制	中央權力集中制。 將全國檢查事務統一由中央政府的單一行政部門辦理。	日本
中央制	中央分權制。 依據檢查性質，分別由層級不同的行政部門辦理。例如，根據不同行業別（工、商、礦、農業）或檢查項目，分別辦理勞動檢查。	英國、美國
地方分權制	中央政府不主動辦理勞動檢查事務，而由地方政府自行辦理。	阿根廷
混合制	中央與地方雙軌並行制。 中央與地方政府各自具有獨立的勞動檢查運作體系，且無直接隸屬關係。	台灣

作者自行整理

在台灣，勞動檢查的事權是否收歸中央，抑或是維持目前的「分立」（分權）狀態，是勞檢政策的長期爭議。從法制發展的沿革來看，我國的勞動檢查制度從最早的「典型中央制」逐漸轉變為現行的「變形混合制」[6]，

可謂經歷一段「分分合合」的過程（林豐賓 1999）。

國民政府遷台後，「中央政府」將勞動檢查業務授權給「台灣省政府」辦理，並在 1959 年由省政府「工礦檢查委員會」辦理第一次的煤礦普查與鍋爐調查。爾後，北高兩市升格為直轄市時，中央政府又授權兩市設置勞動檢查處所。1965 年成立加工出口區時，將加工區的勞動檢查業務授權給經濟部；1970 年礦務局成立時，將礦場的勞動檢查授權給礦務局；1980 年科學園區設立時，將科學園區勞動檢查權又授權給國科會；另外，2009 年頒布《國際機場園區發展條例》時，又允許交通部自行辦理園區內的勞工安全衛生與勞動檢查。此外，由於 1998 年開始實施地方制度的改革，將原「台灣省」所屬的勞檢單位改設為北、中、南三區勞檢所，直接隸屬勞委會。2010 年以後因五都升格，新成立的直轄市（例如新北市等）也紛紛要求成立轄下的勞檢機構。

我國目前的勞檢體系與人力分布如圖 3-1 所示。總言之，現行勞檢業務主要由中央主管機關設置勞檢機構辦理，不過也同時授權其他機關執行，包括各地方（直轄市）政府、經濟部（所屬特定工業區）、國科會（所屬科學園區）等單位，造成長期以來中央未能統一檢查相關事權，也無法有效監督各檢查執行機構[7]。

台灣這種「分立式」勞檢體制，直接影響到勞檢人力與預算的分配，也由於法律規範與實質運作缺乏一致性與穩定性，而造成勞動檢查的執行與監督出現事權分散以及諸多「混亂」、「不一致」的特殊現象[8]（林豐賓 1999）。

（三）檢查人力的不足

根據國際勞工組織頒訂的公約建議，勞動檢查應該採取多次且徹底的實施政策。因此，國家必須配置足夠的勞動檢查人員以因應執行檢查的需要[9]。

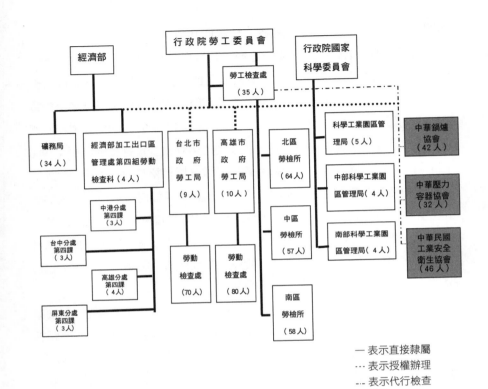

圖 3-1 台灣勞動檢查機構組織系統及檢查人力（2011 年）

1. 科學工業園區管理局、中部與南部科學工業園區管理局及經濟部加工出口區管理處分別直隸於行政院國家科學委員會及經濟部，但勞動檢查業務由行政院勞工委員會規劃督導。
2. 經濟部礦務局辦理礦場安全檢查由經濟部規劃督導。礦場衛生及勞動條件檢查仍由行政院勞工委員會北區、中區、南區勞動檢查所及直轄市檢查機構辦理，由行政院勞工委員會規劃督導。
3. 勞委會中部辦公室現有檢查員 2 位，支援中區勞動檢查所。
資料來源：行政院勞工委員會中華民國 100 年勞動檢查年報〔總說明部分〕

　　但長期面臨人員編制嚴重不足的問題，是台灣勞動檢查難以落實的障礙之一。以 2011 年為例，每名勞檢員管轄 22,401 位勞工[10]（行政院勞工委員會 2012）。相較於 2001 年每名勞檢員管轄 22,215 位勞工[11]（行政院勞工委員會 2002），可見台灣勞檢人員的負荷日益增加，人員編制並未隨著勞動法規的擴大適用而成長（見表 3-3）。

表 3-3　我國勞動檢查人力狀況（2000-2011）

	2001	2002	2003	2004	2005	2006	2007	2008	2009	2010	2011
勞動檢查員（人）	289	291	311	279	262	428	312	304	321	321	359
礦場安全監督員（人）	35	35	24	26	33	22	19	2	5	36	34
代行檢查員（人）	804	102	102	102	108	108	101	106	110	114	120
適用勞基法人數（萬）	642	650.4	659.9	688.6	708.9	731.3	773.5	790.2	759.8	783.9	804.2
適用安衛法人數（萬）	480.2	468	446.4	465.9	482.2	495.7	516.2	525.6	507.7	522.7	534.2
勞保投保人口（萬）	777.9	785.8	810.3	834.2	854.1	868.1	879.9	879.5	902.9	939.8	972.6
就業者（萬）	938.3	945.4	957.3	978.6	994.2	1011.1	1029.4	1040.3	1027.9	1049.3	1070.9
每名勞檢員管轄勞工數（萬）	22,215										22,401

資料來源：行政院勞工委員會勞動檢查處 2001-2011 年勞動檢查年報；作者自行整理
註：適用於《勞基法》及《安衛法》的勞工人數為勞委會推估。

（四）勞動檢查員的任用問題

多數先進國家為了使勞檢工作免於政治權力的干擾或業者不當利益關係的影響，對於勞檢人員大多給予特殊的待遇保障。國際勞工組織第 81 號公約即建議，國家對於勞檢人員應給予身分地位的保障與相當的酬勞[12]；此外，由於檢查工作涉及高度的專門知識，且在執行檢查工作時必須取得勞資雙方的信任，國家對於勞檢人員的任用也應採取較嚴格的人事政策；

同時，在任用期間也應對勞檢人員提供適當的專業知識訓練[13]。

　　我國現行勞檢人員雖然同樣必須經過國家考試而任命，但由於檢查政策長期以來「重安全衛生，輕勞動條件」，因此大多選任理工科技專業背景者，輕忽勞動基準檢查工作上所需具備的法律專業與素養，更遑論勞資關係或勞工政策、勞工福利的認識。此外，由於勞檢人力不足，部分檢查機構採用約聘人員執行勞檢，這種非經國家正式任命程序的勞檢人員是否適任，乃至於在職專業培訓如何規劃，皆是應深入檢討的議題。

（五）檢查執行的行政權限問題

　　為了使勞檢人員能在雇主私人領域的工作場所內無所妨礙地執行勞動檢查，且能即時有效地發揮勞動檢查效果，法律必須賦予勞檢人員充分的檢查權限[14]。根據目前《勞檢法》等法令的規定，勞檢員或檢查機構的檢查權大體上可區分為七類，詳述於下。

1. 入場臨檢權

　　由於工作場所一般為雇主私人領域，若非有充分的公共利益目的，國家並無權侵入；勞檢權的執行，可謂是憲法上有關勞動權（生存權）與雇主經營權（財產權）的典型衝突。對此，日本學界通說認為，實施勞動檢查乃是保障勞動者生存權的必要手段，因此在合理範圍內，雇主有忍受勞檢人員隨時進入工作場所進行檢查的義務[15]。而何謂合理範圍，日本法院的判決與學界通說皆認為，勞檢人員不需向雇主出示司法證明文件，即可進入工作場所。但若對雇主私人住所或私領域造成侵犯，勞檢員則應提出法院證明文件方屬正當（片岡昇 1982）。

　　入廠檢查是否事先通知事業單位，我國採取原則上禁止事先告知，但另訂例外許可方式。《勞檢法》第13條規定：「勞動檢查員執行職務……，

不得事先通知事業單位」。所謂例外事項為：「一、根據第 26 條規定之審查或檢查（有關危險性工作場所）；二、危險性機械或設備檢查；三、職業災害檢查；四、其他經勞動檢查機構或主管機關核准者」；此外，檢查員本身並無行政裁量權限。《勞檢法》第 14 條並規定：「勞動檢查員得隨時進入事業單位檢查，雇主、雇主代理人、勞工及其他有關人員均不得無故拒絕、規避或妨礙」。

2. 詢問權

勞檢員執行檢查職務時，得就勞動檢查範圍進行詢問。根據《勞檢法》第 15 條，詢問對象包括事業單位之雇主、有關部門主管人員、工會代表及其他相關人員；必要時並得製作談話紀錄或錄音。此所謂的「其他相關人員」，也包括如代行檢查人員或安全衛生技術人員。而「勞動檢查範圍」，應避免涉及與檢查工作無關的業務秘密，或是屬於雇主及勞工個人隱私的事項。

3. 查閱與抄錄權

根據國際勞工組織第 81 號公約規定，事業單位依法應備置或保存相關簿冊、文件與物品，隨時接受檢查員的檢閱；對於相關資料或物品亦有抄錄、影印、拍照、錄影、測量等權限。對此，我國《勞檢法》規範於第 15 條第 1 項第 2、3、4 款。

4. 封存或取樣權

為了解事業單位在生產過程使用的原料或器具是否構成勞工安全健康危害，以及針對災害責任歸屬進行查證，《勞檢法》第 15 條第 1 項第 4

款規定，勞檢員有封存或取樣物證的權力。但不容否認，這項權限的行使涉及雇主或事業單位的財產所有權，應於合理範圍內規範行使要件，以保護雇主的經營權。對此，目前《勞檢法施行細則》第 13 條第 1 項規定，檢查員行使該「封存」權力時，應以下列情事之一者為限：「一、有違反勞工安全衛生法令所禁止使用者；二、有違反勞動法令者；三、有職業災害原因鑑定所必須者；四、其他經勞動檢查機構核准者」。

5. 糾正及停工權

國際勞工組織第 81 號公約規定，為確保勞動檢查能徹底落實，國家必須賦予勞動檢查員充分的監督、處理與制裁權，包括糾正、警告與停工等手段。但我國現行《勞檢法》對於檢查後的行政處理，並未賦予勞動檢查員權限[16]。換言之，勞動檢查員只能間接請求、建議主管機關或檢查機關依法就檢查結果發布制裁命令[17]。不過根據現行《勞檢法》第 28 條，亦得允許有例外的情形。該條規定，勞檢員在事業單位工作場所實施「安全衛生檢查」時，發現勞工有立即發生危險之虞，得就該場所以書面通知事業單位逕予先行停工。但是需要注意，這項例外情形也僅限於安全衛生事項的勞動檢查，而未及勞動條件的範圍。

6. 控訴權

此權力與前述的糾正、停工權一樣，同屬勞動檢查結果的處理權限，是國家為確保勞動基準得以真正落實的重要機制。無論是從理論或是從國際公約的原則來看[18]，勞動檢查結果的事後處理與制裁權力，應由檢查員直接執行，以避免地方政治或行政機關上下權力關係的干擾。

然而，依據我國現行規定，勞檢員於執行勞動檢查職務時，即使發現事業單位有違反法令情形者，也未能享有直接進行行政制裁或移送司法機

關偵辦的權力，程序上都必須經由檢查機構或主管機構的名義移辦。在實務經驗上，勞檢員舉發違法行為，卻被主管要求銷案的情形似乎並不少見。雖然《勞檢法》第16條規定：「勞動檢查員對違反勞動法律規定的犯罪嫌疑者，必要時，得聲請檢查官簽發搜索票，就其相關物件、處所執行搜索、扣押」，但是現實上卻幾乎未能利用。

7. 請求協助的權限

勞檢員執行勞檢而遭受事業單位拒絕，可請求警察機關協助入場；勞檢員鑑定危害時有請求協助權。檢查員倘若在進入工廠執行勞檢，遭受事業單位拒絕時，可以請求警察機關協助入場 [19]；檢查人員對於職場中是否有危害也可請求鑑定協助 [20]。

不過，根據筆者對勞檢員的訪談卻發現，檢查員遭受雇主拒絕入場檢查時，雖然請求當地警察機關予以協助，但警方不是愛莫能助，就是協助雇主促使檢查人員中止檢查或離開工廠，甚至將勞檢人員以犯罪嫌疑的身分要求至警局作筆錄。若勞動條件檢查交付地方政府執行，可想見的是，勞檢人員在進入事業單位進行檢查時可能會遭遇更大阻力，對此問題應謹慎防範。

（六）勞動檢查員的義務

就勞動檢查員的義務規範，各國大多參照國際勞工公約的規定 [21]，主要原則如下：

1. 應絕對避免與所監督的事業單位存在直接或間接利害關係。
2. 無論在職或離職，均不得洩露因執行職務所獲得商務上的機密。
3. 應嚴守密報來源秘密。

　　就現行《勞檢法》與相關行政指導要點的規定,勞動檢查員應負的義務內容大致可區分為「消極性的不作為義務」與「積極性的作為義務」兩類。所謂「消極性的不作為義務」,主要是指陳報事實的違反行為、秘密嚴守,與禁止不當財物關係等義務。具體而言,勞動檢查員不得有下列行為:(1)為變更、隱匿或捏造事實的陳報;(2)洩漏受檢查事業單位有關生產技術、設備及經營財務等秘密;離職後亦同;(3)處理秘密申訴案件,洩漏其申訴來源[22]。

　　所謂「積極性的作為義務」,除了《勞檢法》的規範以外,主要依據「勞動檢查員服務要點」、「勞動檢查員執行職務迴避辦法」(2002年勞檢一字第0910000129號令)等相關規定,內容包括:(1)檢查結果報告的義務,(2)意見陳述的義務,(3)資料提報的義務,(4)法令解釋與宣導的義務,與(5)其他積極性的注意義務[23]。

四、勞動檢查成效的檢討

　　依據現行規範,對於違反勞動檢查相關法令的事業單位,勞檢機構依照違反程度與情節,得採取以下5種制裁方式,包括:「全部停工」、「局部停工」、「改正或限期改善」、「(由縣市政府)施以罰鍰」以及「移送法院」。從行政機能的分工來看,我國勞檢業務的推動主力為中央主管機關,亦即由勞委會自行設置或授權其他勞動檢查機構辦理。但有關勞檢政策的規劃、法規制定,以及業務監督等相關責任劃分與認定,仍屬中央主管機關(勞委會)的負責範疇。

　　如前文所述,由於現階段勞檢人力不足,除了導致整體勞檢實施率相對偏低之外,有關勞工安全衛生與勞動條件的檢查比率更是差距懸殊(見圖3-2)。

　　根據每年公布的勞動檢查方針,我國勞檢機構長期以來以「安全衛生」事項作為檢查重點,呈現「重安全衛生,輕勞動條件」的現象,導致勞動

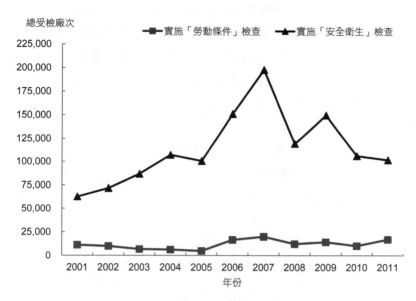

圖 3-2　歷年勞動檢查廠次（2001-2011 年）

資料來源：行政院勞委會；作者自行整理

條件基準保護的法律功能嚴重弱化。從 2011 年的官方統計來看，各檢查機構實施「勞動條件」檢查約 1 萬 7 千個「廠次」[24]，而「安全衛生」檢查的「廠次」則是 10 萬 1 千個單位，兩者受檢廠次單位的比例約莫是 1:6。再者，如果以事業單位抽查率來看，屬於勞動條件的抽查比率僅為 1.92%，而屬於安全衛生者則達 23.11%，兩者抽查比例的差距竟然高達 1:12 （行政院勞工委員會 2012）。

如果從個別勞動機構的處理結果情形來看，以 2010 年資料為例（表 3-4、表 3-5），不同的機構可能因檢查人力不足或其他原因，導致檢查結果有明顯差異。綜合來說，對於我國各檢查機構的檢查結果與處理，我們可以整理以下幾個明顯特徵。

首先，就檢查處理的結果來看，以 2010 年為例，無論是事業單位受檢率、移送主管機關的行政處罰（告發率），或是移送司法機關偵辦處分

的比率，各勞檢機構的比率都不高，部分地區的勞動檢查，似乎已近「雖有檢查卻少見制裁」的狀況。若與日本比較，根據日本勞動基準監督署公布的統計數據，平成 19 年（2006 年）共有 17 萬家的事業單位（非我國計算的「廠次」） 接受勞動基準檢查 [25]，監督實施率為 4.1%，其中違反法規者的比率（違反率）為 67.9%，遠高於台灣（河野順子、寺田知佳子 2010）。

其次，勞動檢查的選擇對象，偏重安全衛生事項，卻較輕忽勞動條件的檢查（如圖 3-2 所示）。勞檢制度運作的結果，不但弱化勞動檢查的功能，無法確立法律對勞工權利的保障，也忽略勞動條件惡化對勞工身心健康可能造成的損害。

表 3-4　2010 年各檢查機構實施「勞動條件」檢查結果比較

檢查機構	總受檢廠次	受檢率推估 [26]（％）	違 反 件 數 （件次）			
			計	處分率（％）	罰鍰處分	移動參辦處分
總計 （適用勞基法僱有勞工事業單位共 66 萬 9 千家）	10,387	1.6	2,322	22.4	2,291	31
北、中、南區勞動檢查所 （適用勞基法僱有勞工事業單位共 45 萬 9 千家）	3,607	0.8	1,447	40.1	1,427	20
台北市勞動檢查處 （適用勞基法僱有勞工事業單位共 13 萬 1 千家）	5,461	4.2	688	12.6	679	9
高雄市勞動檢查處 （適用勞基法僱有勞工事業單位共 7 萬 8 千家）	1,043	1.3	111	10.6	111	-
經濟部加工出口區管理處 （廠商 379 家）	184	48.5	36	19.6	36	-
三大科學工業園區 （廠商 689 家）	92	13.4	40	43.5	38	2

資料來源：行政院勞工委員會 2011；作者自行整理

第三，不同勞檢機構之間，由於資源配置的問題，易產生「檢查不均」的現象。國家應根據不同行政地域特性、產業家數、勞動人口、勞動習慣以及勞資關係等因素考量，有效且公平配置檢查行政所需的預算與人力，換言之，國家應透過勞檢的行政手段，一方面使不同地域的國民皆得依法而受有工作權利的平等保障，另一方面則防止廠商基於資本考量而進行投機性的遷移或投資。

表 3-5　2010 年各檢查機構實施「安全衛生」檢查結果比較[27]

檢查機構	總受檢場次	違反件數					
		計	告發率（%）	罰鍰告發	局部停工	全部停工	移送偵辦處分
總計（適用勞工安全衛生法僱有勞工事業單位共 31 萬 7 千家）	106,044	10,858	10.2	3,408	7,177	20	253
北、中、南區勞動檢查所	72,022	8,963	12.4	2,356	6,375	16	216
台北市勞動檢查處（適用勞工安全衛生法僱有勞工事業單位共 4 萬家）	25,449	1,582	6.2	940	624	-	18
高雄市勞工檢查所（適用勞工安全衛生法僱有勞工事業單位共 3 萬 7 千家）	6,465	142	2.2	46	86	-	10
經濟部加工出口區管理處	865	36	4.2	7	24	2	3
三大科學工業園區	1,243	135	10.9	59	68	2	6

說明：告發率＝告發件次 ÷ 總受檢廠次 ×100
資料來源：行政院勞工委員會 2011；作者自行整理

五、發展方向與建議

從以上檢查結果看來，雖然現階段我國勞動檢查已逐漸脫離政府「放牛吃草」的不作為階段；不過，另一方面，由於勞檢體制尚未完全「正常化」（亦即，應以中央化與統一化為理想），加上作為勞檢標準的各項法律規範也相當混亂，導致原本極為有限的行政資源難以有效整合、規劃與分配，因而大幅限縮勞檢的效果。如何強化勞動檢查的效果，以落實事前預防的政策目的，筆者提出以下建議：

第一，應強化不同部門之間的整合。勞委會（包括勞檢機構與各縣市勞工局）應與警政單位（警政署、各縣市警察局）、衛政單位（衛生署、各縣市衛生局）之間建立協調與配合機制，以強化勞檢的執行。警政單位必須能有效且迅速地協助檢查員入場檢查，而衛生行政單位則應要能協助職場安全健康相關證據的認定與保全[28]。

第二，不論是中央或地方所屬的勞檢機構，應該大幅增加檢查員的員額，並計畫性地培養檢查員多元的專業能力。特別在檢查員的選考制度方面，應該採取更多元的任用政策。選考科目應包括勞動基準類與各項勞動權利等相關科目，或者仿照國外制度（如日本），勞檢人員能就勞動基準／勞動權利，與安全衛生項目作選考，或採取分開辦理的模式[29]。雖然，台灣政府在 1994 年頒訂的「勞動檢查員遴用及專業訓練辦法」中，已將勞動檢查員的遴用資格擴大至各個學科領域背景，不過實際上勞檢員的任用仍明顯偏重工程技術人員。

第三，對於勞動檢查事權是否統一的爭議，中央主管機關應更加深化現代行政與民主化的政策思維。就勞檢權授權與否而言，中央主管機關一方面要考慮勞檢制度實施的作用與效率；另一方面，也要兼顧地方政府基於地域勞動行政制度功能發揮的立場與需求。以鄰近的日本為例，該國的勞檢體系採取「一條鞭」的運作型態。不過，日本各地的勞檢機構（勞動基準監督署）並不是脫離其他各地勞動行政體制而單獨存在，而是隸屬於

由中央的厚生勞動省配置於各地的「都道府縣勞動局」；一方面，全國343個勞動基準監督署受中央厚生勞動省（相當於衛生部）底下的「勞動基準局」指揮，但實際運作則是透過「都道府縣勞動局」協調相關監督行政的作業（会田朋哉 2007）。因此，以目前台灣由地方政府負責所屬區域內勞工事務的政治現實來看，若中央驟然將勞動檢查權限回歸中央，也有可能阻礙地方政府整體勞動行政的推展。

筆者並不反對中央主管機關停止授權其他機關設置勞檢機構，以回歸「正常」的中央統一制，不過就勞檢工作正常化的程序上，以下的改革方向可能更為重要：

首先，同屬中央政府層級的其他檢查機構，應該停止授權，包括加工出口區、科學園區以及礦場的勞檢權。

其次，在目前檢查機構「分立式」的組織架構下，勞委會應對非屬直接管轄的檢查機構儘速提出一套有效聯繫與協調的行政制度。其中應該包括：年度檢查政策與檢查方針的形成、檢查基準的形成與制定、檢查實施的步驟與方式、檢查結果的公布[30]，以及對事業單位實施制裁的程序。更重要的是，勞檢機構應該以所有廠商的事業單位數（家數）為基礎，明確說明每年該受檢事業單位的受檢比率；此外，也應明確規範各檢查機構的考核與評定方式、檢查資源的分配，以及檢查人員的選定、養成與保護。中央主管機關都應採取更法制化、公開化、透明化與重視相互協調的行政作為。

第三，中央政府應考量整體的勞動行政效能，包括中央與地方之間的分工、合作、支援、協調與指揮關係，以及勞檢與其他勞動行政 （例如勞檢與職災預防、勞檢與爭議處理等[31]）之間的統整關係，提出一個完整、長期且可有效執行的政策藍圖，以作為台灣未來勞檢制度改革的指導方向。當然，地方勞檢機構亦應提出具體的勞檢計畫與方針，定期且據實公布勞檢結果，避免只在單一廠場作多項勞檢，造成流於形式或流於製造業績的弊端。

　　第四，中央應該以立法的方式，進一步提高勞檢員在執行職務過程的獨立地位，並強化勞檢員對於檢查結果的處理權限。為確保勞動檢查過程不受「外力」干擾與影響，應該讓具有「特別司法警察」角色的勞檢員擁有高度的「獨立性」，包括來自其主管或其他上級長官對其所為指揮監督的命令關係。此外，由於勞檢員是檢查工作現場的第一線人員，因此，在勞動檢查的事後結果處理時，應給予勞檢員更高度的認定權限，如果與主管或其他長官發生認定爭議時，則應循一套公開且既定的處理機制以求解決爭議，而非「長官一句話，說了就算」。

　　總之，沒有牙齒的老虎只是一隻貓。沒有相應於勞動基準行政實施的確保手段，則勞動條件與安全衛生勞動基準規範也只是勞動保護的外殼而已，隨時都有可能被拿掉。我國勞動檢查制度奠基於動亂的 1930 年代，雖然歷經修正而於台灣社會運作至今，但因勞動基準政策隨政治經濟的變化而浮動，加上勞檢機構長期以來嚴重欠缺預算與人力，導致我國勞動檢查行政可謂先天不良，後天又失調。勞動檢查相關制度的研究在學界尚屬「新生」階段，諸多相關理論或實務爭議問題仍有待進一步釐清與認識。

註解

1.　參見以下有關勞動檢查制度爭議的媒體報導：聯合晚報，「勞委會：地方欠專業人才 勞檢權不敢下放」，2011 年 06 月 24 日台北報導；中央社，「勞動檢查權，勞委會盼逐步分工」，2011 年 06 月 24 日報導；中國時報，「勞動檢查，應中央一元化」，2011 年 08 月 03 日讀者投書；經濟日報，「新北市勞動檢查處成立，勞檢權下放未解」，2011 年 09 月 21 日。
2.　團結權、協商權與爭議權。
3.　國內學者林豐賓認為「所謂勞動檢查，乃指檢查機構依據法律授權運用公權力的行使，監督輔導事業單位履行勞動基準，提供必要之安全衛生與福利設施，以貫徹勞工政策，維護勞工合法權益，防止職業災害發生，進而促進社會安定與國家經濟繁榮」（林豐賓 1999）。馬文松、陳伸賢則認為，勞動檢查的立法目的為：「（一）配合社會需求變化，採取積極勞動策略與作法；（二）有效運用社會資源，迅速查處非法；（三）重視勞工申訴，反應民意，消除民怨；（四）鬆綁法令，建立便民服務，提升行政效率；（五）有效運用檢查人力，妥善規劃專案檢查；（六）倡導事業單位建立自主性安全衛生管理機制，促

使檢查理念朝著以監督為主，檢查為輔的方向」（馬文松、陳伸賢 2001）。

4. 包括：《工廠法》第 44 條（1929 年公布、1931 年實施）；《勞基法》第十章「監督與檢查」，第 72 至 74 條（1984 年公布實施）；《礦場法》第四章「監督」，第 34 至 39 條（1936 公布，1950 年實施）；《勞工安全衛生法》第四章「監督與檢查」，第 26 至 30 條（1974 年公布），以及「危險性工作場所審查暨檢查辦法」（1994 年公布）、「危險性機械或設備代行檢查機構管理規則」（1974 年公布）、「危險性設備內部檢查延長期限或替代檢查審查注意事項」（2003 年公布）等。

5. 國際勞工組織第 81 號「關於工業與商業的勞動檢查公約」（1947 年，C81 Labor Inspection Convention）第 4 條；第 20 號「為確保勞動者保護之目的而建構之勞動檢查機構」建議書（1923 年）第 4 項之規定；以及第 187 號「促進職業安全衛生架構性公約」（2006 年，C187 Promotional Framework Occupational Safety and Health Convention）。

6. 1931 年制定的《工廠檢查法》第 3 條規定：「工廠檢查事務，由中央勞工行政機關派工廠檢查員辦理之。」不過，同條文在 1935 年修正為「工廠檢查事務，由中央勞工行政機關派工廠檢查員辦理之。但必要時，省、市主管廳局亦得派員檢查。前項省、市所派工廠檢查員，並受中央勞工行政機關之指導、監督。」現行《勞檢法》第 5 條明定：「勞動檢查由中央主管機關設勞動檢查機構或授權直轄市主管機關或有關機關專設勞動檢查機構辦理之。勞動檢查機構認有必要時，得會同縣（市）主管機關檢查。前項授權之勞動檢查，應依本法有關規定辦理，並受中央主管機關之指揮監督。勞動檢查機構之組織、員額設置基準，依受檢查事業單位之數量、地區特性，由中央主管機關擬訂，報請行政院核定之。」

7. 對於地方（直轄市）政府要求成立勞動檢查機構的爭議，勞委會曾就新北市成立勞動檢查處一事明確指出，新成立的勞動檢查處依《安衛法》第 27 條，雖然可以本於權責實施監督檢查，不過該法附屬法規已無相關檢查規定、檢查人員復未經專業訓練，及事業單位恐對未持勞委會製發的勞動檢查證者，予以拒絕的情況下，恐衍生爭議，建議應在不違反行政程序法規範下審慎為之」。相關資料請參見 2011 年 9 月 21 日勞委會發布之新聞稿（刊載於行政院資訊網 http://www.ey.gov.tw/ct.asp?xItem=83438&ctNode=2491&mp=1。取用日期：2012/3/10。）

8. 包括：（1）勞檢辦理機構的不一致；（2）監督行政體系的不一致；（3）勞檢法律依據的不一致；（4）勞檢項目的不一致；（5）勞檢基準的不一致；（6）勞檢結果的判斷與處理方式的不一致。

9. 國際勞工組織第 81 號公約的規定，勞動檢查應該採取多次且徹底的實施政策（第 16 條），因此，國家必須配置足夠的勞動檢查人員以因應檢查執行的需要（第 10 條）。

10. 2011 年勞檢員共有 359 位；適用《勞基法》的僱有勞工事業單位共計 68 萬 7 千家，勞工人數計 783 萬 9 千人。

11. 2001 年勞檢員共計 289 位；適用《勞基法》僱有勞工事業單位共計 56 萬 8 千家，

勞工人數計 642 萬人。

12. 國際勞工組織第 81 號公約第 6 條，以及第 20 號建議書第 14 項規定。

13. 國際勞工組織第 81 號公約第 7 條，以及第 20 號建議書第 11、15 項規定。

14. 國際勞工組織第 81 號公約第 17 條，以及第 20 號建議書之 II A。

15. 日本川崎民商事件 = 最大判昭 47.11.22，刑集 26 卷 9 號。

16. 第 25 條第 1 項以下的規定，「勞動檢查員對於事業單位之檢查結果，應報由所屬勞動檢查機構依法處理；其有違反勞動法令規定事項者，勞動檢查機構並應於十日內以書面通知事業單位立即改正或限期改善，並副知直轄市、縣（市）主管機關督促改善」。

17. 其他類似的規範如目前《勞工安全衛生法》第 27 條規定，「主管機關及檢查機構對於各事業單位工作場所得實施檢查，其有不合規定者，應告知違反法令條款並通知限期改善；其不如期改善或已發生職業災害或有發生職業災害之虞時，得通知其部分或全部停工」。

18. 國際勞工組織第 81 號公約第 17 條第 1 項，以及第 20 號勸告之 II A5。

19. 《勞檢法》第 14 條：「勞動檢查員為執行檢查職務，得隨時進入事業單位，雇主、雇主代理人、勞工及其他有關人員均不得無故拒絕、規避或妨礙。前項事業單位有關人員之拒絕、規避或妨礙，非警察協助不足以排除時，勞動檢查員得要求警察人員協助。」

20. 《勞檢法》第 33 條：「勞動檢查機構於受理勞工申訴後，應儘速就其申訴內容派勞動檢查員實施檢查，並應於 14 日內將檢查結果通知申訴人。勞工向工會申訴之案件，由工會依申訴內容查證後，提出書面改善建議送事業單位，並副知申訴人及勞動檢查機構。事業單位拒絕前項之改善建議時，工會得向勞動檢查機構申請實施檢查。」

21. 國際勞工公約第 81 號第 15 條。

22. 此項權限主要根據《勞檢法》第 11 條第 1 項（第 1 至第 3 款）。其他消極性義務遵守者，例如，《勞檢法》第 11 條第 1 項（第 4 款）規定，與受檢查事業單位發生不當財務關係；第 12 條：「勞動檢查員與受檢查事業單位有利害關係者，應自行迴避，不得執行職務；其辦法，由中央主管機關定之。」另外，根據《勞動檢查員執行職務迴避辦法》第 2 條規定：「勞檢員有下列各款之一情形者，應自行迴避。包括：1. 投資受檢查事業單位達其資本額百分之五以上者。2. 現與或曾與受檢查事業單位事業主或事業經營負責人發生非屬執行檢查職務所致之糾紛，而為訴訟事件之當事人，依情形足認執行職務有偏頗之虞者。3. 本人或其配偶、前配偶、四親等內之血親、三親等內之姻親或曾有此關係者為受檢查事業單位事業主或事業經營負責人。」

23. 根據《勞動檢查員執行職務迴避辦法》第 3 條規定：「勞動檢查員有下列各款情形之一者，受檢查事業單位之雇主、工會或其他從業人員得於檢查結果通知書送達翌日起三十日內提出異議：一、有前條所定之情形而不自行迴避者。二、有具體事實，足認其執行職務有偏頗之虞者。前項異議，應舉其原因及事實，以書面向勞動檢查機構提出；勞動檢查員就前項異議得提出意見書。勞動檢查機構對第一項之異議，應於十日內函復事業單位，並副知其上

級主管機關、中央主管機關及該勞動檢查員。對於第一項之異議有理由時，勞動檢查機構應另行指派人員重新實施檢查。」

24. 目前勞檢統計上所使用的「廠次」概念，並不是以企業或事業單位之家數作為計算單位，而是以實施勞動檢查的單次作為計算單位。例如，同一或不同的勞檢機構如有對 A 企業在一個月內於同一或不同時間實施勞動條件檢查、安衛檢查、申訴檢查或專案檢查者，則合計為四個「廠次」的勞檢實施。

25. 包括《勞基法》與《勞工安全衛生法》中屬勞動基準性質事項之檢查；未涵蓋違反勞工安衛生法令的取締。

26. 受檢率推估＝（受檢廠次／總事業單位數）×100。

27. 由於勞動檢查年報並未完整呈現各勞檢所轄下適用勞工安全衛生法事業單位數的資料，因此本表未列出推估的受檢率。

28. 根據近年來勞委會公布的「年度勞動檢查年報」（總說明），有關「勞動檢查策略」部分，已有類似的行政指示。其中，有關檢查策略之部分也指出應「部會協調合作，辦理聯合稽查，共同擔負防災責任及建構公共工程優質的施工安全衛生文化。」

29. 日本勞動檢查人員（労働基準監督官）的選考分為 A 類和 B 類，A 類的選考以法律政治學習背景者為主，考試範圍包括：勞動法、勞動問題、（以下屬於選考）憲法、行政法、民法、刑法、經濟學、勞動經濟學、社會保障、社會學等。B 類的選考以理工科學習背景者為主。考試範圍包括：勞動問題、（以下屬於選考）各種工學基礎領域（機械、電器、土木、建築、衛生 環境、應用化學、應用數學、應用物理）。詳情可參考日本厚生勞動省介紹，網址：http://www.mhlw.go.jp/general/saiyo/kantokukan_nagare.html，取用日期：2012/07/29。

30. 政府每年公布的勞動檢查年報，只強調單次檢查實施的「次數」，加上對於全國各勞檢實施區域範圍內所有應受檢廠商（事業單位）數目，僅以行政區為單位公布，而非以勞檢單位管轄區域為單位，使得外界無法得知受檢實施的真實情形（如：受檢比率）等相關資料。勞動檢查實施結果應該明確標示各勞動檢查實施範圍內的所有應受檢廠商（事業單位）的數目。

31. 例如，仿照國外制度（如日本）將勞動檢查機構的勞檢功能結合或者是再擴大至爭議紛爭解決或職災補償的行政功能，以求快速、完整地回應勞工因職災或相關勞動權益受損所引發之相關行政服務的需求。相對於此，作者發現近年來由勞委會公布的「年度勞動檢查年報」（總說明），有關「勞動檢查策略」部分，也似乎有類似的政策方向，例如，提出「建構職業災害預防輔導作法，提供中小企業及特定製程產業安全衛生診斷、輔導及諮詢」等。

參考文獻

片岡昇 (1982) 新労働基準法論。京都市：法律文化社。

会田朋哉 (2007) 労働基準行政と労働基準監督官——実例で語る組織・行動・考え方。東京：日本法令。

行政院勞工委員會 (2002) 中華民國 90 年勞動檢查年報。台北：行政院勞工委員會。

—— (2011) 中華民國 99 年勞動檢查年報。台北：行政院勞工委員會。

—— (2012) 中華民國 100 年勞動檢查年報。台北：行政院勞工委員會。

林豐賓 (1999) 勞工安全衛生法：概論與實務。台北：三民書局。

松林和夫 (1977) 戰後労働基準監督行政の歴史と問題点。日本労働法学会誌: 5-34。

河野順子、寺田知佳子 (2010) 労働基準監督機関の役割と是正勧告。東京：中央経済社。

春山明 (1979) 労働基準行政の役割と問題点——労基法改悪の動きの中で問われていること。月刊労働問題 268: 30-36。

馬文松、陳伸賢 (2001) 安全衛生與勞動檢查。台北縣蘆洲市：國立空中大學。

晴山一穂 (1982) 労働基準監督行政の現状と法的諸問題——行政の公共性分析の視角に立って。商学論集 50(3): 124-161。

黃長玲 (2001) 全球化與國際勞動人權。美歐季刊 15(1): 1-18。

第四章
環境倫理與職業安全衛生管理系統 [1]

翁裕峰、尤素芬

聯合國在 1990 年代開始關注企業環境管理的規範議題,並與「國際標準化組織」(International Organization for Standardization, ISO)聯手推動職業安全衛生管理標準。但是,這些國際性的環境/安衛管理標準以及「自主管理」制度運作,是否能有效提升職場健康安全呢?

本章從環境倫理與安全衛生的關係出發,檢視台灣企業的安衛管理實施模式。我們發現,台灣推動的職業安全衛生管理制度普遍由上而下推動,缺乏勞工參與,也缺乏有效的內/外部稽核機制。環顧國際經驗,自主安全衛生管理系統皆強調勞工參與,以充實勞工對企業從事有害的生產過程的監督與告發能力。在台灣,如要實踐企業倫理,確保工作者的參與權與職場安全健康權益,仍需要國家對勞工提供制度性與有效性的保護,以幫助勞工成為有效的制衡力量。

追求最好品質、安全、環保與效能的煉油廠，是我們想要追求的全方位目標；在全體同仁努力下，本廠除已獲得 ISO-9001、 ISO-14001、ISO-17025、 OHSAS 18001 四項證書，並定期舉辦消防訓練和各種安全演習，使全體工作人員熟悉應變技能，有效地降低事故頻率，期許本廠成為產業界的模範生。（台灣中油高雄廠簡介[2]，2012 年 4 月 7 日搜尋）

中油高雄煉油廠內昨天凌晨驚傳爆炸起火，烈火夾雜濃煙直竄 20 層樓高，染紅高雄夜空，火勢延燒超過 5 小時才撲滅，幸無人傷亡，飽受驚嚇的居民一度圍廠抗爭，高雄市政府勒令停工並開罰 200 萬元……附近居民半夜就到中油大門前抗議，中油煉製事業部執行長吳清陽出面道歉，強調外洩氣體無毒，但居民高喊：「每一次都這樣說，不要再騙了！」當地玉屏里長邱進川痛罵：「沒有改善妥當，絕不容許復工。」高雄市長陳菊也到場，要求中油高雄廠依時程在 2015 年遷廠。（蘋果日報，2012 年 4 月 7 日）

這是一個真實故事。六輕廠區有一個員工因為精神不濟不小心跌倒了，流了滿頭血，周遭同事趕忙去救人，並且準備叫救護車，結果這位流著滿頭血的同仁連忙阻止，說血擦一擦就好，貼一下繃帶，連醫護室也不敢去。

因為一叫救護車，就會驚動廠區主管，按規定就必須往上通報，最後跌倒可能會以「安全意識不足」被處罰，或者是更嚴重的定義為「未嚴格遵守 SOP（Standard Operating Procedure，標準作業程序）」，連相關主管都要連坐處分。……最高記過一支，該年度考績不得為優良、甲等，只能從乙等往下考評，調薪還得比基數低個一、兩百元以上。對月薪只有三到五萬元的基層員工來說，考績乙等恐怕要少掉一、兩個月年終獎金，幾萬元飛了；隔年調薪減少又是幾千元沒了，而且還連累全廠的人沒獎金。嚴屬處分與連坐法的制度下，有些六輕員工發生工安事故或是小意外，就出現

了能隱瞞就隱瞞，以免自己受罰還要連累人。（商業週刊，2011 年 8 月
1237 期）

一、前言

　　由於全球快速工業化、生產技術變遷、大量化學物質成為工業生產原
料，環境倫理日益受到關注。在聯合國與「國際標準化組織」（International
Organization for Standardization，簡稱 ISO）的聯手推動下，「企業社會責任」
（corporate social responsibility，簡稱 CSR）被納入企業管理的一環。隨後
發展出來的職業安全衛生[3]管理標準，包括 ISO 14000 與 OHSAS 18000[4]等
系列，也被視為企業社會責任的表現。台灣也在 2008 年加入這個行列，由
勞委會制定的「台灣職業安全衛生管理系統」（Taiwan Occupational Safety
and Health Management System，簡稱 TOSHMS），鼓勵特定事業單位取得
該管理系統的認證[5]。

　　但是，企業是否透過這類國際性環境/安衛管理標準達到環境倫理的
目的？從環境倫理的行為準則來看，需要強化的重點何在？本章以環境倫
理學家 Rolston（1988，王瑞香譯 1996）關於「商業倫理規範」（ethic for
commerce）的論述為起點，檢視環境倫理與安全衛生的關係，進一步探討
企業應有的作為與實踐上面臨的挑戰，並試圖指出克服挑戰的可能性。

　　我們一方面整理分析安衛管理系統在台灣實施應用的研究文獻，瞭解
此類系統在台灣的實施狀況；另一方面也實地蒐集田野資料。邀請有安
衛管理系統相關經驗的工業安全衛生專家、工會代表等人參加焦點團體
（focus group）[6]，瞭解驗證公司與獲得認證的事業單位實際運作安衛管理
系統的情形；同時，針對某家石化業的安衛相關主管與第一線人員進行深
度訪談，瞭解獲得認證的過程與管理系統在各層級運作的情形。

二、環境倫理與安全衛生的關係

Rolston（1988，王瑞香譯 1996）指出，企業環境倫理是商業倫理規範的一環，可分為「人本主義倫理」與「自然主義倫理」兩個範疇，各自包含不同的行為準則。本文關注的是人本主義範疇，其中有三個倫理準則與安全衛生最有關聯性：「估量那些與你沒有商業往來的人所承受的損失」、「不要認為對公司有益的就是對國家有益」、「當公司的秘密可能致命地影響那些被蓄意隱瞞的人時，不要替公司守密」。這三個準則與 20 世紀下半葉發展出來，並被廣為倡議的 CSR 觀點有相似之處。CSR 強調企業對勞工、環境、公民及國家負責（Carroll 1999; Foran 2001）。唯有遵守 CSR，廠商才不致於被社會孤立（Hill 2001）。

Rolston 指出，市場上數萬種化學物質幾乎沒有進行安全處理程序，可能由受害者承擔健康損害等社會成本，而不是公司。因此，「估量那些與你沒有商業往來的人所承受的損失」成為重要的環境倫理考量，他將鄰近工廠的社區居民列為可能的受害者。由於社區民眾不易組織，使得本來應該由企業承擔的成本轉嫁成為社會成本，並由個別受害者或社會福利體系承擔醫療費用。

Rolston 認為，每個企業像每個人一樣，是在一個公共的貯藏庫裏居住、吃、喝、呼吸。就這一點來說，是沒有所謂的私有企業。他藉此鮮活的比喻引出「不要認為對公司有益的就是對國家有益」準則（即第二準則）。

Rolston 進一步提出了第三準則：「當公司的秘密可能導致被隱瞞者面臨致命危害時，不要替公司守密」，直接要求企業員工負起責任，舉發自己公司製造污染，危害社區居民安全或健康的行為。此準則的基本假定在於：員工最瞭解企業所使用的生產原物料的危害，也熟悉公司內部安衛管理策略、方法與設備，有杜絕污染外逸的可能性。當企業不願善良地管理生產過程中使用或產生的有害物質，反而以商業機密為由，任由有害物質

污染環境時，最具有舉證能力者非該事業單位的員工莫屬。因此，他期待
企業員工能以告發的方式仗義執言，促使企業負起環境倫理的責任。

　　從形式上來看，以告發為訴求的「不隱瞞準則」，屬於受國家保護的
「危害資訊揭露」，相較之下，不同於前兩個準則所蘊含的企業自主管理
特質。實務上，期待企業主動提高企業倫理，可能不切實際。因此 Rolston
強調第三個準則，亦即主張以員工的告發，強化企業內部的倫理，以增進
環境倫理的可能。

　　工業先進國家的職安衛立法，或是國際上安衛管理相關標準中所強調
的「勞工參與」，正是員工揭露企業從事危害性生產行為的重要管道。台
灣有關「勞工參與」的法規主要在《勞工安全衛生法》（簡稱《安衛法》）
中關於設置「安全衛生委員會」，以及委員會成員中員工必須佔有一定比
例的要求。在安衛管理系統方面，OHSAS 18001 以及 TOSHMS 都明確要
求員工在管理系統中應有參與的角色，包括被諮詢或參與危害辨識、風險
評估、事故調查、安衛管理成效審查等（SGS 2008）。

　　告發要有效果，需要有保護告發者的機制，並阻止企業持續從事可能
有害勞工或社區的生產行為。這通常要透過法律規範，使國家取得介入的
正當性。例如，台灣的《安衛法》賦予工作者向國家申訴雇主違法行為的
權利，並保護申訴員工免於雇主的不利對待（包括解僱、調職等[7]）。國
家在接獲申訴之後，必須進行調查，並針對違法事實依法要求改善、停工、
罰款或移送法院偵辦[8]。

三、安衛管理系統與環境倫理的規範面

　　安衛管理系統發跡於荷蘭，是一種以專家認證為基礎的自主管理系
統。這個管理系統，在 1996 年正式以 ISO 14000 環境管理（包含安衛管理）
系列標準出現。隨後，1999 年到 2000 年間，英國標準局以其發展出來的
BS 8800 安衛管理標準為基礎，與國際上主要的標準認證公司共同開發國

際職安衛管理標準 OHSAS 18000 系列（Frick and Wren 2000）。

ILO 著眼於全球經濟自由化與科技快速發展，造成發展中國家職業傷病增加，同時面對 ISO 停止發展安衛管理系統 ISO18000 系列的情況，因此在 2001 年自行公布「ILO-OSH 2001 國際安全衛生管理模式指引」（以下簡稱 ILO-OSH 2001）。ILO 試圖在國家層級上提供一個機制模式，可兼具勞、資、政三方參與，又符合國際安全健康公約精神，同時在非強制的情況下，也可與其他管理系統相容（ILO 2003）。在不同的考量下，不少國家紛紛將國際安衛管理標準轉制定為國家標準，例如紐西蘭和澳洲將 OHSAS 18000 標準轉制定為 ANSI Z-10 標準（Esposito 2007）。

這些不同的安衛管理系統，共同的想法都是建立一個自主管理的安全衛生體系，簡稱為「自主管理」（self-regulation）或「自我管制」。所謂自主管理強調的是：「在工作場所中，界定與規範安全健康問題的細節，並提供適當的解決方案」（Frick and Wren 2000）。

各管理系統雖然名稱與開發單位有所差異，但共同的核心管理架構模式包括以下環節：（1）建立組織內部的職安衛政策；（2）如何落實細部規劃；（3）實施與運作；（4）進行檢查並建立矯正機制；（5）強化管理審查，並持續改善（見圖 4-1）（Rondinelli and Vastag 2000）。

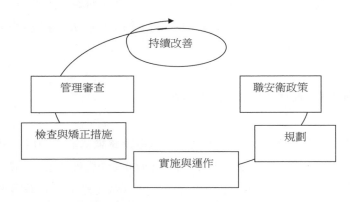

圖 4-1　職業安全衛生管理系統核心架構圖（參考資料：DNV 2007）

關於制衡機制，在安衛管理系統的設計與執行上，存在著不同的意識型態。「新自由主義」的觀點認為，這是企業經營管理權的範圍，工會沒有參與安衛決策的合法地位。「國家介入主義」或是「社會統合主義」則主張，工會參與是重要核心，可監督管理部門是否真正落實職安衛措施。不過要特別指出的是，當今安衛管理系統的設計，已經逐漸超越新自由主義、統合主義或社會主義對於勞、雇、國家與社會的分界，而把生產─銷售過程中所可能涉入的利害關係人（stakeholders）列為重要的參與者，包括員工、社區、商品鏈上游廠商、下游消費者以及國家。

在此，自主安衛管理與 Rolston 所倡議的企業環境倫理相互呼應，皆重視「企業社會責任」（CSR）。企業環境倫理屬於道德勸說層次，而自主安衛管理則屬於實踐層次。

目前，國際間使用最廣的安衛管理系統之一是 OHSAS 18000 系列，其中，OHSAS 18001 明確要求企業必須將安衛政策對利害關係人公開（DNV 2007）。此規範特別強調，該標準不只期望事業單位「消除或減低」利害關係人因為企業活動造成健康與安全危害的暴露，更期望事業單位尋求這些利害關係人的參與，確認其作為是否符合 OHSAS 的標準（DNV 2007）。

國際勞工組織制定的「ILO-OSH 2001」則進一步對 OHSAS 系列管理系統的缺失進行補充修訂。例如有關「主動監督」的規範，特別將「作業環境監測」與「健康監控」這兩個與員工健康密切相關的項目列為基本要求；並明訂「健康監控」的目的與應有的具體內容（包括健康檢查、生物監測、輻射檢查、問卷調查、健康紀錄評估等）。這些修訂促使一些法定的安衛績效指標被清楚條列出來，並可據此追蹤勞工健康狀態；也使得安衛管理制度的參與者有更明確的參考依據，以進行有效的監督與稽核。不過與 OHSAS 18001 不同的是，ILO-OSH 2001 在選派稽核員時，勞工雖被賦予諮詢的角色，但能否參與仍取決於雇主。

在台灣，勞委會於 1994 年引進美國的「自護制度」[9]，因應安衛檢查

人力不足的問題。事業單位得自行申請成為自護制度的適用對象，勞委會
並設置評鑑與稽核等外部監控機制。不過，此制度並無法律強制性。

　　勞委會在 2008 年時，以 ILO-OSH 2001 為藍本，結合 OHSAS 18001（2007）
與 BS 8800 （2004）等國際通用的安衛管理系統，制定「台灣職業安全衛
生管理系統」（TOSHMS），以取代原有的自護制度。TOSHMS 開宗明義
就強調：「對員工及其代表進行諮詢，及確保他們有時間及資源參與安衛
管理系統所有過程的活動之承諾」，因此在稽核員的選派過程中，讓員工
有表達意見的權利（行政院勞工委員會 2007）。此外，TOSHMS 對於企業
和利害關係人進行安衛事項溝通與諮詢的要求亦高於 OHSAS 18001[10]，對
於特定規模以上的事業單位更具有強制性質 [11]。

　　　不同於自護制度，TOSHMS 是強制性的法律規定，主要是為了解決
安衛管理無法與企業管理相容、落後國際、事業單位工安查核人力不足且
缺乏能力等問題（行政院勞工委員會勞工安全衛生研究所 2008）。勞委會
也先後制定並修訂 TOSHMS 指引、驗證規範、指導綱領，以及驗證指導
要點等等。不過，雖然特定規模與風險的事業單位依法要建置 TOSHMS
制度，但並未強制要獲得驗證。自 2008 年 6 月 16 日第一家事業單位通過
TOSHMS 驗證以來，到 2012 年 10 月 15 日為止，以自願或鼓勵性方式通
過驗證的事業單位共計 760 家，涵蓋的員工人數為 68 萬 6 千人（行政院勞
工委員會 2012）。

　　　國內外許多報告指出，推動或申請安衛管理系統驗證有許多幫助，包
括提升國際經濟競爭力、因應新型態的危害、降低職業傷害率、強化對
環境的承諾等（于樹偉 1998； Frick and Wren 2000； Neumayer and Perkins
2004； 葉第 2006）。台灣的本土實證研究也指出，採用安衛管理系統的事
業單位，其職業傷病事故率低於整體事業單位的傷病率；也有研究指出，
採用此類管理系統的企業確實減少員工曝露於有害化學物質的風險（Wang
and Chung 1999; Su et al. 2005）。

　　　不過，雇主對安衛管理的承諾是否只是紙老虎不無疑義；此外，即使

重視承諾，也要有適當與多元的績效指標，才能真正瞭解安衛管理系統是否發揮作用（Karageorgiou et al. 2000）。目前適用的指標大多集中於程序操作面，例如高層承諾、教育訓練、危害物管理、工作環境監測（含事故率）、回顧與審查等（Koji et al. 2006； Chang and Liang 2009）；這類指標偏重安全，而忽視長期健康影響，而且侷限於操作程序的項目，對於細部的暴露規範，則留給雇主自行審查（Koji et al. 2006）；台灣的相關研究也顯示有類似現象存在（Su et al. 2005； Chang and Liang 2009）。此外，也有本土研究指出，雇主傾向重視員工的不安全行為而輕忽員工提出的改善建議（陳峰昌等 2010）。

在稽核方面，內部稽核主要展現企業承諾與政策的落實，外部稽核則具有監督檢查或督促改善的意涵。但國外研究指出，從事安衛管理系統驗證的稽核人員有不適任情況，影響驗證品質（Barron 2001）；台灣似乎也有類似現象，以致於「自動檢查相關項目執行率幾乎達百分之百，但是依據檢查機構的檢查紀錄，卻超過三分之一的受檢單位違反相關規定」（戴基福、張承明 1998）。對於自護制度的研究也顯示，事業單位內部稽核所給的評價明顯高於外部稽核（Su et al. 2005）。

這種強調雇主承諾，採取溝通、諮詢等勞工參與手段的安衛管理系統，是否能保證已獲得認證的事業單位真的會依照認證內容來執行所有的程序與措施？上述與台灣有關的實證研究，大多以自陳量表進行調查訪問，較無法瞭解安衛管理系統實際的運作狀況。以下我們透過文獻分析、石化業工作者與管理者的訪談，以及次級資料分析，回答上述問題。

四、安衛管理系統與環境倫理的實踐面：以台灣的石化業為例

本節檢視台灣安衛管理系統的執行現況以及面臨的環境倫理問題。分為以下四個主題討論：（一）申請驗證理由、（二）決策參與、（三）規劃與執行、以及（四）稽核機制。

（一）申請驗證理由

　　事業單位申請安衛管理系統認證的原因很多，大致包括：（1）配合
國際安衛管理系統發展趨勢；（2）符合安衛法規要求；（3）建立有效的
安衛管理機制，以降低企業風險；（4）預防職災、保護員工安全與健康；
（5）善盡企業責任與永續經營；（6）維護或彌補企業形象；（7）國際
競爭壓力；（8）保險公司的要求（歐金忠 2008）。其中，提高企業生產
利潤可能是推動安衛管理認證的主要原因，並非完全基於企業倫理考量。

（二）決策參與

　　前面提到，各種安衛管理系統都要求事業單位必須與利害關係人進行
溝通與諮詢，至少要瞭解他們對於安衛目標與方案的觀點與需求。但是，
我們看到台灣部分事業單位在建置與執行安衛管理系統的過程，作為利害
關係人的員工代表或是工會，並沒有獲得溝通與諮詢的機會，反倒是企業
採取由上而下的方式，完成安衛管理系統的認證與後續的執行工作。不論
是石化或是半導體產業，受訪者均表示高階管理者才是真正的政策推手，
勞工或勞工代表通常只是被告知的對象。石化業受訪者表示，事業單位並
未採取諮詢或參與的方式，讓利害關係人接觸到安衛政策的制定。這意
味著勞工參與也未能落實。以受訪的某石化廠為例，過去在實施 OHSAS
18001 以及建置 TOSHMS 的過程，並沒有邀請員工或安衛代表參與決策，
而是由事業單位高層主管決定推動之後，以發函及辦理講習的方式告知員
工。即使 TOSHMS 已經融合了重視勞工參與的 ILO-OSH 2001，該廠的工
會安衛代表並未獲邀參與討論該公司的安衛政策 [12]。這些現象也反映在安
衛管理系統的稽核機制上（詳見後文）。

（三）規劃與執行

　　我們進一步將焦點移至規劃與執行層次，特別是關於安衛知識掌握的程度。強調 CSR 的 OHSAS 安衛管理系統，一向要求被認證企業必須提供員工充分訊息，並提供參與規劃的機制；而員工是否能有效參與，和員工對企業生產相關的安衛知識的掌握程度相當有關。整體來說，OHSAS 18001 比 ISO 14001 更明確要求事業單位要建立程序，讓員工能參與危害鑑別、風險評估以及決定管制措施；而 TOSHMS 對於員工參與的要求又比 OHSAS 18001 多了一項：事件調查。理論上，一旦這些程序建立後，員工應可參與危害認定、判斷這些既存物質的危害風險高低，以及可以採用什麼措施去除、減少或降低危害的效果。

　　國外已有學者指出 ISO 14001 缺乏可靠稽核工具的問題（Dyjack and Levine 1996），這種呼籲的背後，是憂慮企業自行決定對自己有利的監測指標與監測結果。台灣一些關於安衛管理系統績效指標的研究也指出類似問題，例如洪肇嘉與卓雅文（2001）即建議業者採用預防性指標，以補充 ISO 14000 系列的不足。

　　我們也看到，專家普遍掌握了安衛風險知識的詮釋權，而工作者不見得能瞭解這些知識。受訪的工業衛生專家即指出：「曾有學者試圖推動預防性的危險行為作為主動績效指標，但是實際上只有很少數公司在 run（進行）。」[13] 石化產業相關人員也表示，規劃與執行大多由管理階層在推動，員工參與的機會不多；即使有參與者，也只納入安衛專業人員，基層員工或安衛代表僅能對上級已決定的檢討改善事項進行討論，難以主導議題。部分基層員工卻認為，上級單位沒有到工作現場瞭解安衛情況，導致安衛部門規畫出來的管理措施有些並不符合現場施作的需要[14]。這種由上而下的安衛管理實施模式顯示，台灣事業單位內部由管理階層強勢治理、缺乏實質的勞工參與的特性相當濃厚。

　　關於勞工能否掌握安全知識的部分，重要的因素在於受僱者本身；

代表受僱者的工會，也面臨專業界限不易跨越的困境（尤素芬、陳美霞2007）。過去，不少西方學者認為勞工參與或是常民參與有助於科技風險的民主治理（Wynne 1996; Nichols 1997），然而在台灣，勞工或常民卻仍被「專業知識」所困：

　　對工會而言，職安衛是很專業的問題，即使有組織的產業工會也難以參與。對於一般工會幹部，除非本身具有專業知識，否則職安衛議題是很遙遠、不相關的事。（受訪者 TU2，縣級產業總工會總幹事，2008/08/13）

（四）稽核機制

　　有效的稽核機制可讓管理階層據以審查安衛管理系統的適切性與有效性。安衛管理系統的稽核機制可分為「內部稽核」與「外部稽核」兩類，且皆有法定的安衛績效標準可供查核，項目包括勞工健檢資料、定期環境測定、作業環境中容許曝露濃度等等。

1. 內部稽核

　　受訪的石化公司員工，從線上操作員到高層主管，一談到具體的稽核指標時，都異口同聲指向生產流程中，機器設備管線所涉及的控制閥、有毒氣體洩漏偵測器的檢測、維修與管理。甚至有安衛主管表示，再保險公司於續約前指派具有石化專業的資深人員到生產現場進行安衛管理的風險評估，確實有助於事業單位發現過去未注意的關鍵點（critical points）；例如，控制閥的扳手不僅要處於關閉狀態，還要加鎖，以免人員於工作中無意碰撞或誤觸而引發廠區的安全危害[15]。但是，長期健康方面的稽核指標顯然弱了許多，受訪者能立即回應的通常只有一項——健康檢查[16]。少數

基層主管認為「物質危害資料表」（Material Safety Data Sheet, MSDS）所列的「物質容許曝露濃度標準」就是職業健康稽核的指標或風險指標[17]。但是，許多 MSDS 所列的各種最高容許曝露濃度仍以致命性的危害或動物實驗的結果為主，性質上仍是安全考量大於長期健康考量。

　　另一個問題是，事業單位不一定會將不同的績效指標進行統整分析，以追蹤危害因子的來源與成因，遑論進一步採取必要的解決措施。從我們蒐集到的資料可發現：取得認證的石化業廠商雖然為員工安排定期健康檢查，並做分級管理，但是工會代表指出，健康檢查的結果並沒有比對環境測定的資料來進行管理[18]。部分基層主管也表示，事業單位只做一般健檢，健檢內容只有一般項目，例如肝功能檢查，但沒有針對員工體內是否因長期曝露或因特定有害物質來進行檢驗[19]。換句話說，與職業健康相關的績效稽核，大多徒具形式，不必然達到實質的監督效果。

　　此外，有學者從勞工參與的觀點指出，像 ISO 或 OHSAS 這類由上而下的安衛管理系統在風險定義上大多忽略勞工經驗與認知上的差異，部分工作者可能不會考量企業環境倫理問題，以致勞工參與的議程遭到操控（Frick and Wren 2000）。我們也發現健康風險指標方面有類似的現象，例如，談到像工作壓力這種健康風險指標時，中級安衛主管的意見就與基層勞工或工會代表相當不同：

　　風險指標指的應該是操作中的風險……像大修的部分，跟風險指標的關連性不大，因為工廠都停下來它就是靜態的，它只是一些維修工作……我們工安訂出來的都是操作中的風險（指標），譬如說爆炸，或是洩漏。（受訪者甲，中級安衛主管，2009/12/02）

　　工作上一定會有壓力……壓力可能來自於我的長官，我的上級，因為換一個長官，壓力就不一樣，要求就不一樣，所以要定義這個（壓力風險指標），坦白講，很難。（受訪者乙，中級安衛主管，2009/12/02）

　　現在都有停爐……以前停爐的時間，預估是……開放檢查，45 天都做得好，沒有問題，下一次要停爐的時間就必須縮短為 43 天或 40 天。那這樣子……就是要趕，這就是趕工壓力……趕工的時候……勢必會壓縮到某些程序上的問題，如果是這樣子，配套措施必須要做出來，不然……為了績效的問題把工期縮短了，你還是有壓縮到某一些東西……這些都是壓力。（受訪者 UN1，石化業工會代表，2009/12/02）

2. 外部稽核

　　外部稽核建立在兩個層次，一是具有高度利益衝突的「經濟性權力作用」，二是「相關專業人力運用」。所謂「經濟性權力」，在本研究案例中，主要是來自「再保險公司」握有保險費率指標（即安衛稽核指標）的決定權，因此石化廠商必須滿足再保險公司的保險費率指標，才有可能獲得較便宜的保費，以降低經營成本。再保險公司為了避免事故賠償的風險，同樣基於利潤考量而借重資深石化專業者的經驗與知識，訂出或找出有利於保險公司的指標，以便進入被保險人的生產現場，評估風險程度，做為保費決定調整的依據。

　　驗證公司則是另一種外部稽核力量，性質上屬於「相關專業人力運用」。不過在本研究的案例中，它的外部稽核的專業性角色相當薄弱。受訪者指出，驗證機構不像再保險公司那樣會派遣資深石化專業人員進行現場稽核，多半以書面文件來進行，能協助建立稽核指標的能力遠低於再保險公司。但也有受訪者指出，再保險公司與驗證機構之間在稽核工作上具有互補的效果[20]。然而，就驗證機構與該石化廠商之間的稽核互動與指標建立過程來看，雙方似乎不存在像再保險公司那樣的經濟性權力關係。

　　這種現象可能與驗證機構僱用的稽核員訓練背景有關。此類驗證機構的稽核員自 1999 年底起，透過「中華民國品質管理及環境認證委員會」對驗證機構進行驗證，以確保驗證品質（楊崑山 2001）。但是，驗證機構

與政府主管單位都承認，外部稽核員缺乏相關素養，以致稽核品質有待商榷（傅還然、張福慶 2008）。勞委會為避免 TOSHMS 發生類似狀況，具體規範外部稽核員的資格[21]，要求曾經接受專業訓練者擔任。這個改變的成效如何，仍有待進一步探討。

五、落實國家介入

不論是決策參與、規畫與執行、或是稽核，要實踐環境倫理均面臨勞工參與的挑戰。Rolston 主張，純粹呼籲企業經營者關注企業倫理是不夠的，還需要有告發意味的「勿替公司守密」原則，以便員工揭露公司蓄意隱瞞而可能致命的秘密，阻止非商業往來者與國家的整體利益遭到侵犯。「勿替公司守密」原則是個重要的防線，其要義在於使受僱者擔任吹哨者（whistle blower）的警告角色，使雇主違反安衛的行為受到適當的監督（Sauter 1990）。

然而，受僱者是否願意舉發雇主違反職業安全健康的行為，實務上存在困難。除了前述專業知識不足，舉發企業以後，能否保住工作更是另一個重要考量因素：

台灣勞工對於安全衛生議題相當消極，容忍度很高，往往只有在離職之前才去爭取，將職安衛問題作為最後要跟雇主總清算的籌碼之一而已。加工出口區裡面的勞工容忍度很高，大部分要離職才會告發一些事件，主要都因為資遣費談不攏等等，真正跟職安衛有關的爭議很少。（受訪者 TU1，職業工會理事，2008/08/13）

譬如，紡織業常會排出廢水，但員工不會主動關心廢水是否會對身體或環境造成危害，他們比較關心的是，是否污染被環保單位開罰會讓工廠停工，影響他本身的薪資或工作的持續性。通常不會主動關心環保或職業

安全衛生問題。（受訪者 TU2，縣級產業總工會總幹事，2008/08/13）

　　以上受僱者關於告發的反應顯示，國家應積極透過立法與執行，來保
護勞工的經濟地位，使其願意挑戰雇主不當的安衛作為（Wang 1999; Frick
and Wren 2003; Koji et al. 2006）。誠如 Gunningham 與 Johnstone （2000）
所言，國家在安衛管理系統中，應扮演監督者的角色，對於無法落實最低
績效標準或勞工參與的事業單位，應進行懲罰。

　　部分人士認為，我國安衛管理系統的問題主要來自於勞動檢查人力的不
足（Su et al. 2005），但我們認為這樣的說法可能太過簡化。我們認為，國家
應落實勞動檢查，另一方面也需要立法強化員工申訴的保護機制，並強化安
全健康風險監測、績效標準等相關環節，落實勞工參與。2010 年發生的台
塑石化六輕烯烴一廠與煉油二廠大火爆炸案，特別顯示出這樣的需求。該廠
不僅擁有 OHSAS 18001：2007 的認證（有效期限至 2011 年），同時也適用《勞
工安全衛生組織與自動管理辦法》第 12-2 條，並建置 TOSHMS。根據台塑
石化所獲得的認證書內容，其認證範圍包含麥寮的廠區（SGS 2008）。

　　既然已通過安衛管理系統標準的驗證，為何短期內會連續發生多起重
大工安事故？根據國內可得的文獻，至少有兩個可能的因素：一個是內部
稽核缺失（倪福成 2008）；另一個是驗證機構未落實驗證程序（傅還然、
張福慶 2008）。前者具體指向管理系統內部失靈，包括由無職安衛專長的
人擔任稽核人員、未定期審查安衛政策、未設定可測量的安衛績效指標、
缺乏員工參與的設計、教育訓練不足等因素。後者則是指向市場失靈，由
於「市場競爭壓力」，有些驗證機構即使依照 ISO/IEC 17021、CNS14809
等建立驗證機構本身的稽核與驗證規範之相關程序，但實務上卻沒有遵
守，以致不少獲得 OHSAS 驗證證書的事業單位並未真正落實安衛管理系
統（傅還然、張福慶 2008）。台塑石化六輕廠獲得的 OHSAS 驗證證書與
連續發生的爆炸事故，某種程度印證了上述研究的說法。

　　六輕的案例也突顯出 Rolston 的三個環境倫理原則，需要國家公權力

介入，積極管理安衛管理系統驗證市場及事業單位確實執行的狀況。基於這樣的認識，勞委會透過修改《勞工安全衛生組織管理及自動檢查辦法》，強制高風險的中大型事業單位應建立 TOSHMS，並明確要求稽核員需有安衛業務主管資格或相當於該資格的教育訓練證書，並應定期接受一定時數的安衛教育訓練或研討會、持續的驗證稽核執行經驗等等（行政院勞工委員會 2009），這些行政作為值得肯定。

不過，由於相關法規並沒有要求事業單位在建置 TOSHMS 後，必須通過驗證並取得證書（行政院勞工委員會 2008）。台塑石化麥寮廠雖然有 OHSAS18001：2007 驗證證書，但目前勞委會的系統網頁上，查不到台塑石化麥寮六輕廠獲得驗證通過的記錄（行政院勞工委員會 2012）。換句話說，該廠可能處於完全未建置、有建置但未申請驗證、或是有建置未驗證通過。不論台塑石化公司六輕廠是屬於那一種類型，該案突顯出：如果不要求建立 TOSHMS 的事業單位通過驗證，可能使得事業單位建置與落實安衛管理系統皆缺乏稽核，特別是外部稽核。

台塑工安事件之後，勞委會認為，台塑石化公司麥寮一廠肇禍是台塑本身自主管理落實出了問題，因此擬對台塑麥寮一廠採取每週勞動檢查，並對整個六輕廠區進行體檢（行政院勞工委員會 2010a）。顯然，勞委會已經體認到，力行勞動檢查監督角色是確保職安衛自主管理的基本盤。這也間接說明了，若國家沒有積極管制性介入，私部門安衛管理系統驗證的可靠性就不易立足，而 Rolston 的環境倫理原則也將失去維繫的基礎。

我們認為，國家可能有必要檢討《安衛法》關於受僱員工申訴保護的相關條文，甚至一併檢視安衛偵測、績效標準等規範及執行層面，以保障安衛管理系統功能的落實。特別當前 TOSHMS 已成為法定的安衛管理系統，更值得如此做，以鞏固環境倫理與職業安全衛生之間的關係。TOSHMS 的精神就在於由政府機關主導推動，當然，關於國家積極保護的過程與細節部分，仍須進一步研究。不過，如果只靠「各事業單位應遵守《勞工安全衛生組織管理及自動檢查辦法》，設立安全衛生組織與人力，

落實自主管理，以免受罰」的公開呼籲（行政院勞工委員會 2010b），可能不易達到效果。

六、結語

Rolston 認為要達到企業倫理規範的目的，一方面需要企業本身的自省與實踐，另一方面需要員工對雇主有害的生產採取告發行動。前者是內在的監督力量，後者則是外在的控制力量。長期以來，許多職業傷病事件以及自主安衛管理的事實顯示，企業本身的自省與實踐是比較不可期待的，而外在控制力量則有賴於員工對工作現場安衛知識的理解與掌握。

隨著自主安衛管理系統的擴張，勞工參與已被正式納入安衛管理系統的主要要求項目。其工作包括參與建立「危害辨識」、「風險評估指標」等具有人本企業倫理的活動，有助於充實勞工對企業從事有害的生產過程進行監督與告發的能力。在台灣，勞工的能力明顯受到安衛教育的取向以及科學證據累積的限制。勞工對於工作環境的危害現象雖有感受，卻因為沒有明確的受害證據，而傾向默許雇主繼續從事有害的生產活動。要改變這種現象，有待國家積極介入管制；同時也有賴資訊的公開與透明，增進勞工充權，強化參與的可能。

註解

1. 本文改寫自：翁裕峰、尤素芬（2010）環境倫理與職業安全衛生管理系統。政大勞動學報 26: 49-90。
2. http://www.cpc.com.tw/big5_BD/kor/content/index.asp?pno=52
3. 為使文字簡潔，本文以下將「安全衛生」簡稱為「安衛」，「職業安全衛生」簡稱為「職安衛」。
4. Occupational Health and Safety Assessment Series 18000。
5. 參見《勞工安全衛生組織管理及自動檢查辦法》第 1-1 條與第 12-2 條。
6. 為一種質性研究方法，參與者針對某特定主題進行互動討論，以蒐集較深入、真實意見與看法。

7.　參見《勞工安全衛生法》第 30 條。
8.　參見《勞動檢查法》第 6 條第 1 項第 1 款及勞委會「92 年度勞動檢查方針」、「97 年度勞動檢查方針」。
9.　勞委會透過《事業單位安全衛生自護制度實施要點》與《自護單位火災保險減費辦法》等行政命令形成自護制度的架構。
10.　項目包括系統建立、危害及風險評估、法規要求、目標及方案、緊急事件的溝通參與或諮詢等。
11.　勞委會於 2007 年修改《勞工安全衛生組織管理及自動檢查辦法》，重新定義應設置勞工安衛管理單位的事業單位特性，並依風險高低分為三類。其中，僱用 300 人或以上的第一類（即高風險群）事業單位，被要求應建立 TOSHMS 制度。參見該辦法第 11 與 12-2 條。
12.　受訪者 UN1，石化業工會代表，2008/08/13。
13.　受訪者 KP1，工業衛生專家，2008/08/13。
14.　受訪者 HC1，基層主管，2008/11/11。
15.　受訪者 M1，高階主管，2008/11/04。
16.　受訪者 HS2，基層主管，2008/11/03。
17.　受訪者 HS3，基層員工，2008/11/04。
18.　受訪者 UN1，石化業工會代表，2008/08/13。
19.　同註 15。
20.　受訪者同註 14。
21.　勞委會訂定「臺灣職業安全衛生管理系統驗證指導要點」，要求外部稽核員的資格需要「領有乙種勞工安全衛生業務主管安全衛生教育訓練結業證書，或具有乙種勞工安全衛生業務主管資格」以上者擔任。

參考文獻

于樹偉 (1998) 國際職業安全衛生標準對海峽兩岸的影響。工業安全衛生 104: 26-33。

尤素芬、陳美霞 (2007) 企業內安全衛生保護之勞工參與機制探析。台灣公共衛生雜誌 26(5): 419-432。

行政院勞工委員會 (2007) 臺灣職業安全衛生管理系統指導綱領總說明。台北： 行政院勞工委員會。

——(2008) 勞委會澄清未委託機構向事業單位收費辦理「臺灣職業安全衛生管理系統（TOSHMS）」建置訓練或輔導，並重申未強制事業單位通過驗證。網址：http://data2.iosh.gov.tw/TOSHMS/news/news_view.aspx?newsid=11。取用日期：2010 年 8 月 11 日。

——(2009) 臺灣職業安全衛生管理系統驗證指導要點。網址：http://www.sh168.org.tw/TOSHMS/Data/ 臺灣職業安全衛生管理系統驗證指導要點 .pdf.。取用日期：2010 年 8 月 11 日。

—— (2010a) 勞委會將對台塑企業六輕廠區進行全面檢查體檢，督促其做好各項維

修保養工作。網址：http://www.sh168.org.tw/toshms/AllowOrgan/AllowList.
aspx。取用日期：2010 年 8 月 10 日。
── (2010b) 勞委會呼籲各事業單位應依規定設置勞工安全衛生組織及人員，落實
安全衛生自主管理工作。網址：http://www.sh168.org.tw/toshms/AllowOrgan/
AllowList.aspx。取用日期：2010 年 8 月 10 日。
── (2012) 通過驗證名單（101 年 10 月 15 日更新）- 通過驗證單位共 760 家。網址：
http://www.toshms.org.tw/AllowList.aspx。取用日期：2012 年 11 月 1 日。
行政院勞工委員會勞工安全衛生研究所 (2008) 勞工安全衛生組織管理及自動
檢查辦法部分條文修正總說明。網址：http://oldwww.iosh.gov.tw/data/f4/
law41menu97-1.pdf。取用日期：2010 年 8 月 10 日。
洪肇嘉、卓雅文 (2001) 半導體產業環境與安全衛生績效指標之探討。化工 48(4):
72-80。
倪福成 (2008) OHSAS 18001 與 TOSHMS 內部稽核與輔導常見缺失。論文發表於
「臺灣職業安全衛生管理系統中衛示範體系輔導成果發表會」，台北：
行政院勞工委員會勞工安全衛生研究所。網址： http://www.isha.org.tw/
downloadData/12_ 職安衛內部稽核與輔導常見缺失 .pdf。取用日期： 2010
年 8 月 11 日。
陳峰昌、彭瓊瑜、杜啟躍 (2010) 整合層級分析、灰關聯系統理論對台灣安全衛生
管理系統建置績效評估之研究。危機管理學刊 7(1): 15-24。
傅還然、張福慶 (2008) 臺灣職業安全衛生管理系統驗證作業及管理機制。工業安
全科技 67: 3-10。
楊崑山 (2001) 檢驗、驗證公司經營管理之探討 - 以台灣檢驗科技股份有限公司 SGS
Taiwan 為例。高雄：國立中山大學高階經營碩士班碩士論文。
葉第 (2006) 我國安全衛生自護制度之研究與精進。工業安全衛生 208: 48-53。
歐金忠 (2008) 推動台灣職業安全衛生管理系統（TOSHMS）簡介。廠訊月刊 1007:
1-4。
戴基福、張承明 (1998) 產業實施 BS 8800 的研究評估。工業安全衛生 104: 16-25。

Barron, Jenny (2001) Accurate Assessment of OHSMS Performance: Impact of Auditor
Skills. Pp. 125-128 in *OHSMS Proceedings of the First National Conference,* edited by
W Pearse, C Gallagher, and E Bluff. Crown Content, Sydney.
Carroll, Archie B.(1999) Corporate Social Responsibility: Evolution of a Definitional
Construct. *Business Society* 38: 268-295.
Chang, James I. and Chiu-Lan Liang(2009) Performance evaluation of process safety
management systems of paint manufacturing facilities. *Journal of Loss Prevention in
the Process Industries* 22: 398-402.
DNV (2007) OHSAS 18001: 2007 職業安全衛生管理標準。網址：http://www.dnv.com.
tw/Binaries/OHSAS%2018001%20-2007%20DNV%20final_tcm53-261999.pdf 。
取用日期：2010 年 8 月 10 日。
Dyjack, David T. and Steven P. Levine(1996) Critical Features of an ISO 9001/14001

Harmonized Health and Safety Assessment Instrument. *American Industrial Hygiene Association Journal* 57:929-935.

Esposito, Paul (2007) Integrating a Balanced Scorecard Approach to Risk Management in an OHSAS 18000/ANSI Z 10 Management System. Pp. 24-27. Paper presented at the American Society of Safety Engineers Professional Development Conference, Orlando, Florida.

Foran, Tira (2001) *Corporate Social Responsibility at Nine Multinational Electronics Firms in Thailand: A Preliminary Analysis.* San Francisco: The Nautilus Institute, Natural Heritage Institute, and Human Rights Advocates.

Frick, Kaj and John Wren (2000) Reviewing Occupational Health and Safety Management - Mutiple Roots, Diverse Perspectives and Ambiguous Outcomes. Pp. 17-42 in *Systematic Occupational Health and Safety Management: Perspectives on An International Development,* edited by Kaj Frick, Jensen Per Langaa, Michael Quinlan and Ton Wilthagen. Oxford Pergamon Press.

——(2003) Organisational Development and OHS Management in Large Organisations, Working Paper, the conference Australian OHS Regulation for the 21st Century, National Research Centre for Occupational Health and Safety Regulation & National Occupational Health and Safety Commission. Gold Coast.

Gunningham, Neil and Richard Johnstone (2000) The Legal Construction of OHS Management Systems. Pp. 125-146 in *Systematic Occupational Health and Safety Management: Perspectives on an International Development,* edited by Kaj Frick, Jensen Per Langaa, Michael Quinlan and Ton Wilthagen. Oxford: Pergamon Press.

Hill, John(2001) Thinking about a more sustainable business: an indicators approach. *Corporate Environmental Strategy* 8(1) : 30-38.

ILO, (International Labour Organization) (2003) *Guidelines on Occupational Safety and Health Management Systems (ILO-OSH 2001).* Geneva: ILO.

Karageorgiou, Alex, Per Langaa Jensen, David Walters and Tom Wilthagen (2000) Risk Assessment in Four Member States of the European Union. Pp. 251-284 in *Systematic Occupational Health and Safety Management : Perspectives on an International Development,* edited by Kaj Frick, Jensen Per Langaa, Michael Quinlan and Ton Wilthagen. Oxford: Pergamon Press.

Koji, Mori, Takashi Kameda and Yuichi Kobayashi(2006) Status of occupational health elements in occupational safety and health management systems in Japan. *International Congress Series* 1294:35-38.

Neumayer, Eric and Richard Perkins (2004) What explains the uneven take-up of ISO 14001 at the global level? A panel-data analysis. *Environment and Planning* 36(5): 823-839.

Nichols, Theo (1997) *The Sociology of Industrial Injury Employment & Work Relations in Context.* London: Mansell.

Rolston, Holmes 原著，王瑞香譯 (1996) 環境倫理學：對自然界的義務與自然界的價

值。台北：國立編譯館。

Rondinelli, Dennis and Gyula Vastag (2000) Panacea, commonsense, or just a label?: The value of ISO14001 environmental management systems. *European Management Journal* 18(5): 499-510.

Sauter, Susan (1990) Employee Health and Safety Whistleblower Protection Act and the Conscientious Employee: The Potential for Federal Statutory Enforcement of the Public Policy Exception to Employment at Will. *The University of Cincinnati Law Review* 59(26): 513-519.

SGS (2008) The Management System of Formosa Petrochemical Crop.: Certificate TW03/0053. 網址：http://www.fpcc.com.tw/images/about_us/reco_1_big.jpg。取用日期：2010 年 7 月 26 日。

Su, The-Sheng, Way-Yi Tsai and Yi-Chun Yu (2005) An integrated approach for improving occupational health and safety management: the voluntary protection program in Taiwan. *Journal of Occupational Health* 47: 270-276.

Wang, Jung-Der and Chih-Wen Chung (1999) Prevention of Occupational and Environmental Diseases by Implementation of ISO 14000 and BS 8800 for Industries. *Journal of Environmental Medicine* 1: 225-234.

Wynne, Brian (1996) May the sheep safely graze? A reflexive view of the expert-lay knowledge divide. Pp. 44-83 in *Risk, environment and modernity: Towards a new ecology,* edited by Scott M. Lash, Bronislaw Szerszynski and Brian Wynne. London, Thousand Oaks: Sage.

第五章
建構勞工充權的
職業安全衛生防治參與機制

孫友聯、蔡雅如

　　面對台灣職業安全健康體系運作的問題與困境，「擴大社會參與」是本書強調的精神。不過，實務上如何有效地進行參與呢？在這一章中，我們將檢視目前既有的勞工參與機制，了解它們的運作現況與不足。除了實務與規範的落差問題外，目前也面臨到產業結構、彈性化勞動市場，非典型勞動者無法參與的問題，勞工參與的困境普遍存在。勞工在集體力量的贏弱，無論是在「量」或「質」的衡量，仍然有極大的改善空間。我們強調，利用主動透明的資訊、提供諮商、強化工作者在職業安全健康事項的決定權，藉此提升參與能力與參與機會，以降低工作者在勞動過程中的災害風險，應是未來的改革之道。

　　研究所畢業後，祐賢和俊傑不約而同應徵進入北部某食品企業，每天過著「朝八晚十」的上下班生活，偶爾還要加班到 11、12 點才能回家。

　　祐賢（化名）：最近公司辦什麼睡眠講座，預防員工過勞。吼呦，平常睡都睡不飽了，啊不放我們回家睡覺，還要佔用我們下班時間，聽這些很無趣的演講。

　　俊傑（化名）：也好啦。反正台上講，我們在台下也可以趁機摸魚，你看哪一次大家不是睡成一片。（鄭峰齊，訪談紀錄，2012/4/15）

　　訪問：你們上班的時候有辦什麼健康促進活動嗎？

　　欣凱（化名）：我想想……我們單位的資訊室統一設定，每天固定時間，所有人的電腦螢幕都有影片跳出來，給大家示範健康操……唉呦，上班要辦其他事情都忙死了，每次跳出來，我都把它縮小忽略，我們這裡也沒人在做。

　　沁瑜（化名）：我覺得很白痴，辦公一半起身運動，啊長官和洽公民眾看到會覺得……好像我們很閒一樣。（鄭峰齊，訪談紀錄，2012/4/19）

一、前言

　　「預防勝於治療」，這句大家耳熟能詳的俗話，放在職業安全健康的脈絡中更顯重要。尤其，工作者在勞動生涯中的風險無所不在，一旦遭遇職業安全事故，無論是職業災害或職業病，都會對勞動者本身及其家庭帶來沉重的打擊。根據勞保職業災害給付統計顯示，自 2000 年以來雖然呈現穩定降低的趨勢，但始終維持在 4‰ 以上，顯示政府各項減災政策的成效有待加強。

　　由於職業安全事故的發生，往往對工作者的工作權與生存權帶來嚴重衝擊，政府施政無不以「減災」為目標。近年來推動的相關政策包括「無災害工時」、「安全衛生在地扎根計畫（蒲公英計畫）」、「職業安全衛

生自主管理系統」等。在 2008 年勞委會主委施政報告中，更設定 4 年內降低整體職業災害千人率至 4 人以下的目標。具體策略強調「啟動職業安全衛生自主管理新制度」，以及「擴大全民參與工安及防災輔導機制」（行政院勞工委員會 2008），開始納入「勞工參與」（worker's participation）的概念。因此，本章的核心工作，就是「建構有效的勞工參與及勞工教育訓練機制，讓每一位勞工充分掌握職業安全健康的相關知能」，透過更民主的參與機會，降低勞工在勞動過程中的災害風險。

　　為什麼要強調勞工的參與？勞工又如何有效的參與？台灣目前存在的參與機制又如何運作？我們將檢討目前勞工參與職業安全健康事務的機會與限制，希望未來能多管齊下，落實職業健康保護。

二、勞工參與職業安全健康機制的問題與困境

　　身處第一線工作者，由於直接參與勞動過程，對於職場安全健康問題也有實際的體會與瞭解；職場的危害風險，由勞工直接參與尋找、辨識，加以反應，進而消除應該是最有效的方法（尤素芬、陳美霞 2007）。不過，以往國內外討論職場健康安全問題，大部分偏重在科學知識與技術層面的討論，勞工參與的觀點與效果多半被忽略，更少見實踐。

　　目前，台灣既有法律中關於勞工參與職場安全健康的機制包括「工會」、「團體協約」、「勞資會議」、「勞工安全衛生工作守則」及「勞工安全衛生組織」等五種，不過這些機制似乎未能發揮實質作用（尤素芬、陳美霞 2007）。

　　然而，誠如學者 Collins 所言，即便只是「殘破廢墟」（broken remains），都可能對未來制度的發展帶來貢獻與參考（Collins 1999）。因此，我們立基於目前既有的機制，參考勞工參與的規定，以及「產業民主」等概念，提出勞工參與職業安全健康防治的新圖像。

　　本節首先檢視現行勞工參與職業安全健康的兩大機制，其一為「勞工

安全衛生委員會」與「勞工安全工作守則」，其二為工會及「集體協商」
管道（團體協約、勞資會議），並探討這些參與機制的運作貢獻與不足。
接著，我們聚焦於職業安全健康參與機制的死角，包括中小企業勞工、外
籍勞工以及非典型工作族群面臨的參與問題。

（一）「勞工安全衛生委員會」與「勞工安全工作守則」的功能與困境

> 委員會無效啦，都是在作一些書面審查，沒有辦法瞭解第一線現場的
> 情況。（訪談紀錄，工會幹部 E）

> 勞工代表有時也只能懵懵懂懂的開會，很難發揮代理人的角色，提供
> 所有勞工充分教育比較實在。（訪談紀錄，工會幹部 T）

按現行《勞工安全衛生法》（以下簡稱《安衛法》）的規定，「勞工
安全衛生委員會」的組成以及「勞工安全衛生工作守則」的制定[1]，應該是
工作者參與職業安全健康事務最直接的管道。不過，由於安全健康事項具
有一定的專業門檻，使得「勞工代表的參與往往流於形式」（工會幹部 T）。
「勞工安全衛生工作守則」是勞工在作業場所的基本工作規範。《安
衛法》在 1991 年進行修法時，將「會同勞工代表，訂定適合其需要之安
全衛生工作守則」這個民主原則入法，讓勞工能夠參與企業內安全健康規
範的制定[2]。不過，由於該守則訂定的主動權操縱在雇主手上，勞工並沒
有發動權；再加上工作者普遍對職場安全健康的瞭解不多，因此在實際訂
定的過程中，很少有提供意見的機會（尤素芬、陳美霞 2007）。這種徒具
民主參與的「形式」，卻沒有民主參與「事實」的情況，普遍存在於各項
勞動法規中。
在法律層次上，「勞工安全衛生委員會」應該是勞工參與職業安全健
康較具效力的管道。根據《安衛法》第 14 條的規定：「雇主應依其事業

之規模、性質，實施安全衛生管理；並應依中央主管機關之規定，設置勞工安全衛生組織、人員[3]」。不過，由於委員會屬於諮詢性的單位，因此功能往往大打折扣。在我們進行非正式的訪談中，工會幹部對於勞工安全衛生委員會的運作，多數指出流於形式，無法產生積極的參與成效，主要的問題整理如下：

1. 大型公司或許有用，但沒有工會的中小企業，代表的產生流於形式；
2. 流於書面審查，照顧第一線工作者的美意無法落實；
3. 流於形式的參與，公司還是主導大部分的議程，勞工代表的參與能力不足，無法決定公司工安政策，通常只是背書，當橡皮圖章；
4. 工安的問題缺乏全面性的認識與瞭解，因此能夠提供的意見很有限。

　　「勞工安全衛生委員會」作為勞工直接參與的管道，仍需強化勞工對於職場安全健康的知能，並應有公權力的介入，透過嚴格的勞動檢查，才能與這些機制相輔相成。

　　有趣的是，兩位訪談對象不約而同表示，工會曾透過工會勞安代表提案，並獲得公司的改善回應。其中，主要針對公司外包工程頻出的工安事件，要求公司在發包時，能夠督促包商確實遵守公司的勞安政策及法律（工會幹部 P、工會幹部 E）。

　　但我們整理某國營事業理事會的議程資料發現，有關勞安部分的提案，在一年近 15 次的會議當中（12 次的例會及 3 次的臨時理監事會），涉及職場安全健康的提案只有 4 案，關注的內容包括員工的健康檢查、特殊的工安事件、外包工程之工安改善，以及工安人員的考績等。

　　《安衛法》對於國內企業設置勞工安全衛生委員有相當大的影響，不過，由於設置門檻的提高[4]，使得有些事業單位逃避了設置委員會的責任，進而影響勞工的參與機會。至於中小企業因規模而衍生的問題，則留待下節討論。

（二）工會及集體協商（團體協約、勞資會議）的貢獻與不足

　　沒有工會作靠山，委員會很難發揮作用，最好是將來修法，勞工代表由工會指定推派。（工會幹部 P）

　　如同紐西蘭工會委員會主席 Ross Wilson 所言：「委員會強烈相信工會應該在國家、產業（industry）和企業（enterprise）的層級，針對職業安全衛生投入有意義的介入。」（Wilson 2006） 在台灣，雖然工會的組織率偏低，但始終是社會中最具規模的組織之一（台灣勞工陣線 2006）。工會作為具有談判、協商及爭議實力的組織，不僅在企業內扮演代表員工與資方進行勞動條件、薪資等經濟性協商的角色，同時，也可能透過參與公司治理，落實「產業民主」的精神[5]。透過工會聯合組織的運作，工會也有機會參與政府各行政部門設置之決策或諮詢的委員會，影響政府決策[6]。在職業安全健康政策上，政府相關單位也常透過工會組織網絡，提供基層工作者職安衛相關教育與預防。

　　企業內的職業安全健康規範，無論是「安全衛生工作守則」的訂定，或者是「勞工安全衛生委員會」的組成，按現行法律規定都應「會同工會代表」或「事業單位設有工會者，由工會推舉」。「團體協約」以及勞資會議勞工代表的選舉，也都與工會有直接關聯[7]。因此，以下我們將逐一討論工會及集體協商機制對於勞工參與職業安全健康事項的貢獻與困境。

1. 工會：工會組織的發展狀況與工會參與職業安全健康事項的能動性

　　工會是否「能夠」或「有能力」成為勞工參與職場安全健康的有效管道呢？首先，必須先了解台灣工會的運作狀況。

　　長期以來，在政府工會政策等結構性因素的影響下，台灣工會呈現低度組織的狀態。根據勞委會資料顯示，自 1990 年以來，「企業工會」的

組織率就一直穩定維持在 5 % 以下；以 2012 年第 2 季（6 月底）為例，企業工會的總會員數為 53 萬人[8]，對比當季受僱者約 1 千萬人，不難看出工會組織率偏低問題的嚴重性。

　　觀察台灣工會體制的發展運作，除了可以從組織率、工會數、工會人數及工會聯合組織情況，瞭解工會在「量」上面的概況（參見本書第 2 章），也可透過對基層工會實際運作的觀察，評量工會組織在「質」方面的表現，例如工會日常會務運作、內部民主、勞資關係事件處理（勞資協商、勞資爭議、罷工等）。我們也可從工會在其他政策上扮演的角色[9]，探討工會體制發展的基本輪廓。

　　從工會組織率、工會組織型態（產／職業工會），以及工會活動能力等幾個層面，我們可歸納出台灣的工會發展，長期存在以下結構性問題（林佳和 2002；台灣勞工陣線 2006；尤素芬、陳美霞 2007）：

（1）工會普及性極低，自 1987 以來均維持在 4% 左右；

（2）《工會法》在 2011 年修法以前，長期無法成立跨廠、跨地域的工會，難以形成有效的制衡力量；

（3）在 2011 年新《工會法》實行以前，無固定雇主勞工、雇主、小型公司工廠勞工及人數漸多的非典型勞動者，都只能加入職業工會。這類工會多半以申辦勞、健保為目的，較難成為「勞工參與」的基礎；

（4）大部分的中小企業勞工未組織工會，因此各項法律強制規定的「勞工參與」管道形同虛設，使得中小企業成為職業安全健康的死角；

（5）目前就業人數已達 70% 的服務業勞工，不易組織工會；

（6）綜合性總工會體系，會員工會分屬不同產業的工會，無法全面性瞭解個別產業所遭遇的安全健康問題，同時也缺乏政策性的參與機會；

（7）兩大總工會體系關注的議題主要為「國營事業化」與「職業工會化」[10]，對於職業安全健康的議題較為漠視。

這些弊病，不只影響工會在職業安全健康議題的參與，更是台灣工會參與其他勞工事務的普遍性問題。企業內有無工會，以及分屬於產、職業工會限制勞工參與，都是影響勞工集體力量集結的關鍵。反映在「團體協約」或「勞資會議」等主要集體協商的表現更是明顯，無論是在「量」或「質」的層面，存在極大的改善空間。2011 年《工會法》大幅修改，放寬產業的團結權，是否就此能翻轉台灣工會結構性的參與缺陷，仍待考驗。

除了「勞工安全衛生委員會」的勞工代表由工會推舉之外，若干較具規模的工會也成立「安全衛生組／處」，針對公司的安全健康政策進行監督與協調。以台灣電力工會及台灣石油工會這兩個國內大型國營事業工會為例，在工會組織架構下皆設置工安部門，並配置專人統籌負責工會在公司職業安全政策上的參與，相當值得參考，其職掌如表 5-1：

表 5-1　工會組織架構工安部門職掌一覽表

台灣石油工會（安全衛生組）	台灣電力工會（安全衛生處）
（1）勞工安全衛生業務推動的協助。 （2）勞工安全衛生教育訓練的推動。 （3）落實勞工健康檢查的實施。 （4）安全衛生設施檢點及檢查的協助。 （5）職業災害調查處理的協助及職業災害統計。 （6）有關勞工安全衛生管理的建議。	（1）各分會目的事業單位工安衛生實施。 （2）情況之了解及建議事宜。 （3）職業傷害災害事故的調查事宜。 （4）傷害事故分析與對策研究事宜。 （5）國內外工安設施的研究事宜。 （6）工安問題的協調事宜。 （7）國內外有關工安衛生資料的蒐集分析處理事宜。 （8）其他有關工安衛生事宜。

資料來源：工會網站，作者自行整理

根據台灣石油工會安全衛生組曾銘恩組長的說明，工會「安衛組」與公司依法成立的「勞工安全衛生委員會」在功能上並未重疊。他認為，工會「安衛組」會監督公司安全健康政策是否落實，更會在「勞工安全衛生委員會」舉行會議之前召開「會前會」，藉以提供勞工代表相關資訊，並宣達工會對於公司相關政策的意見，以確保勞工的工作安全。

2. 團體協約：勞動法學上的虛擬實境

團體協約法就像是躺在六法全書裡的屍體一樣，了無生氣。（黃瑞明，2006）

「集體協商」（collective bargaining）為勞動者享有的基本權利。以勞動者集結組成工會為基礎，進行勞資談判，並簽訂「團體協約」（collective agreement）以進一步落實。雖然早在 1930 年政府在大陸時期即制定《團體協約法》，不過這項政策的介入，無論在大陸時期或在台灣，並非反應勞工的真實需求（吳育仁、楊怡婷 2010）。

近年來，在民營化、金融合併及企業併購等多重威脅之下，團體協約遂成為國內工會團體的重要訴求。為確保會員的工作權及各項勞動條件，許多工會紛紛要求與公司進行集體協商，透過團體協約的締結讓員工的權益多一層保障。但我們從「量」的角度觀察，自 1995 年到 2011 年，國內的團體協約呈現下降趨勢（圖 5-1）。這樣的結果，不僅與工會的期待有所落差，更是前述工會組織率過低、勞方協商能力不足等結構性因素之下的必然結果。

從質的面向來看，台灣的團體協約常只是原封不動地將《勞基法》或其他法令規定搬上去而已（黃程貫 1997）。我們整理各工會簽定近 50 份團體協約內容[11]，發現大致上以官方的範本為依據，多數條文更在 60 條以內，而且多半只是引用現有勞動法規條文，僅具象徵意義。以職業安全健康議題為例，主要分散在「福利與安全衛生」、「安全衛生」、「資遣、退休與撫卹」、「安全衛生及災害撫恤」、「福利、安全衛生及退休」、「福利、教育與安全衛生」等章節。相關條文至多 3 到 4 條，內容多半也只沿用職業安全健康相關法令。摘錄部分內容如下：

「甲方對工廠安全設備及衛生設備，應依有關法令規定辦理。」

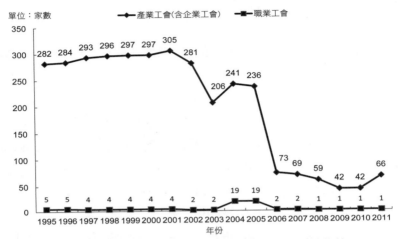

圖 5-1　1995 年至 2011 年國內簽訂團體協約家數趨勢

資料來源：行政院勞委會編印，勞動統計月報，2011 年 6 月；作者自繪

「乙方會員遭遇職業災害而致死亡、殘廢、傷害或疾病時，其補償依《勞動基準法》第五十九條規定辦理。」

「甲方對工廠安全設備及衛生設備，應依有關法令規定辦理。」

「甲方之安全衛生設施應符合《勞工安全衛生法》及其他相關法規之規定，並提供員工必要之安全護具。乙方有配合甲方執行工安衛生工作計劃及遵守規定之義務。」

「甲方對工廠安全設備及衛生設備，應依《勞工安全衛生法》及有關法令規定辦理外，並應隨時提高警覺，優先改善作業環境，防止職業災害發生，以保障乙方會員身心健康與安全，對安全與衛生設備，乙方認為有改善之必要時，可建議甲方採擇辦理。」

　　不過，當中也不乏有部分條文賦予工作者參與職業安全健康事項的權利，以及有利於職業災害勞工的條款，例如：

「對安全與衛生設備，乙方認為有改善之必要時，可提經勞資會議協商後，由甲方妥為辦理。如乙方工作上需要投保意外險者，由甲方報請公司核准後辦理。」

「甲方應依《勞工安全衛生法》有關規定辦理安全衛生工作，防止職業災害，保障乙方會員之安全與健康。對安全與衛生設備，乙方認為有改善之必要時，可提經勞資會議協商後，由甲方妥為辦理。」

「甲方應編列預算，委託專業醫院附設之公共衛生或職業病防治研究機構，進行與從事工作有關之職業病之預防與研究。」

「乙方會員遭遇職業災害，而致死亡或經勞工保險局審定為喪失工作能力者，其配偶或子女，於甲方招募員工時，得優先錄用之。」

　　雖然理論上，團體協約是勞資雙方協商的重要形式，不過從統計資料與團體協約內容觀察，台灣在實踐上仍有待加強。過去，締結或延續團體協約最大的阻力，往往是由於雇主拒絕協商，進而造成勞工整體權益受損。因此，立法院於 2007 年三讀通過《團體協約法》修正案 [12]，明文規定勞資雙方集體協商的義務；其中，如果勞資雙方無正當理由拒絕協商，皆可視為「不當勞動行為」，並依《勞資爭議處理法》的「不當勞動行為調解機制」處理，可處罰鍰 [13]，這不失為工會促進資方簽定團體協約的好機會，確保勞工的法定權益。

3. 勞資會議：台灣勞工爭取共同決定權的主要戰場

　　從內政部在 1985 年 5 月正式發布《勞資會議實施辦法》以來，這個在事業單位內進行勞資平等對話的「勞資會議」，便成為勞工行政主管機關

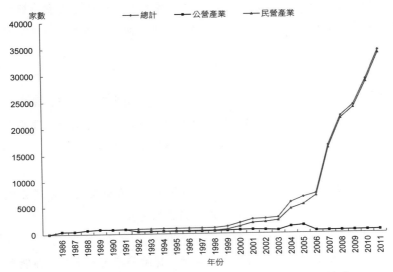

圖 5-2　1996 年至 2011 年國內勞資會議施行概況

資料來源：行政院勞委會編印，勞動統計月報，2011 年 6 月；作者自繪

的重點政策之一，希望藉此達成「勞雇同心、共存雙贏」目標下的勞資合作制度。近年來，政府於修訂「上市上櫃公司審查準則」，更將勞資會議及職業災害預防列為要件[14]，對於勞資關係的發展產生極為關鍵的影響，近年來舉行次數不斷攀升亦可證明（圖 5-2）。

　　依照目前《勞基法》第 83 條的規定，勞資會議目的在於：「協調勞資關係，促進勞資合作，提高工作效率」。只要屬於適用勞基法之行業，且僱用勞工 1 人以上的事業單位，就應依法舉辦勞資會議。由勞資代表各半組成，提供勞工固定的參與協商管道：特別在事業單位無工會時，發揮部分集體協商的功能權限。

　　勞資會議可以談論的議題包括「勞工動態、生產計畫及業務概況、勞動條件[15]、勞工福利籌劃事項、提高工作效率事項」等，也是綜合一切「關於協調勞資關係、促進勞資合作的事項」（《勞資會議實施辦法》第 13

條）。就議題涵蓋面來說，勞資會議所能夠處理的課題遠超過團體協約的範圍，有些甚至直接涉及資方的企業經營與管理。

　　然而，規範與實踐面之間往往存在嚴重的落差，包括造假、效力有限等問題。同時，現行的勞資會議制度，仍舊以行政命令的「實施辦法」施行，有法律位階過低的致命缺陷。參考其他國家的類似制度，例如德國的《企業組織法》，都採取與《團體協約法》截然不同的規範方式。也就是說，團體協約法制主要規範它的效力，其他從簡；但類似《勞資會議法》或《企業組織法》，直接就單一企業或廠場進行規範。由於在這個空間關係內，資方顯然具有絕對優勢，因此，為了使所謂「協商行為」真正發揮作用，法制的設計上就必須鉅細靡遺；無論是協商的客體、方式、程度、效力等內容，都詳盡規定、甚至採用直接列舉的方式；同時在前提上，直接作出包含不同層級協商類型的原則決定（如勞方的資訊權、聽證權、表達意見權，乃至真正的共同決定權、甚至單方的否決權），如此才能真正促使企業廠場內集體協商的實現（林佳和2001）。就此角度而言，勞委會頒布的「勞資會議實施辦法」，不但還停留在行政命令的低位階，也根本無法規範協商的客體、協商結果效力。此外，該法條文並沒有罰則規定，缺乏約束力，造成雇主召開意願不高。在不甚完備的法制基礎下，影響了勞資會議的實質效益。

　　不過，從勞資會議成長的速度觀察，以及在其他相關勞動法規（《勞基法》、《就業服務法》、《大量解僱勞工保護法》等）的強制性規範下，「勞資會議」仍是我國勞工法制中相當重要的勞工參與制度之一，尤其對受僱於缺乏工會組織的事業單位工作者，無疑是重要的參與管道。未來應朝向訂定專法的方向，提升現行《勞資會議實施辦法》的法律位階，才能發揮勞資會議應有的功能。

（三）弱勢族群的參與困境

1. 中小企業：勞工參與職業安全健康機制的死角

　　根據經濟部統計，2011 年國內中小企業家數為 127 萬家，約佔全體企業的 97.6％之強，就業人數約 834 萬人，佔全體就業人口的 77.9％（經濟部中小企業處 2012）。長久以來，中小企業在台灣的經濟發展過程中貢獻良多，不過由於規模、財力、物力、專業人才的短缺，安全健康設施往往因陋就簡，導致職業災害率較平均值高出五成以上，中小企業的勞工也成為職業安全健康服務的弱勢族群（徐儆暉 2007）。

　　多數小企業並沒有設置職業安全衛生組織（如工作會議、安全衛生委員會及代表等），缺乏基本能力和資格。加上小企業業者對職業健康要求存在負面認知，認為勞動檢查員無法為企業提供建議或幫助，而是強迫遵守價昂費時的法令要求。勞動檢查和預防服務之間缺乏合作，預防服務團隊內部也缺乏整合（徐儆暉 2007），都使得中小企業的職安衛管理無法有效運作。

　　在國內，受僱於中小企業的勞工不易組織工會，甚至無法組織工會，因此更奢談團體協約、勞資會議等勞工參與機制。在職業安全健康的相關規範之中，例如《勞工安全衛生組織及管理人員設置辦法》，均規定僱用勞工人數 100 人以上之事業單位應設置「勞工安全衛生委員會」；其中，1991 年《安衛法》第一次修正時，給主管機關更大的彈性，設置標準從事業單位的規模依 100 人、300 人及 500 人有不同的標準（尤素芬、陳美霞 2007）。這些規定對於受僱於中小企業的勞工更為不利，也更難有勞工參與的機會。

　　不過，近來勞委會逐漸正視該問題 [16]，針對散布各地的小型事業及微型工程進行臨廠訪視、輔導與訓練。我們認為，中小企業的規模較小，勞工參與更顯重要，尤其是在職業安全健康的教育訓練，可透過和非政府組

織的合作，並建立有效的監察機制，以達到減災的目的。這些工作也可參考類似 SA8000 等認證指標來加以落實。

2. 外籍勞工：台灣勞工參與機制外的孤兒

過去幾十年來，隨著國際「移住勞工」（migrant workers）人數的增加，移住勞工的人權，包括他們的勞動權益、生活、文化以及仲介剝削等問題，逐漸成為各國關注的議題。

台灣自 1989 年政府以重大公共工程缺工為由專案引進外勞以來，截至 2012 年 10 月底，人數已超過 44 萬人 [17]。由於來台的外勞多半填補邊緣勞動力的位置，勞動條件原本就較為低劣。雇主和仲介剝削、虐待，甚至性侵事件層出不窮，職災後遣返等政策與人權問題，更引發國際各界的高度關注（亞太移駐勞工工作團 2002；U. S. Department of State 2011）。從請領職業災害保險給付的數字來看，2010 年受聘僱外國人（含外籍勞工及外國專業人員）的職災率為 5.72 ，高於一般勞工的 4.18 ；而這還是低估的數字。外勞實際面對職場健康安全問題遠比申請保險給付者嚴重。

形成這些問題的根源，除了語言、文化差異的限制，更來自於現行政策下的不平等勞雇關係，以及缺乏法律的保障。外籍勞工幾乎成為國內前述所有「勞工參與」機制外的孤兒。例如，外勞可以加入工會，但卻無法在被選舉為理、監事 [18]，使得外勞的參與大打折扣。由工會所推舉的「勞資會議」、「勞工安全衛生委員會」及其他參與機制的勞工代表，更不用說存有外勞參與的空間。

3. 非典型勞動者：法律模糊地帶的受害者

群創光電在竹南科學園區的擴建廠區大樓工地，昨天下午二時發生工人○○○墜梯死亡意外；相隔兩小時，警方在清理現場時，於廠區另一側

工地，又發現一名派遣工人○○○陳屍管道間，研判死亡約兩天……（聯合報， 2008/11/12）

　　新北市一名在食品廠實習的建教生，日前與員工合力將一大包「鹼片」（氫氧化鈉）倒入水槽稀釋成清潔劑時，整包鹼片滑入水裡「轟」一聲爆炸，強鹼水四濺導致員工眼睛受傷險失明，建教生則頭臉灼傷有毀容之虞。（蘋果日報， 2011/10/25）

　　隨著勞動市場彈性化的發展，派遣、部分工時等「非典型僱用」（Atypical Employment）的勞工人數日增，不過，現行法規對於這類勞工的職業安全健康保障卻屈指可數 [19]，有關非典型勞動的就業型態目前也缺乏規範，產生法律保障的模糊地帶，使得這類工作者的勞動權益及職業安全健康無法有效保障。

　　我們觀察台北市政府各項承攬契約，發現大部分的契約中普遍存在許多問題。其中包括「約定免責」，以及契約內容涵蓋承攬與派遣性質的「混合約定」等問題。特別是後者，由於受僱者同時受定做人、承攬人兩方的指揮，一旦發生職業安全健康事故，勢必將引發責任歸屬的爭議。此外，我們整理所觀察工會的理監事記錄，也有工會對公司外包工程的職災問題，要求公司在發包時，能夠督促包商確實遵守公司的勞安政策及法律（工會幹部 P、工會幹部 E）。

　　總結前述台灣勞工參與職業安全的困境，普遍存在於各種不同產業、企業規模與階級，雖然因工會組織的有無而有些許差異，但勞工參與的困境普遍存在，有待強而有力的政策介入來加以重建。

三、產業民主與職業安全健康：制度的學習與擴散

　　無論在法律形式，或是實際的勞資關係互動上，「勞工參與」已經逐

漸成為國內勞動法制的重要機制。包括《勞基法》有關工時、延長工時、休假及女性夜間工作的決定；《大量解僱勞工保護法》有關解僱計劃書的決定、「職工福利管理委員會」及「勞工退休金管理委員會」的勞工委員、「勞工退休金條例」雇主採行企業年金保險制的決定；以及《國營事業管理法》第 35 條「勞工董事」的規定等，都明文納入勞工參與的管道。

不過，在國內勞動法落實不彰，處於「尊嚴淪喪」的脈絡之下，現行勞工參與職業安全健康機制的成效仍然相當有限。除了國營事業勞工董事制度的運作，因為有工會力量做為後盾而有具體成果之外，其他勞動法規的勞工參與機制多半形同具文，雇主守法意願低落，有待修法改進。

如何讓既存的勞工參與機制發揮作用？在此，我們以「產業民主」概念中的三個參與面向，即「資訊權」、「諮商權」以及「共同決定權」，探討工作者參與職業安全健康事務的範型。

簡單來說，「產業民主」強調應將民主精神擴及企業經營，由工作者參與企業經營與管理（台灣勞工陣線 1996；台灣勞工陣線等 1999）。產業民主制度在歐洲國家行之有年，包括德國、丹麥、法國、愛爾蘭、盧森堡、荷蘭、挪威及瑞典等國。以德國為例，1951 年的《採礦鋼業共同決定法》可視為產業民主實踐的濫觴。該法將「共同決定」的模式融入企業經營，一方面為了追求更有效率的勞資溝通，另一方面則將民主理念深化到工作生活。具體的內容包括，規定企業的董監事會中必須有「二分之一」的員工代表，亦即著名的「萊茵模式」（台灣勞工陣線 1996）。

產業民主的參與模式，主要包括以下三個範疇（台灣勞工陣線等 1999）：（一）資訊權：資方應主動並定期提供資訊，包括公司財務、營運狀況、市場資訊等；（二）諮商權：針對若干事務，如公司結構改變、廠房遷移、個別勞工的僱用、升遷、調職或解僱等，資方應事先徵詢工會意見才能作成決策；（三）共同決定權：公司營運有關的事務，如薪資結構、勞工福利以及各項勞工僱用、調職、解僱等人事管理原則，必須由工會和資方共同決定。

　　我們認為，「產業民主」作為一種勞工參與企業經營的形式，能夠發揮「由下而上」的溝通，將有助於排解勞資雙方因資訊不足而可能產生的誤解與傷害，這樣的概念在職業安全健康工作上更是重要。

　　首先在「資訊權」方面，資方應透過定期、常態以及即時的方式，主動提供勞工有關職業安全健康的「可閱讀」資訊，必要時應主動施予教育訓練，以確保勞工對於公司的職安衛政策有透徹的瞭解。如何強化國內相關法規對於職業安全健康的教育訓練、資訊揭露等規定，以提升勞工對職業風險的認知、警覺並進一步提升參與能力與機會，應是努力的方向。

　　其次，在「諮商權」部分，有必要強化勞資集體協商機制，例如針對職業安全健康政策的制定、變革及落實，成立不同層級的諮詢性委員會或例行會議，以擴大工作者（代表）的實質參與，讓工作者有充足的時間表達意見，作為正式決策的參考依據。

　　至於「共同決定權」，應將較重大及爭議性的項目交由勞資雙方共同成立的機制進行溝通、協調、討論，並做成決策。政府的角色應強化，以確保勞資關係中較為弱勢工作者的權益。

　　我們進一步檢視現行職業安全健康法規中，如何體現上述三個層次的勞工參與機制，並思考如何補強既有機制，提供修訂政策的參考。

　　既存的制度如何發揮作用？還有什麼地方需要加以修正呢？從表 5-2 我們可以瞭解目前現有勞工參與職業安全健康的基本架構。無論在正式的法律層次或是政策指導的規範，形式上已堪稱完整。不過，面對當前工會組織率低落、勞工參與集體協商能力不足、中小企業為主的產業型態，以及政府的消極不作為等結構性因素的干擾下，勞工參與的管道有如「靈魂不全的軀幹」，無法發揮應有的功能。

　　如前文提及，縱使是如「殘破廢墟」（broken remains）的制度結構，都可能對未來制度的發展帶來貢獻與參考（Collins 1999）。Pontusson（1995）也認為，制度是否能運作，不應只討論制度本身，更應重視該制度與其他相關制度的相互影響。台灣勞動狀況的結構性困境，例如工會組

織、企業規模等等，短時間難以改變，但如能釐清現行制度的缺陷，並透過各種制度之間的相互影響，進而牽動制度的運轉，應是可努力的方向。例如金管會證期局公布的「上市上櫃公司審查準則」讓原本奄奄一息的勞資會議制度得以持續並穩定發展；2007 年 12 月行政院公共工程委員會頒布的「勞務採購契約範本」[20]，將勞動保護規範（如雇主必須為勞工投保勞健保、必須檢附勞工退休金提繳之證明文件）納入採購程序，因而大大提升廠商的守法成效，皆可作為借鏡。

表 5-2　勞工參與職業安全健康的參與層次、內容與法規依據

參與層次	內容	法規依據
（資訊權）提供勞工必要且充分的預防職業災害資訊，並予以公開。	雇主對於僱用之勞工，應預防職業災害，建立適當的工作環境及福利設施。其有關安全健康及福利事項，依有關法律之規定。	《勞基法》第 8 條
	雇主對於勞工就業場所之通道、地板、階梯或通風、採光、照明、保溫、防濕、休息、避難、急救、醫療及其他為保護勞工衛生及安全設備應妥為規劃，並採取必要之措施。	《安衛法》第 5 條
	雇主對於經中央主管機關指定之作業場所應依規定實施作業環境測定；對危險物及有害物應予標示，並註明必要之安全衛生注意事項。	《安衛法》第 7 條
	雇主對勞工應施以從事工作及預防災變所必要之安全衛生教育、訓練。	《安衛法》第 23 條
	雇主應負責宣導本法及有關安全衛生之規定，使勞工周知。	《安衛法》第 24 條
	（1）組織應對現有的職業安全健康管理系統及相關作法進行先期審查，並將結果予以文件化，且傳達給員工及利害相關者。	TOSHMS,18001[21]：4.3 規劃與實施 4.3.1 先期審查

表 5-2　勞工參與職業安全健康的參與層次、內容與法規依據（續）

參與層次	內容	法規依據
（資訊權） 提供勞工必要且充分的預防職業災害資訊，並予以公開。	（2）在遵守保密要求的前提下，員工有權獲取與其作業環境和健康相關的紀錄。	TOSHMS,18001： 4.2.3 職業安全健康管理系統文件化
	（3）組織應確定必要的職業安全健康能力要求，訂定並維持相關作法，以確保全體員工能勝任其在職業安全健康方面的工作和責任。	TOSHMS,18001： 4.2.2 能力與訓練
（諮商權） 提供勞工直接的管道或機會進行諮商，包括徵詢勞工的意見，以及回答勞工的問題。	主管機關得聘請有關單位代表及學者專家，組織勞工安全衛生諮詢委員會，研議有關加強勞工安全衛生事項，並提出建議。	《安衛法》第 26 條
	勞工如發現事業單位違反本法或有關安全衛生之規定時，得向雇主、主管機關或檢查機構申訴。	《安衛法》第 30 條
	組織應訂定並維持對內、外部溝通的作法和程序，確保員工及利害相關者所關心的職業安全健康課題、想法和建議被接收，並獲得考慮和答覆。	TOSHMS,18001： 4.2.4 溝通
	（2）先期審查工作由專業人員進行，並諮詢員工及其代表。先期審查包括下列事項： （a）確認組織適用的法令規章、國家指引、特制指引、組織簽署的自願性方案和其他要求。 （b）辨識、預測和評估現在或預期的作業環境，及組織中存在的危害及風險。 （c）確定現有的或欲採取的控制措施，可有效的消除危害或控制風險。 （d）分析員工健康監控資料。	TOSHMS,18001： 4.3 規劃與實施 4.3.1 先期審查

表 5-2　勞工參與職業安全健康的參與層次、內容與法規依據（續）

參與層次	內容	法規依據
（共決權） 特別事項必須得到勞工／工會等的同意。	雇主應依其事業之規模、性質，實施安全衛生管理；並應依中央主管機關之規定，設置勞工安全衛生組織、人員。	《安衛法》第 14 條
	雇主應依本法及有關規定會同勞工代表訂定適合其需要之安全衛生工作守則，報經檢查機構備查後，公告實施。	《安衛法》第 25 條
	（1）員工參與是職業安全健康管理系統的基本要素之一。 （2）雇主應安排員工及其代表有時間和資源以積極參與職業安全健康管理系統的組織設計、規劃與實施、評估和改善措施等過程。 （3）雇主應根據國家相關法規規定，設置有員工代表參與的安全衛生委員會，並提供適當的安排以發揮其應有的功能。	TOSHMS,18001： 4.1.2 員工參與

作者自行整理

四、政策建議：圖像與實踐的空間

透過以上討論，我們的政策建議大致分為兩大部分，其一有關政策結構因素的調整，另外則是關於勞工參與職業安全健康事務機制的重建：

（一）政策結構因素的調整

1. 勞工保險應該全面適用所有勞動者，應修改《勞保條例》第 6 條有關強制納保的規定，以全面地解決許多工作者（包括微型企業勞工以及外包、派遣、部分工時工作者）缺乏社會保險保障的問題。
2. 工會應承擔起確保職業安全健康的責任，因此，應修改並鬆綁《工會法》的限制，促進工會的普及化和正常化發展，提昇工會的組織率，才能確保勞工在強而有力的組織之上與雇主進行各項協商。
3. 訂定專法，以提昇勞資會議實施辦法的法律位階，並訂定罰則，強制雇主召開有效的勞資會議。
4. 強化勞工與雇主簽訂團體協約的能力，並透過團體協約的規範，保障勞工於公司治理中的參與機會。

（二）勞工參與職業安全健康事務機制的重建

1. 檢討修訂各項勞動法規，強化雇主預防職業傷病的責任，並提高罰責，以確保雇主確實遵守相關法律。
2. 應透過教育體系，提供職前職業安全健康教育，提升勞工預防職業傷病的知識與能力。
3. 可效法金管會「上市上櫃公司審查準則」及公共工程委員會「勞務採購契約範本」等作法，將勞工安全衛生委員會的運作納入公司營運機制，以督促企業確實遵守相關勞工法規。

4. 政府在促進勞工參與職業安全健康預防機制上，應扮演更積極的角色，輔導企業落實各項法律規定。

5. 借鏡「國際勞動監察」或 SA8000 的概念，針對職業安全健康訂定企業的行為準則（code of conduct），透過企業社會責任的提昇，促進相關政策及制度的落實。

6. 針對弱勢勞工，包括外勞、受僱於微型企業，以及非典型勞動者訂定更完整的勞動保護規範。

註解

1. 有關「勞工安全衛生委員會」的組成，法源為《勞工安全衛生法》第 14 條以及《勞工安全衛生組織管理及自動檢查辦法》，為勞工參與職業安全健康的機制之一。「勞工安全衛生工作守則」的法源依據則是《安衛法》第 25 條：「雇主應依本法及有關規定會同勞工代表訂定適合其需要之安全衛生工作守則，報經檢查機構備查後，公告實施」。

2. 根據當時勞委會主委趙守博針對修正草案的說明，「會同勞工代表訂定適合……」納入母法，是基於當時施行細則第 26 條中「前項安全衛生工作守則或安全衛生計劃應徵詢各該事業單位工會或全體勞工二分之一以上之同意」，立意良善而入法（立法院公告第八十卷，第三十四期）。

3. 其中，7 人以上的勞工安全衛生委員會，工會或勞工選舉代表應佔委員人數的 3 分之 1 以上。委員任期為 2 年，並以雇主為主任委員，綜理會務。

4. 根據《勞工安全衛生組織管理及自動檢查辦法》的規定，依危害風險之不同區分第一類事業：具顯著風險者、第二類事業：具中度風險者，以及第三類事業：具低度風險者，並於事業單位規範依 100、300 及 500 人設置委員會。

5. 目前，國內實行的案例主要是國營事業工會在《國營事業管理法》第 35 條的規範下，以「勞工董事」的身分參與公司的決策。有關勞工董事制度的理論、實務與成效，可以參考（黃世鑫、林佳和 2004）。

6. 以全國產業總工會為例，參與的單位包括行政院勞工委員會以及所屬委員會，如基本工資審議委員會、勞工退休金基金監理委員會等。此外，尚包括衛生署全民健保監理委員會及費用協定委員會等。

7. 進行集體協商，是以員工組織的工會為單位後，與雇主展開協商，並簽訂團體協約加以落實。根據《團體協約法》第 2 條：「本法所稱團體協約，指雇主或有法人資格之雇主團體，與依工會法成立之工會，以約定勞動關係及相關事項為目的所簽訂之書面契約。」此外，如果該事業單位有工會，勞資會議的勞方代表也由工會會員或會員代表大會選舉。

8. 如果再納入目前《工會法》定義的「產業工會」，總會員數也只有 57 萬人。

9. 部分學者在針對歐洲國家工會密度的跨國研究中，認為傳統的生產關係無法解釋各國工會的密度，例如何以瑞典的工人的組織是法國的六倍。因此在觀察的方向上，可以將政治制度和公共政策體制納入考量，例如，在他的研究中發現，選擇公共津貼工會基金失業保險規則的國家，將提供勞工更多的誘因去參加工會，以獲得失業保險的保障，進而論證失業保險規則的選擇與工會組織率的關係（Pontusson 1995）。

10. 所謂「職業工會化」意指只考慮職業工會的生存。這樣的結果並不意外，尤其是在全國總工會的會員工會結構，以職業工會為多數，而立法院審議《勞保條例》修正時，欲將 5 人以下的事業單位納入勞保強制投保的範圍，卻遭致職業工會理事長的強烈反對遊說，以致部分立法委員以「影響職業工會生存」為由反對而擱置（台灣勞工陣線 2007）。

11. 涵蓋製造業、農、林、漁、牧業、水電燃氣業、營造業、運輸、倉儲及通信業、金融及保險業專業、科學及技術服務業、文化、運動及休閒服務業，以及其他服務業。參考勞委會集體協商資訊服務網：http://cb.cla.gov.tw/index.php。

12. 新增第 6 條第 1 項、第 2 項。

13. 新台幣 10 萬元以上，50 萬元以下。

14. 有 1 年以上勞資會議的紀錄是勞委會審核企業能否上市／櫃的條件之一（工商時報 2008）。另外，有關企業上市／上櫃審查標準納入職災與其他勞工保護的規定，諸如：「臺灣證券交易所股份有限公司有價證券上市審查準則補充規定」（2012 年 5 月 15 日修正）：一、發生重大勞資爭議者。二、未依法提撥職工福利金，組織職工福利委員會者；或未依法按月提撥勞工退休準備金專戶儲存者。三、因安全衛生設施不良而發生重大職業災害；或違反《勞工安全衛生法》被處以部分或全部停工者；或設置危險性機械、設備未檢查合格者。但經申請由檢查機構複查合格者，不在此限。四、積欠勞工保險保費及滯納金，經依法追訴仍未繳納者。關於企業上櫃審查，「財團法人中華民國證券櫃檯買賣中心證券商營業處所買賣有價證券審查準則第十條第一項各款不宜上櫃規定之具體認定標準」（2011 年 08 月 08 日修正）也有類似規定。

15. 2002 年勞基法修正，更賦予勞資會議具有同意雇主延長工時、實施變形工時制的權限。也就是說雇主必須經工會，無工會時則經勞資會議的同意，才能合法讓勞工加班。

16. 包括推動「安全衛生在地扎根計畫（蒲公英計畫）」，結合並充實地方政府勞政單位的防災能量，實施「工安輔導到府」、「教育訓練、宣導到位」等減災策略，就近對散布地方的小型事業及微型工程等施予臨廠輔導或防災宣導訓練，也強化各縣市勞工安全衛生業務，落實防災資源在地扎根，發揮「蒲公英」精神，將工安種子散播至弱勢職場（安全衛生在地扎根計劃）。政策內涵包括聘請 420 位訪視、輔導人員於 16 個縣市進行訪視工作，主要是針對中小企業實施到府宣導；以及部分補助經費方式辦理，無論加裝安全設施及器具或整體汰舊更新。（內容詳見行政院勞工委員會 97 年度補助中小企業改善安全衛生設施及器具作業要點）。

17. 2012 年 10 月底引進外勞人數為 443,809 人，產業外勞 242,522 人，社福外勞 201,287 人。資料來源：勞委會職訓局。
18. 現行《工會法》第 16 條規定：「工會會員，具有中華民國國籍而年滿二十歲者，得被選為工會之理事、監事。」
19. 目前，這類規範散見在《勞基法》（第 62 及 63 條）、《勞工安全衛生法》（第 16~19 條），以及《職業災害勞工保護法》（第 31 條）對於承攬「共同雇主責任」的規定。主要是在承攬關係中發生職業災害時之補償責任歸屬，即所謂的「定做人」，應與承攬人（包商）負職業災害保障中的「共同雇主責任」。另外，2012 年 12 月立法院三讀通過《高級中等學校建教合作實施及建教生權益保障法》，則明確規範建教生的勞動條件保障、受訓工作時間限制（受訓時間不得超過 8 小時，每兩週受訓總時數不得超過 80 小時的限制、禁止夜間工作）、職業傷病補償適用《勞基法》與《職災勞工保護法》的保障以及爭議處理程序等規定。
20. 台灣勞工陣線發現許多政府採購案件中，雇主並未據實善盡遵守勞動法規及社會安全義務，遂與當時立委黃淑英共同召開公聽會，要求「公共工程委員會」修訂採購契約範本，要求得標廠商於履約過程中，必須提供相關證明文件，確保勞保的法定權益不被剝奪。
21. 「台灣職業安全衛生管理系統」（Taiwan Occupational Safety and Health Management System，簡稱 TOSHMS），為勞委會推動的自主管理之安全衛生標準。相關討論請見本書第 4 章。

參考文獻

工商時報 (2008) 上市櫃公司，強制辦勞資會議。工商時報，1 月 2 日。

尤素芬、陳美霞 (2007) 企業內安全衛生保護之勞工參與機制探析。台灣公共衛生雜誌 26(5): 419-432。

台灣勞工陣線 (1996) 產業民主、觀念革命！－五分鐘漫畫入門，各國實例比較。台北：台灣勞工陣線。

── (2006) 工會「普及化」：台灣工會組織發展的新使命。勞動者 141: 3-5。

── (2007) 勞保五人以下強制投保修法受挫！勞動者 145: 24-25。

台灣勞工陣線、台北市上班族協會、台灣原住民族勞工聯盟 (1999) 台灣勞工的主張：2000 年勞動政策白皮書。台北：勞動者雜誌。

行政院勞工委員會 (2008) 行政院勞工委員會主委施政報告。網址：http://cla. hilearning.hinet.net/970625_1.pdf。取用日期：2012 年 4 月 20 日。.

吳育仁、楊怡婷 (2010) 集體協商與勞資關係情境：國家統治與個案管理。台北：台灣勞動與社會保障協會。

亞太移駐勞工工作團著、夏曉鵑譯 (2002) 菲律賓移駐勞工在台灣的處境。台灣社會研究季刊 48: 219-234。

林佳和 (2001) 一個有意義的新發明？工會法修正案中的全國性自然人工會。經濟前瞻 75: 48-51。

── (2002) 台灣工會制度結構轉型與未來發展。台北：行政院勞工委員會。

徐儆暉 (2007) 歐盟中小企業特色及職業安全衛生之發展。勞工安全衛生簡訊 69: 4-7。

黃世鑫、林佳和 (2004) 勞工董事制度之理論與實務。台北：行政院勞工委員會。

黃程貫 (1997) 勞動法。台北蘆洲：國立空中大學。

黃瑞明 (2006) 集體勞動法：臺灣法學的虛擬實境。勞動基本權學術研究論文集。台北：行政院勞工委員會。

經濟部中小企業處 (2012) 100 年中小企業重要統計表。網址：http://www.moeasmea.gov.tw/ct.asp?xItem=10203&ctNode=689&mp=1。取用日期：2012 年 8 月 2 日。

Collins, Charles(1999) Health sector reform and the interpretation of policy context. *Health Policy* 47: 69-83.

Pontusson, Jonas (1995) From Comparative Public Policy To Political Economy-Putting Political Institutions in Their Place and Taking Interest Seriously. *Comparative Political Studies* 28(1): 117-147.

U.S. Department of State (2011) 2010 Human Rights Reports: Taiwan. 網址：http://www.state.gov/j/drl/rls/hrrpt/2010/eap/154383.htm。取用日期：2012 年 3 月 1 日。

Wilson, Ross (2006) Improving health and safety - new law for New Zealand. 網址：http://ilo-mirror.library.cornell.edu/public/english/dialogue/actrav/publ/126/wilson.pdf。取用日期：2012 年 1 月 21 日。

第三篇

職業傷病的補償、通報與認定

第六章
職災補償制度：國際經驗 [1]

鄭雅文、林依瑩、王嘉琪、王榮德

　　職災補償責任的形成與 18 世紀末期以來工業革命的發展有關。台灣的職災補償制度基本上取自西方國家。為了瞭解台灣制度的問題，我們有必要先瞭解這項制度在其他國家的發展歷程、基本精神與制度設計。

　　本章首先回顧國際間職災補償制度的歷史緣起、制度變革，並選取特定國家（包括德國、芬蘭、日本、韓國），比較法源依據、行政組織、業務內容、涵蓋人口範圍、財源、給付內容、給付方式，以及職災醫療與一般國民醫療的差別。

「我們把膠、水和鐳粉混合成一種會發光的亮綠色塗料，用小畫筆描繪到錶盤上，一個數字接一個，塗完一個錶盤再一個，塗過幾筆後，畫筆失去了它的形狀。我們的老闆告訴我們，用我們的嘴唇把它舔尖……

我們聽到在法國的科學家居里夫人說不敢相信『我們工作的方式』，以及我們舔那個很不好的塗料一天不下數百次……」

20世紀初，估計有4000名員工，其中大部分是女性，受僱於美國和加拿大的鐘錶工廠。她們負責用駱駝毛畫筆將夜間發光塗料塗到手錶與時鐘數字上。為了能精準、正確地上色，便用舌頭舔畫筆，讓筆頭更尖細，以便沾取染料……這種夜光塗料其實含有「放射性鐳」，科學家和工廠管理者知道這種放射性鐳有害人類健康。然而，老闆從來沒有警告這群工人有這種風險。……事實上，美國鐳公司（U.S. Radium Company）的負責人從不承認，鐳實際上是有毒且會致人於死。

1927年，患上癌症的弗萊爾（Grace Fryer）帶領幾位鐳錶盤工人，控告美國鐳公司。她們的勝訴，創下美國工人罹患職業病向雇主尋求法律途徑求償的先例。這群被媒體稱呼的「鐳女孩」（Radium Girls），也深深影響日後美國政府制定的職業安全健康法規。（Voice of America，2011/1/3）

一、前言

「職業災害」包括工作引起的「災害事故」（injuries）與「疾病」（diseases）。工作者發生職業災害，應得到什麼樣的補償？由誰來負擔補償責任？台灣的法律制度如何設計？實際運作出現什麼問題？因果關係不易釐清的疾病，要依什麼原則來認定「工作相關性」（work-relatedness）？

「職業災害」補償責任的形成與制度化，是現代國家社會安全制度中歷史最悠久的一支。強制性社會保險制度首先在 19 世紀後期出現於德國，並在 20 世紀中葉後被其他工業國家廣泛採用（Roemer 1965）。

為了瞭解台灣制度的問題，我們有必要瞭解國際間職災補償制度的發展歷程與制度設計。本章首先回顧職災補償制度的歷史緣起、制度變革，並選取特定國家（包括德國、芬蘭、日本、韓國），比較法源依據、行政組織、業務內容、涵蓋人口範圍、財源、給付內容、給付方式，並比較職災醫療與一般國民醫療的差別。

二、職災補償制度的歷史緣起與制度原則

（一）歷史緣起

在歐洲國家，隨著 18 世紀末期以來工業革命的開展，生產效率大幅提昇，但機械作業造成的災害事故也越來越多（Porter 1997）。逐漸茁壯的勞工組織與社會改革聲浪，一方面要求雇主強化事前的職災防範措施，另一方面要求擴大雇主的損害補償責任。英國於 1802 年頒布的《工廠法》（Factory Act），開始限制工作者的工時，並逐步強化國家勞動檢查員的權限。1836 年，英國一名職災勞工首度控告雇主，該案件兩年後雖然被法院判決勞方敗訴[2]，但之後職災訴訟案件層出不窮，促成了職災補償制度的改革。西方國家職災補償制度的發展過程不盡相同，但大多經歷「民事

損害賠償」、「過失主義雇主賠償責任」、「無過失雇主補償責任」與「強制性社會保險」等階段。

1. 民事損害賠償

在職災補償制度建立之前，不論是英美法系或大陸法系國家，都以「侵權行為」法理來處理職災。「侵權行為」法理採「過失責任主義」；也就是說，職災勞工必須證明雇主（或其他加害人）具有「過失」（negligence），才能使雇主負擔賠償責任。

但要勞工舉證雇主有過失，實際上困難重重，也少有同事願意冒著抵觸雇主的風險出面作證。縱使雇主有過失，且勞工亦能舉證，在法庭中，雇主仍能對其過失責任提出抗辯。在 19 世紀中後期，英國出現許多職災訴訟案件，當時的法院傾向於保護雇主利益，引入的法理包括：（1）「共同疏失」（contributory negligence），主張勞工本身也有疏失，因此不能歸責雇主；（2）「共同僱用」或「同伴過失責任」原則（"common employment" or "fellow servant rule"），主張若因工作同伴的過失而致職災，受災者只得向工作同伴求償，不能向雇主求償；（3）「自願承擔風險」（acceptance or assumption of risk），主張個人自由與契約自由，認為勞工在接受勞動契約時，便已默認並自願承擔工作伴隨的風險，因此，除非雇主有重大惡意，否則不需負賠償責任（黃越欽等 1995）。

上述法理明顯不利於勞方，被稱為「不道德的三合一」（Unholy Trinity）。在這樣的法律原則下，受災勞工要得到賠償的機會可說是微乎其微。職災發生後，勞工往往立即陷入經濟困境，難以承受高昂的訴訟費用以及曠日廢時的訴訟過程。

2. 過失主義雇主賠償責任

隨著勞動階層處境日益惡化，強烈的社會改革聲浪迫使國家不得不加以介入。1871 年，普魯士（Prussia）統一各邦城，成立德意志帝國，隨即頒布《僱用人責任法》（Employer's Liability Act）；英國也在 1880 年制定《雇主責任法》（Employer's Liability Act），擴大雇主責任並限縮「共同僱用」法理的適用。英國的《工廠法》亦不斷修訂，除了加重雇主維護機器安全的義務，也擴大雇主對受災勞工的賠償責任。

然而，上述法規仍然延續「過失責任侵權行為」法理。換句話說，受災勞工必須舉證雇主有過失責任；而即使雇主有過失，若能證明災害的發生難以避免，或證明受災勞工本身或同事也有過失，仍可免除或減輕賠償責任。

英國一直到 1948 年的《法律改革法》（Law Reform Act）通過，才明文廢除「共同僱用」與「自願承擔風險」法理的適用。在這之前，職災勞工鮮少能勝訴；尤其在實際操作上，受災者幾乎不可能在災後混亂期間再回到工作現場，蒐集有效證據來舉證雇主過失。如果是疾病誘發期較長的職業病，在追溯職業危害暴露狀況時不但工作現場已完全改變，工廠或公司更可能已經停業，要職業傷病勞工循著「侵權行為」法理取得民事損害賠償，有如緣木求魚。

3. 無過失雇主補償責任與強制性社會保險

基於上述困境，勞工團體與人道主義者不斷要求改革；企業界一方面面對日益強烈的社會壓力，另一方面也擔心大量侵權訴訟可能帶來的財務風險；而國家則擔心勞工運動與勞雇爭議威脅其統治正當性。在勞資雙方的妥協下，西方國家建立了「無過失原則」（no-fault principle）的職災保險制度。在此，所謂的「補償」（compensation），意味著不以雇主過失為要件。

　　「無過失」法理主張，在勞雇關係中具有支配權的雇主，有責任確保
職場的安全與健康；當職災事故發生時，基於勞雇關係中勞工的「從屬性」
特質，無論災害的行為人為誰，也無論是否有過失，雇主皆必須負起補償
責任。

　　然而，雇主補償責任的擴大，必然對雇主造成財務風險。為了消滅雇
主的反彈，國家進一步採強制性的社會保險，來分攤個別雇主的財務風險，
同時也限制補償金額的上限。對勞工而言，雖然補償金額受到限制，且必
須放棄民事賠償的請求權，但此改革使受災勞工得以避免曠日廢時的法律
訴訟，並確保能即時獲得適當的經濟補償與社會、醫療的協助。

　　早期的職災爭議大多為災害事故；雖然有許多職業病逐漸被醫學
界確定，但一直到 1897 年英國訂定《勞動者職災補償法》（Workmen's
Compensation Act）時，職業病是否能被認定並納入補償，才開始受到討
論。該法在 1906 年修訂，首度將 6 種疾病納入補償範圍[3]（Carter 2000;
Hamlin 2009）。

（二）各國職災補償制度的建立過程

　　德國是首創「無過失」職災補償制度的國家。1878 年，俾斯麥宰相提
出強制性的《災害保險方案》；1881 年，德皇威廉一世頒布《社會保險大
憲章》，支持社會保險制度，並主張辦理疾病保險、殘廢保險以及勞動災
害保險；1884 年，德國通過《工業災害保險法》[4]，隔年實施，至 1911 年
適用於全國勞工（黃越欽等 1995; Harrington 2000）。在這項制度下，只要
被認定為職災，不論雇主是否有過失，一律必須給予職災勞工補償。強制
性的社會保險由雇主集資，共同分攤財務負擔。

　　德國的職災保險制度迅速被其他工業國家仿效。我們整理一些國家
開辦社會安全制度的年代可以發現（見表 6-1），多數西歐國家在 19 世
紀末期，已建立職災保險制度。例如英國於 1897 年制定《勞工補償法》

表6-1 德、法、芬、美、加、日、韓與台灣的重要社會安全制度開辦年代

德國	法國	芬蘭	英國	美國	加拿大	日本	韓國	台灣
1884 疾病與生育保險[a]、1885 職災保險[a]	1898 職災保險[a]	1895 職災保險[d]	1897 職災保險及救助[a,b]					
1891 老年及失能保險[a]	1905 失業保險及救助[b]		1908 老年年金保險[a]	1908 職災保險[e]（聯邦政府受僱者）	1908 職災保險[a]（Newfoundland）	1905 礦工職災補償[b]		
1914 遺屬保險[a]	1910 老年、失能及遺屬[b]	1917 失業保險[d]	1911 失能保險[a,b,c]、1911 疾病與生育[a]、1911 失業保險及救助[a,b]	1911 職災保險[c]（9個州）	1915-1918 職災保險[a]（6個省）	1911 職災保險[a]		
1925 職業病納入職災保險[a]、1927 失業保險與救助[a,b]	1928 疾病與生育[a]		1925 老年及遺屬保險[a]		1927 老年救助[b]、1928 職災保險（Quebec）[a]	1927 受僱者健康保險[a]		
	1932 兒童家庭津貼[c]	1937 老年、失能及遺屬保險與社會福利[a,c]		1935 老年、失能、遺屬、失業保險[a]	1930 職災保險（Saskatchewan）[a]、1937 視障救助[b]	1938 全民健康保險[a]		

表6-1　德、法、芬、美、加、日、韓與台灣的重要社會安全制度開辦年代（續）

德國	法國	芬蘭	英國	美國	加拿大	日本	韓國	台灣
		1948 兒童家庭津貼[c]	1945 兒童津貼[c] 1948 國家醫療保健服務 (National Health Service)[c]		1940 失業保險[a] 1944 家庭津貼[c] 1949 職災保險[a] (Prince Edward Island)	1941 受僱者老年、失能、遺屬年金[a] 1947 失業保[a] 1948 職災勞工補償保險[a]		1958 勞工保險（含一般事故、職業災害、疾病、生育、老年）[a]
1955 兒童家庭津貼[c]					1952 老年、失能及遺屬年金[a] 1955 失能救助[b] 1957 全民健保[a]		1963 受僱者自願性醫療保險[a] 1964 職災補償保險[a]	
		1960 失業救助[b]		1965 老人健康保險[a]				
				1972 失能者健康保險[a]	1974 職災保險[a] (Northwest Territories / Nunavut)	1972 兒童家庭津貼[b]	1973 國民福利年金[a,b] 1976 全民健保[a]	
							1995 失業保險[a]	1995 全民健保[a] 1997 身心障礙者保護法[c] 1999 失業保險[a]

表 6-1 德、法、芬、美、加、日、韓與台灣的重要社會安全制度開辦年代（續）

德國	法國	芬蘭	英國	美國	加拿大	日本	韓國	台灣
		2005 疾病與生育保險[a]（在此指疾病就醫期的現金給付；芬蘭醫療採公醫制度）			2002 職災保險 (Yukon)[a]			2002 職災勞工保護法[b] 2008 國民（老年）年金[a]

註：美國社會安全署就世界各國的社會安全制度分為五種主要類型加以彙整比較。包括「老年失能及遺屬」（Old age, Disability, and Survivors）、「疾病與生育」（Sickness and Maternity）、「職業災害」（Work Injury）、「失業」（Unemployment）、以及「家庭津貼」（Family Allowances）。本表係摘述各國重要社會安全制度開辦起始年（非立法年），並以上標示各社會安全制度屬性。分別為：a 社會保險、b 社會救助、c 社會福利、d 私人保險、e 公立或私人強制保險；作者自行整理。

資料來源：美國社會安全署（Social Security Administration），Social Security Programs Throughout the World: European, 2008; America, 2005; Asia and the Pacific, 2006。

（Workmen's Compensation Act），以「無過失原則」取代「過失原則」，要求雇主對職災負擔補償責任[5]；美國[6]、加拿大與日本等國在 20 世紀前期開始建立此制度。至二次大戰結束之際，大多數西方工業化國家皆已建立職災補償制度（Roemer 1965）。而後進工業國家如台灣、韓國，則分別在 1950 年代與 1960 年代開辦。

除了德國之外，大多數國家皆是先建立職災保險制度，之後才陸續開辦疾病與其他社會保險制度。目前全世界有超過九成以上的國家設有職災補償制度。多數國家以公共基金（public fund）建立強制性社會保險，少數國家則以其他社會安全制度或商業保險形式提供職災醫療補助與現金補償（U.S.SSA 2006; U.S.SSA 2009a; U.S.SSA 2009b）。

（三）　有關職災補償的國際公約

國際勞工組織（ILO）成立於 1919 年，至今訂有多項國際公約，其中與職災補償有直接相關的為第 12、17、18、102 與 121 號公約；當中又以第 102 號公約最為核心；第 121 號公約的規範則是最完整詳盡。雖然 ILO 國際公約對國內法不具強制性，但所揭示的核心精神仍為世界各國勞工立法的重要依據。以下扼要介紹上述公約的內容。

第 12 號《工作者補償（農業）公約》（Workmen's Compensation [Agriculture] Convention）公布於 1921 年，要求各國政府應對農業部門受薪者提供職災補償。在此公約中，「職災」定義為「起因於工作」或「在工作業務進行中」發生的個人傷害（personal injury by accident arising out of or in the course of their employment）。值得注意的是，上述要件為聯集而非交集，亦即兩者中其中一項成立即可被界定於職災。

第 17、18 號公約則於 1925 年通過，分別為《工作者（事故災害）補償公約》與《工作者（職業病）補償公約》。前者旨在提供工作者職災補償，包括傷害與死亡；後者則進一步將職業病納入職災補償範圍。

第 102 號《社會安全（最低標準）公約》（Social Security [Minimum Standards] Convention）於 1952 年公布，針對以下九大項社會安全議題，要求國家立法提供人民最基本程度的保障，包括「醫療照顧」、「傷病期間的薪資津貼」、「失業津貼」、「老年津貼」、「職災津貼」、「家庭津貼」、「生育津貼」、「失能津貼」，以及「遺屬津貼」。

第 121 號《職業災害津貼公約》（Employment Injury Benefits Convention）於 1964 年提出，內容與第 102 號公約相似，但對職災給付範圍，提出更完整而明確的規定，包括以下重點，如表 6-2 所示：

表 6-2　國際勞工組織第 121 號《職業災害津貼公約》（1964）規範內容

（1）涵蓋範圍	應涵蓋公私部門所有受僱者，包括學徒；海員及公職人員若有專門保險，可排除於外；臨時工、在家工作者或為雇主工作的雇主家屬，可另訂規定。
（2）職災（industrial accident）的界定	應立法詳加定義，且應包括「事故災害」、「職業疾病」以及「上下班途中發生的通勤災害」等三類；應建立職業病種類表，以確認疾病範圍。
（3）給付內容與額度	i. 醫療照護：應以一切適當的手段，力求保護、恢復或改善職災者的健康及工作、生活自理能力；醫療給付應包括門診、住院、牙醫、居家照護、療養、藥品、醫療所需器材、輔具。 ii. 薪資津貼額度：應依據失能程度，訂定給付額度，但至少應為原有薪資的 60%。 iii. 職災死亡者的遺屬津貼：至少應為工作者原有薪資的 50%，並應提供喪葬津貼。
（4）預防與社會重建機制	職災補償制度不僅提供受災者災害的補償與生活津貼而已，還必須建立職災預防以及職災者社會重建機制。

資料來源：行政院勞工委員會 2011；作者自行整理

（四）職災補償的制度原則

　　職災補償制度經過百年的發展，是先進國家發展最完備的社會安全制度。各國依據各自的社會背景發展出不同形式的職災補償制度，但有一些基本原則是目前共通的，整理如下（黃越欽等 1995；Harrington 2000；蔡宏昭 2004；EUROGIP 2005；王榮德、詹長權 2006；Engelhard 2007； Birk 2008；王榮德 2008；劉立文、許繼峰 2009）：

1.「無過失」雇主責任與強制性社會保險

　　受僱者發生職業災害，只要確認是職業引起，無論雇主或受僱者本人是否有過失，一律給予補償。大部分國家採保險制度分攤雇主財務；為了確保雇主履行責任，必須以法律強制雇主為其受僱者投保，保費由雇主全額負擔。相較於其他社會保險的財源大都由被保險人、政府與雇主共同分攤，職災社會保險制度的一大特色為雇主承擔主要責任。

2. 職災的界定限縮於業務有關的傷病且包含通勤災害

　　對於「工作相關性」的界定，需設計一套公平且有效率的職業災害認定機制，以避免曠日廢時的認定程序。尤其對於因果關係較不易確認的職業病，需有快速的認定與鑑定程序。大多數國家以「疾病種類表」（list of prescribed diseases）界定職業病範疇，以簡化認定程序；但未列於種類表內的疾病，若有合理的證據，也可經由適當的程序被認定為職業病（Harrington 2000）。

3. 職災補償的範圍與額度必須足以保障受災者或其遺屬的災後生活

職災補償範圍應包括職災相關的醫療費用、職災失能期間造成的薪資損失、職災者災後的器具補助與復健、復工協助、職災死亡者的喪葬與遺屬津貼。在現金給付方面，額度需要以原有薪資的一定比率進行計算（而不是以最低生活標準作為給付依據），以確保受災者能獲得確實的補償並維持災前的生活水準；現金給付應採年金制，並應隨著物價變動作調整，才能充分保障受災者或其遺屬的生活。

4. 職災補償制度應結合職災預防機制

職災補償制度不應僅以補償救濟個別的受災者為唯一目的，更重要的是，由國家透過法律強制規範雇主落實職業風險的預防責任，並將職業安全健康風險的管理納入產業經營成本。大多數國家以職災保費的調整，作為鼓勵雇主預防職災的經濟誘因，並運用保險基金從事職災預防工作。

三、職災補償制度的國際比較

大多數國家的職災補償制度採社會保險制，由雇主繳納保險費作為職災補償給付的財源，但各國制度設計與運作型態差異頗大。

我們以美國社會安全署出版的「世界社會安全制度總覽報告」（Social Security Programs Throughout the World）為主要依據（U.S.SSA 2006; U.S.SSA 2009a; U.S.SSA 2009b），並參考其他文獻（黃越欽等 1995；蔡宏昭 2004；EUROGIP 2005；王榮德、詹長權 2006；Engelhard 2007；Birk 2008；王榮德 2008；劉立文、許繼峰 2009；姚玲珍 2011），選取較具代表性的西方國家（包括德國、芬蘭）與日本、南韓與台灣等亞洲工業國家，進行比較（詳見表 6-3）。由於德國是第一個將職災責任社會保險化的國家，堪稱是先進國家中的典範，我們對德國制度進行較深入的探討。

表 6-3　德、芬、日、韓、台等國職災補償制度的比較

	德國	芬蘭	日本	韓國	台灣
制度	社會保險	強制雇主責任，私人保險	社會保險	社會保險	社會保險
法規及立法年	首次立法：1884 現行法規：1996, Social Security Act, Book seven (SGB VII)	首次立法：1895 現行法規：1948 Employment Accidents Insurance Act; 1988 Occupational Diseases Insurance Act	首次立法：1911 現行法規：1947 Workers' Accident Compensation Insurance Act	首次立法：1953 現行法規：1963 Industrial Accident Compensation Insurance Act	首次立法：1950 現行法規：1958 勞工保險條例；1984 勞動基準法；2001 職業災害勞工保護
主管機關	Federal Ministry of Labor and Social Affairs; Federal Insurance Office	Ministry of Social Affairs and Health; Federation of Accident Insurance Institutions	Ministry of Health, Labor and Welfare	Ministry of Labor	勞委會，負責一般原則性監督
保險人與監督機制	公共組合團體 (public coporations)；由雇主與受僱者推派代表共同監督	私人保險公司；由政府主管單位監督	公法人機構（Japan Labor Health and Welfare Organization）；由政府主管機關負責監督	公法人機構（Korea Labor Welfare Corporation)；由政府主管機關負責監督	勞保局負責徵收保費與審查支付；勞保監理會負責監督業務
涵蓋範圍	**強制加保**：所有受僱者、少部分自營作業者 (多數自營作業者被排除在外)、學徒、學生、從事農業的家庭工作者、志工等。**自願加保**：雇主。**分立制度**：公務員和公部門受僱者。	**強制加保**：所有受僱者。**自願加保**：自營作業者。**分立制度**：農民及公部門受僱者。	**強制加保**：在自願加保與分立制度涵蓋範圍之外的所有受僱者。**自願加保**：農林漁業其單位受僱人數少於 5 人者。**分立制度**：船員及公務員。	**強制加保**：所有受僱者。**自願加保**：農林漁業單位受僱人數少於 5 人者；受僱員工少於 50 人的小企業雇主、小規模建設計畫的自營工作者、電工、電信工作者、消防服務人員、部分自營作業者、外籍家庭傭工等。**分立制度**：公務員、軍人、私校受僱者及船員。	**強制加保**：受僱於 5 人以上場廠公司且年齡為 15 到 60 歲之受僱者、職業工會會員、漁民、職業訓練者等。**自願加保**：5 人以下公司的受僱者、實際從事勞動的雇主、其他員工等。**分立制度**：軍公教人員。

表 6-3　德、芬、日、韓、台等國職災補償制度的比較（續）

	德國	芬蘭	日本	韓國	台灣
保費分攤方式	**受僱者**：0 **自營作業者**：排除自營作業者，但有小部分自營作業者強制加保。 **雇主**：根據風險程度而異，以受僱者薪資計算；志工等保險費由非營利組織負擔，費率與雇主相似，平均費率為 1.32%（2006）。 **政府**：對於農業傷害保險、學生等提供補貼。	**受僱者**：0 **自營作業者**：根據每年已申報的災害率計算其保費，全額自付。 **雇主**：根據風險程度而異，設有費率上下限，為受僱者薪資的 0.4% - 7.5%，平均費率 1%（2008）。 **政府**：0	**受僱者**：0 **自營作業者**：0 **雇主**：根據三年平均災害發生率而定，設有費率上下限，為被保險人薪資的 0.45% - 11.8%，平均費率 0.7%（2008）。 **政府**：根據政府的年度國家預算限額內，提供補助。	**受僱者**：0 **自營作業者**：收入 0.5%-61.1%，但不設費率上下限。 **雇主**：根據風險程度而異，設有費率上下限，為被保險人薪資的 0.5% - 61.1%，平均費率 1.95%（2007）。 **政府**：0	**受僱者**：0 **自營作業者**：0 **雇主**：依照行業風險而不同，僱用員工超過 70 人的單位採實績費率，設有費率上下限，為被保險人薪資的 0.06% - 3%，平均費率 0.22%（2008）。 **政府**：0

作者自行整理

（一）法源：均有獨立的法源

大多數工業先進國家大約在 1950 年之前就已經建立職災補償制度，同時採取單獨立法的形式（U.S.SSA 2006; U.S.SSA 2009a; U.S.SSA 2009b）。

德國於 1884 年頒布《工業災害保險法》，於 1925 年擴及職業病；自 1997 年起，職災保險的法源統一規範在《社會法典》的第七篇[7]（Engelhard 2007; Birk 2008; 劉立文、許繼峰 2009）。

芬蘭於 1895 年立法，現行法規為 1948 年頒布的《僱用災害保險法》（Employment Accidents Insurance Act）以及 1988 年頒布的《職業病保險法》（Occupational Disease Insurance Act）（U.S.SSA 2009b）。

位處東亞的日本在 1905 年頒布施行《礦業法》（The Mine Act），對煤礦工人開辦社會救助性質的礦災補償，之後陸續擴展至其他產業；至 1922 年建立了勞雇分攤保費責任的職災保險制度，並在戰後 1947 年頒布了以雇主負擔全額保費的《勞動者災害補償保險法》（Workers'Accident Compensation Insurance Act）（黃越欽等 1995; U.S.SSA 2009a）。

韓國於 1950 年代開始推動職災保險，目前的《工業災害補償保險法》（Industrial Accident Compensation Insurance Act）於 1963 年頒布，1964 年施行（U.S.SSA 2009a）。

台灣現行的職災補償制度則以 1958 年頒布施行的《勞工保險條例》為基礎，但其他法源尚有 1984 年頒布的《勞動基準法》、2002 年施行的《職災勞工保護法》以及《民法》相關規範。台灣職災補償相關規範散落各處，整體制度十分混亂（見本書第 7 章的討論）。

（二）職災保險組織：均有專責於職災保險的組織，並結合補償、預防與重建

環顧國際制度，職災保險機構的類型相當多元，大致可分為：政府公立保險機構、公法人機構、非營利性質的社會保險組合團體、私部門保險

公司等幾大類。雖然型態多元，但值得注意的是，這些保險組織均專責於職災保險業務（U.S.SSA 2006; U.S.SSA 2009a; U.S.SSA 2009b）。

以德國為例，聯邦層級的主管部門為「聯邦勞工與社會部」（Federal Ministry of Labor and Social Affairs），由隸屬其下的聯邦機構（Federal Insurance Office）負責全國性的法規制定、政策規劃、監督管理等工作；職災保險的運作則屬各邦自治範圍，由為數眾多的非營利社會保險機構負責。

德國的職災保險機構屬公共性質（public corporations），依據國家法律規定設置，可區分為工商業、農業與公部門等三大類，其下再依據各行會、職業作分類。保險機構的經營管理委員會，由受保的受僱者代表與雇主代表共同組成，各佔 1/2 席次。雇主代表與受僱者代表皆透過民主機制選出，且為無給職，亦即不從保險機構中支領薪資（Engelhard 2007; Birk 2008；劉立文、許繼峰 2009；姚玲珍 2011）。

根據德國《社會法典》第七篇規定，職災發生時，保險機構必須採取即時的急救措施，且必須調查與分析職災的成因；當發生職業傷病認定爭議時，亦由職災保險機構進行調查與仲裁。

在災前預防方面，職災保險機構的措施必須包括下列重點（姚玲珍 2011）：

1. 由受僱者代表、雇主代表與政府相關人員，針對個別職業 / 行會的風險，共同制定安全衛生規範，在代表會中審議通過後，送交「聯邦勞工與社會部」簽署公布，成為具有法律強制力的規範；

2. 設置監督檢查員，定期監督事業單位，並提供教育訓練與技術諮詢，一旦發現事業單位有違法行為，則以增收保費方式予以處罰；

3. 針對受僱者，舉辦安全衛生教育訓練課程；

4. 針對特殊行業的受僱者，擬定適當的健康檢查項目，提供定期健康檢查並進行統計分析，作為職業傷病防治的實證依據；

5. 每年提撥 7% 左右的經費，設置研究部門或與其他研究機構合作，

用於職業傷病防治相關研究。

在災後的復健復工方面，德國的職災保險組織設有醫療照護、職業重建、與社會心理重建等三大重建機制，主要內容包括如下（Froneberg et al. 2010；姚玲珍 2011）：

1. 醫療照護：職災發生後，職災者就近就醫，排除生命危險之後，轉至適合的醫療機構進行診斷與後續治療；若確認為職業相關傷病，則由醫護人員填報詳細資料，通報至職災保險機構，由職災保險機構進行調查與後續補償。

2. 職業重建：職災保險機構的人員在接獲職災通報後，必須與職災者、家屬與醫護人員共同擬定職業復健計畫，並根據傷病者的身體功能、工作技能、個人興趣等考量，幫助職災者重返職場。

3. 社會與心理重建：職災保險機構必須提供心理諮詢、家務協助、輔具、代步工具、居家設施或汽車改造等協助及補助。

在日本，目前的主管機關為「厚生勞動省」（Minister of Health, Labor and Welfare），其下設置公法人機構「日本勞工健康福祉機構」（Japan Labor Health and Welfare Organization）負責職災補償與相關業務。政府並在地方層級設立「勞動基準監督署」，提供勞工職災補償相關服務。「厚生勞動省」並另設「中央勞動災害防止協會」（Japan Industrial Safety and Health Association，簡稱 JISHA），亦為公法人機構，負責職災的預防業務（劉立文、許繼峰 2009）。

韓國的主管單位為「勞工部」（Ministry of Labor），職災補償保險業務由勞工部成立的專責公法人機構「韓國勞工福祉事業團」（Korea Labor Welfare Corporation）辦理，其下並設有「勞工職災醫療事業團」（Workers Accident Medical Corporation），負責管理職災醫療相關業務。此外，韓國勞工部設立「韓國職業安全衛生機構」（Korea Occupational Safety and Health Agency，簡稱 KOSHA），也是公法人機構，該機構的經費來源是職災保險基金，旨在推動職災的預防工作，包括教育、訓練、資料分析、調

查研究、政策規劃、國際交流等工作（劉立文、許繼峰 2009）。

在台灣，職災保險業務由勞工保險局負責。但勞保屬綜合性保險，以普通事故保險為主要業務；在勞保局每年數億的給付中，職災保險給付所佔比重不到 5%。台灣至今未有專責於職災保險業務的體系，也未能將職災補償結合災前預防與災後復健復工機制，整體制度仍相當殘缺混亂（詳見本書第 7 章）。

（三）職災保險的涵蓋對象：大多涵蓋所有受僱者

大多數國家（包括德國、法國、英國、瑞典、芬蘭、丹麥等[8]）將工商部門的所有受僱者強制納入職災保險；不論工作契約的長短，只要存有勞僱關係，雇主都有法定責任為其受僱員工繳納職災保費。對於公務員、政府部門受僱者、船員等，則大多另設分立的職災保險制度。至於自營作業者（self-employed）是否強制納保或採自願加保，不同國家規定不一（U.S.SSA 2006; U.S.SSA 2009a; U.S.SSA 2009b）。

以德國為例，職災保險涵蓋所有受僱者，其他如實習生、學徒、從事農業的家庭工作者、志工，甚至連各級學校（包括中小學）學生也都在職災保險的納保範圍；德國的職災保險涵蓋總人口的 85%，具有普遍保障的性質（姚玲珍 2011）。

反觀台灣，職災保險的納保方式依附在勞保；根據《勞保條例》，受僱於 5 人以下公司行號的工作者屬自願投保，並未強制[9]。然而，根據 2006 年的政府統計顯示，未滿 5 人的事業單位佔所有事業單位的 78%，僱用員工佔所有工商業受僱者的 20%（約 149 萬人）（行政院主計處 2006）。台灣有相當高比例的受僱者未納入職災保險，而且大多是小型事業單位員工及職災風險較高的族群。

（四）財源：職災保費由雇主全額負擔

　　職業補償的保費財源主要來自雇主，但有些國家亦由政府負擔部分財源。例如在日本，政府根據年度國家預算，在一定限額內提供經費補助；也有國家以一般國民為對象的公共醫療照護體系，提供職業傷病患者醫療服務（U.S.SSA 2006; U.S.SSA 2009a; U.S.SSA 2009b）。

　　關於職災保費費率，計算方式可區分為「統一費率制」（flat rate system）、「經驗費率制」（experience rate system）、「實績費率制」（merit rate system），以及前三種制度的「混合制」（mixed rate system），其運作特徵如表 6-4（蔡宏昭 2004）。

　　由於「實績費率」對高風險的企業可能會產生沈重的經濟負擔，因此大多數國家採「經驗費率」。台灣的職災保費則採「經驗費率」與「實績費率」混合制，對於 70 人以上的投保單位採「實績費率」，其他投保單位則採「經驗費率」，目前共分有 61 個行業，費率每 3 年調整一次。相較其他國家，台灣職災保險費率明顯遠低於國際水準，而且逐年下降。自1992 年以來，勞保職災平均費率從 1992 年的 0.9 ％ 逐次下降到最近 2010

表 6-4　職災保費費率制度種類

	統一費率制	經驗費率制	實績費率制	混合制
運作特徵	所有的投保單位均負擔相同的費率。	依據投保單位所屬的產業或行業屬性，以過去該產業或行業的職災發生整體狀況來計算保費。	以個別投保單位的職災給付總額與其累積的保費總額作實績比率，作為調整保費的依據。	前三種制度任意混合。
制度目的	簡便。	讓相同產業或行業的投保人共同分攤職災風險，發揮同舟共濟精神。	讓個別雇主有更強的經濟誘因投入職災預防工作。	

資料來源：蔡宏昭 2004；作者自行整理

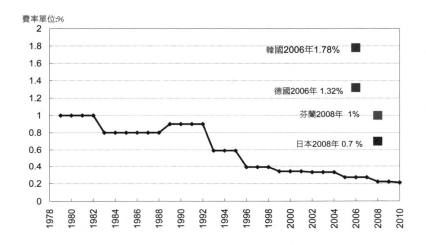

費率單位:%

圖 6-1　　台灣勞保職災保險平均費率的變化趨勢（1978-2010 年）

資料來源：美國社會安全署（Social Security Administration）, Social Security Programs Throughout the World: European, 2008; America, 2005; Asia and the Pacific, 2006；台灣資料來自勞保局統計年報。作者自行整理繪製

年的 0.21%（見圖 6-1），遠低於韓國（1.78%）、德國（1.32%）與芬蘭（1%）（U.S.SSA 2006; U.S.SSA 2009a; U.S.SSA 2009b）。

此外，與強制納保者相較，自願加保者（如職業工會會員）的普通事故保險費與職災事故保險費，均由勞工自行分攤 60%，政府補助 40%，而僱用這些員工的雇主，卻不需分攤任何職災保費，形成規避雇主責任的法律漏洞。

（五）給付內容、額度與方式：必須能充分照顧職災者或其遺屬的災後生活

職災補償的現金給付方式，大致可分為「一次金」（lump sum payment）與「定期金或年金」（periodical payment）兩大類。一般而言，對於傷害本身或傷害導致的直接花費，大多採一次金方式；而對於職災造成的長期性收入損失，則採年金方式給付，以彌補受災者或其遺屬的終身損失。職災補償包括醫療給付、失能給付、遺屬津貼及喪葬補助等。以下依據給付類別，整理如下（U.S.SSA 2006; U.S.SSA 2009a; U.S.SSA 2009b）：

1. 醫療給付（compensation for medical expenses）

目的在於協助職災者能持續接受醫療照護，直到身心健康復原為止，給付期間由醫療專業工作者判定。各國在給付細項有不少差異，但原則上職災勞工不需負擔醫療費用，給付內容大多涵括門診、手術、住院、藥品、照護、牙醫、復健、復健設備和交通。

2. 暫時失能給付（temporary disability benefits）

失能給付分為「暫時失能」和「永久失能」兩大類。暫時失能給付目的在彌補失能而無法工作期間的薪資補償，通常從職災受傷的時點開始給付，但有些制度設有 1 到 3 天的等待期，之後才開始給付。暫時性失能給付乃依照傷病程度，訂有一定的給付期間，例如 26 到 52 週，超過此一期限若仍為失能狀態，則轉為領取永久失能給付。失能給付的金額通常是受僱者受傷前薪資的某個比率，通常是 1/3/ 到 1/2，且給付金額也會比一般的疾病保險為優渥。

台灣的暫時失能給付與其他國家類似，第一年給付平均投保薪資的70%，第二年給付平均投保薪資的 50%，最多領取兩年。不過，由於台灣普遍存在勞保投保薪資遠低於實際薪資的問題，造成保險給付金額不足以維持職災者的災後生活。

3. 永久失能給付（permanent disability benefits）

依照失能程度，分為「永久完全失能」（permanent total disability）與「永久部分失能」（permanent partial disability）。在醫療專業評估下，職災者若被認定為「永久完全失能」，可請領「永久完全失能給付」；除非失能狀況有所改變，否則這項給付通常持續終身，或直至職災者可領取老

年年金的年齡。大多數制度定期給付勞工受傷前平均薪資的 2/3 到 3/4，給付額度的計算不受工作年資或投保年資的影響。

在「永久部分失能」方面，職災者依據失能程度，請領額度不等的失能給付。各國制度設計不一，但對於受傷程度較嚴重者，大多採年金制。部分國家（如德國、芬蘭），對失能程度較輕微的職災者採一次金方式發放給付；有些地方（如加拿大魁北克）在失能者找到工作，而新工作薪資低於原有薪資時，以補貼薪資差額的方式提供部分失能給付，直至領取老年年金的年齡為止。日本的失能給付也採年金制，僅有輕度失能者才可領取一次金；韓國則讓輕中度失能者可於失能年金或失能一次金間，兩者擇一請領。

台灣勞保條例在 2008 年修訂後，將普通事故的失能給付年金化，計算方式為平均月投保薪資 × 投保年資 × 1.55%，最低保障為每月 4,000 元 [10]；對於職災造成的失能，則以加發 20 個月投保薪資的一次金給予補償 [11]。然而，每月 4,000 元的最低保障，事實上難以因應當前生活所需，也遠低於國際水準與國際公約所建議的 60% 薪資替代率。

此外，台灣的職災失能給付竟將「投保年資」納入計算，造成投保年資較短的職災勞工，請領到較低額度的失能給付。勞保年資較短的勞工往往較年輕，職災造成的終身收入損失應高於年老者；然而，在目前制度下，反而請領到較低額度的失能給付，不符合國際公約與其他國家制度所彰顯的制度精神。此問題也呈現出台灣職災補償制度的混亂且主管機構未有專責機構，而造成如此荒謬的制度缺失。

4. 遺屬給付（survivor benefits）與喪葬補助（funeral grant）

大多數的職災保險制度提供遺屬給付，給付額度依據職災死亡者的原有薪資，以及配偶與子女的狀況而有不同。在配偶部分，給付期間通常至該配偶死亡或再婚為止；在子女部分，大多給付到成年（18 歲）為止。遺

屬給付的計算方式，為職災勞工死亡前平均薪資的某個比例。各國的喪葬
補助均為一次性給付。

（六）職災醫療制度：應與一般國民醫療作區隔

職災社會保險制度的特色，在於其經費來源由雇主全額負擔；與一般
社會保險保費財源大都由被保險人、雇主與政府三方分攤，有顯著差異。
職災醫療給付為職災補償的一部分，也被視為雇主補償責任的一環。然而，
制度設計上如何區隔職災醫療與一般國民醫療，並不容易。關於職災醫療
與一般國民醫療制度之間的關係，美國學者 Roemer 大致區分為以下幾類
（Roemer 1965）：

1. 職災醫療為「分立的公立制度」（separate arrangements within government）

由政府設置獨立的職災醫院，獨立於一般國民醫療體系之外，營運經
費來自政府監管的職災社會保險基金。此制度的優點是，醫護團隊專責於
職業傷病服務，包括職業病診斷、職業病調查、職業健檢、職災者災後的
復健復工等，與整體「職業健康服務」體系的整合度較佳。

以日本為例，自 1953 年起，日本政府於各地設立勞災醫院，至今全
國有 32 家。職災與職業病患者的診斷、治療、復健復工，以及職場員工
早期疾病的監測、員工健康管理、健康促進等活動，皆是勞災醫院的主要
業務。然而，日本政府在 1995 年之後，要求勞災醫院自負盈虧。經費日
益拮据的勞災醫院為了增加收入，紛紛開設一般醫療業務，勞災醫院的屬
性定位日益模糊（Kishimoto 2011; Yoshiro 2011）。

2. 職災醫療為「半整合型制度」（semi-integrated programs）

　　將職災醫療整合於一般國民醫療體系之中，職災勞工就醫時，在就醫程序上與一般國民相同，不同的是，職災勞工不需另外付費或另外申請核退，而是由職災保險機構全額並直接給付給醫院或醫師。一般而言，職災醫療給付的額度與項目，會優於一般國民醫療給付；法國與挪威屬此類型。此類體系的優點是就醫方便，普及率高，但缺點是，職業傷病醫療的專業性與獨特性較容易受到忽視。

3. 職災醫療為「完全整合型制度」（fully integrated national health programs）

　　對於全面採公醫制的國家，如英國、芬蘭等國，職災醫療完全整合至一般國民醫療照顧體系，就醫程序與服務內容相似。以英國為例，英國自1948 年以來便以「國民健康服務制度」（National Health Service）提供所有國民醫療照護；其財源大多來自政府稅收；職災相關的醫療費用，乃是由政府向雇主收取保險費，挹注於職業醫學部門。此制度同「半整合型」，也可能造成職業傷病醫療制度的專業性不容易凸顯的問題。

4. 職災醫療為「分立的私立制度」（separate and predominantly private arrangements）

　　將職災醫療的給付委由私人保險公司辦理。職災醫療或一般醫療服務由受僱者或雇主向私人保險公司購買，保險公司依據不同族群設計不同保險給付內容，並與醫療機構簽約。以美國為例，此種制度設計易造成醫療資源的貧富分配不均問題。

　　目前，台灣制度屬半整合型。政府在 1995 年全民健保開辦之後，基於便民與行政簡化考量，職災者的醫療費用先由健保局墊付給醫療院所，事後再由健保局與勞保局進行拆帳，核算勞保局應支付給健保局的金額，

但如此的制度設計卻造成許多職業傷病患者以健保身分就醫，台灣的職業傷病問題更被低估。有關台灣職災醫療制度的問題，將在下一章進一步討論。

註解

1.　本章部分內容改寫自：王嘉琪、鄭雅文、王榮德、郭育良 (2009) 職災補償制度的發展與台灣制度現況。台灣公共衛生雜誌 28(1): 1-15。以及林依瑩、鄭雅文、王榮德 (2009) 職災補償制度之國際比較及台灣制度之改革方向。台灣公共衛生雜誌 28(6)：459-474。

2.　英國1837年普通法判例（Priestly v Fowler）。原告 Priestly 是肉商 Fowler 的員工，某日受雇主 Fowler 指派，與工作伙伴一同運送肉品到市場，途中因馬車負荷過重，車軸斷裂、車身翻覆而導致重傷。法官以「車身翻覆乃是因為同伴裝載過多貨品」為由，判 Priestly 敗訴。法官認為，若因同伴過失（在此案例中，同伴負責裝載貨品）而導致員工在工作中受傷，受災者不能向雇主要求賠償；只有在雇主本人有過失時，才需要為受僱者的損害，負賠償責任。此判例引入的「共同僱用」（common employment）法理，一直到1948年才被廢除。

3.　包括炭疽熱、鉛中毒、水銀中毒、黃磷中毒、砷中毒、以及礦工的鉤蟲病。

4.　法案原文：Unfallversicherungsgesetz；英譯：Industrial Accidents Insurance Act。

5.　不過英國一直到二次世界大戰之後，才依據貝佛里奇（Beveridge）提出的報告書擬定《國民保險災害法》（The National Insurance Injuries Act），該法於1946年通過，才將個別雇主直接補償的責任改由社會保險來承擔。

6.　美國的職災補償制度始於1910年代，並於1949年擴及全國。

7.　德文原文：Sozialgesetzbuch, SGB VII；英譯：Social Security Act, Section VII。

8.　參考資料：法國研究機構 Eurogip 網頁資料 http://www.eurogip.fr/en/docs/。

9.　《勞保條例》第 8 條。

10.　《勞保條例》第 53 條。

11.　《勞保條例》第 54 條。

參考文獻

王榮德 (2008) 國際間職業傷病診斷、鑑定與補償制度發展趨勢與我國改進方向之研究。台北：行政院勞工委員會勞工安全衛生研究所。

王榮德、詹長權 (2006) 各國職業傷病補償制度研究。台北：行政院勞工委員會勞工安全衛生研究所。

行政院主計處 (2006) 95 年工商及服務業普查總報告。網址：http://www.dgbas.gov.tw/public/Attachment/9571801271.pdf。取用日期：2012 年 4 月 21 日。

姚玲珍 (2011) 德國社會保障制度。上海：人民出版社。
黃越欽、王惠玲、張其恆 (1995) 職災補償論——中美英德日五國比較。台北：五南。
劉立文、許繼峰 (2009) 各國職災保險制度中預防與重建作法之比較研究。台北：行政院勞工委員會勞工安全衛生研究所。
蔡宏昭 (2004) 社會福利經濟分析。台北：揚智文化。
尤素芬、陳美霞 (2007) 企業內安全衛生保護之勞工參與機制探析。台灣公共衛生雜誌 26(5): 419-432。

Birk, Rolf (2008) Report on Germany, in I. Paper presented at nternational workshop on the award system of occupational accidents and diseases for workers' compensation, National Chengchi University, Taipei, Taiwan.

Carter, Tim (2000) Diseases of occupations - a short history of their recognition and prevention. Pp. 917-925 in *Hunter's diseases of occupations*, edited by Peter J. Baxter, Peter H. Adams Tar-Ching Aw, Anne Cockcroft and J. Malcolm Harrington. New York: Oxford University Press.

Engelhard, Esther (2007) Shifts of Work-Related Injury Compensation. Background Analysis: The Concurrence of Compensation Schemes. Pp. 9-82 in *Shifts in Compensating Work-Related Injuries and Diseases*, edited by Saskia Klosse and Ton Hartlief. Vienna: Springer-Verlag/Wien.

EUROGIP (2005) Accidents at work and occupational diseases: flat rate or full reparation? European survey on the conditions of compensation for the victims, edited by EUROGIP.

Froneberg, Brigitte, Sven Timm, Falk Liebers, Michael Ertel, Andrea Lorenz and Daniel Grünes (2010) *The national profile of the occupational safety and health systems in Germany*. Sankt Augustin, Germany: DGUV. 網 址： http://www.ilo.org/wcmsp5/groups/public/---ed_protect/---protrav/---safework/documents/policy/wcms_186995.pdf. 。取用日期：2012 年 10 月 30 日。

Hamlin, Christopher (2009) The history and development of public health in developed countries. Pp. 20-38 in *Oxford Textbook of Public Health*. Oxford: Oxford University Press.

Harrington, J. Malcolm (2000) Compensation schemes for industrial injuries and diseases. Pp. 37-42 in *Hunter's disease of occupations*, edited by Peter J. Baxter, Peter H. Adams Tar-Ching Aw, Anne Cockcroft and J. Malcolm Harrington. New York: Oxford University Press.

Kishimoto, Takumi (2011) Function and role of physicians at Rosai Hospital in Japan. Pp. 8-12. Paper presented at International Conference of Occupational disease and Injury Services (ICODIS, 職業傷病防治服務國際研討會), National Taiwan University, Taipei, Taiwan.

Porter, Dorothy (1997) Public health and centralization: the Victorian British state. Pp. 19-34 in *Oxford Textbook of Public Health*, edited by Roger Detels, Walter Holland,

James McEwen and Gilbert S. Omenn. Oxford Oxford University Press.

Roemer, Milton I. (1965) Workmen's compensation and national health insurance programs abroad. *American Journal of Public Health* 55(2): 209-214.

U.S.SSA, (U.S. Social Security Administration) (2006) *Social Security Programs Throughout the World: The Americas, 2005*. Washington, DC: US Social Security Administration.

——(2009a) *Social Security Programs Throughout the World: Asia and the Pacific, 2008*. Washington, DC: US Social Security Administration.

—— (2009b) *Social Security Programs Throughout the World: Europe, 2008*. Washington, DC: US Social Security Administration.

Yoshiro, Nasu (2011). Pp. 13-16. Paper presented at International Conference of Occupational disease and Injury Services (ICODIS, 職業傷病防治服務國際研討會), National Taiwan University, Taipei, Taiwan.

第七章
台灣職災補償制度的現況與問題 [1]

鄭雅文、王嘉琪、王榮德、郭育良

　　工作者在遭遇職業傷病時,如何尋求補償救濟?台灣的法律制度如何設計?是適用《勞保條例》?《勞基法》?《職業災害勞工保護法》?《民法》?還是其他?上述法條依據什麼法理原則來界定職災的補償責任?實際運作又出現什麼問題?

　　本章回顧台灣職災補償制度的發展歷程與制度現況。我們發現,台灣職災補償制度不僅法源混亂、申請流程繁瑣複雜、給付內容問題重重,更缺乏有效的職災預防機制。我們認為,職災爭議導致的勞雇衝突與訴訟不斷發生,惡化勞雇衝突並帶來龐大的社會成本,最核心的問題在於:職災社會保險對於勞工的給付不足;對於雇主而言,則仍未免除個別雇主的補償責任。就其癥結,乃源自於混亂的《勞基法》與《勞保條例》雙軌制度。勞委會近來對《職災勞工保護法》提出修法,但卻是東修一點,西補一塊,不僅未解決台灣職災補償制度法源疊床架屋的問題,還可能帶來更多的混亂。長久以來,學者專家不斷指出職災保險單獨立法的必要性,但政府部門卻不為所動,未有改革動機。

　　本章參考國際制度經驗,指出台灣制度的現況問題,並提出制度改革的方向。

　　簡先生為某電信公司資深員工，常側彎頸部，用左邊面頰及左肩夾住話筒，以空出雙手進行電路維修。幾年前開始出現左手肌肉酸麻萎縮現象，醫師認為與睡姿不良有關，治療後並無改善。2000 年前後，該公司因配合民營化而大幅精簡人力，簡先生工作量加倍，原本管一局變成要管兩局。2001 年 8 月颱風來襲，之後大量的電話維修工作使簡先生病情急遽惡化，嚴重到無法工作，只好提前辦理退休；退休前曾嘗試申請職業傷病給付，但被勞保局駁回。（鄭雅文，訪談記錄，2006/07/23）

　　曾女士於 1983 年進入中山科學研究所（現改制為漢翔工業）擔任製圖員，工作期間疑似暴露於游離輻射、苯與其他化學藥劑；工作 11 年後，於 1994 年罹患「急性骨髓性白血病」（俗稱血癌），時年 31 歲。曾女士認為與工作有關，因此向勞保局申請職業傷病補償，但勞保局認定非屬職業災害，不予補償。曾女士不服，向行政法院提起訴訟；法院委由職業醫學人員介入調查，發現漢翔在 1983 年至 1998 年 16 年間，確定有 8 名員工罹患白血病，罹病人數高於預期值百倍以上，且有明顯的同工作區域「群聚現象」。此訴訟案在纏訟多年後，法官於 2011 年判定曾女士罹患的白血病屬職業病，判勞保局敗訴。（台北高等行政法院 98 年度訴字第 312 號裁判書；98 年度訴字第 1520 號裁判書）

　　台灣鎳業副領班李先生聲淚俱下控訴，6 年前公司就發現第 1 線員工尿液含鎳卻未告知，去年他罹患肺腺癌、切除 1/3 肺臟，才發現切除部分有高濃度的鎳；他向公司索取職業病認定單，卻被公司趕出，要他立刻申請退休，還說：「不要申請職業病認定，就可加發 6 個月退休金。」李先生控訴勞委會不聞不問，申請職災門診單也受刁難……；勞保局職災醫療給付科長在會中表示，勞保局核發職災醫療書單時沒處理好，造成李先生及家屬不愉快，勞保局感到難過，且要道歉；未來勞保局核發勞工職災門診單會更便民，只要被保險人持有醫師診斷證明或職災醫療給付通知單，

一律當場核發職災門診單……。（蘋果日報，2011 年 4 月 23 日；大紀元報導，2011 年 4 月 22 日）

年資 21 年的余姓髮型女設計師，前年起到百元快剪店任職，工作 7 個月後，右手肘關節開始疼痛，經台大醫院診斷為「右手肱骨髁上炎」職業病，向店家求償無法工作一年餘的職業災害損失。士林地方法院認為，不論有無故意過失，雇主對職災都應負補償責任，扣除余女已領的勞保給付 8 萬 6961 元，判決店家應給付余女 21 萬 8285 元，但本案仍可上訴……（自由時報，2012 年 7 月 10 日）

一、前言

台灣在 2010 年一年間，有 6 萬多人次請領勞保職業災害給付，其中包括 3,731 件職災導致的失能案例、642 件死亡職災。如果考慮受災者申請勞保給付時的種種障礙，包括許多職災者不知如何申請、雇主故意刁難、投保身分不符，以及許多未加入勞保的工作者[2]，實際發生的職災的案件必然高於這個數字。過去，藍領工作者被認為是發生職災的高危險群，但近年來專業性工作者如醫師、護理人員、社工師、工程師等等，也出現不少職災認定爭議。

工作者發生職災之後，雇主避不見面、甚至被解僱、被退掉勞健保、求償無門，或因經濟壓力而以低價草草和解的情形並不在少數。即便近年來勞委會與「法律扶助基金會」合作協助職災勞工提出法律訴訟[3]，但職災勞工面對曠日廢時、沒有經濟收入的纏訟過程中，飽受身心壓力。

如前一章所述，大多數工業先進國家在 1950 年代之前就已建立了「職災補償制度」，並有獨立的法源依據。各國職災補償制度形式不一，但核心精神是共通的，包括：（1）採「無過失主義」，亦即，只要確認為職災，不論雇主或受僱者是否有過失，一律由雇主給予補償；（2）以強制性社

會保險形式，分攤個別雇主的補償責任，亦即，雇主不需再負擔個別補償責任；（3）職災保費由雇主「全額」負擔，以落實雇主責任，且雇主保費由職災防治的表現來決定；（4）職災保險的運作，必須由勞雇雙方共同監督管理，且必須能結合災前預防、災後補償，以及返回社會之重建；（5）職災的認定，必須有一套公平且有效率的認定程序，應避免曠日廢時的法律訴訟；（6）補償內容與額度，必須能充分保障受災者或其遺屬災後生活。

　　反觀台灣，職災補償相關法規散落於《勞保條例》、《勞基法》、《職保法》、《民法》等處，不僅給付計算方式不一，法規涵蓋範圍不一致，制度設計也相當混亂，光是勞保本身就問題叢生。例如，有相當高比例的勞工未強制納保、罹災後被雇主退保、給付額度過低；甚至在永久失能的給付上，勞保局竟將投保年資納入計算，造成年資較短、理論上終身損失較高的年輕職災者，反而領到比較少的失能給付，完全不符合國際公約與其他國家制度彰顯的制度精神。

　　本章回顧台灣職災補償制度的發展歷程與制度現況，並參考國際制度經驗，指出台灣制度的改革方向。

二、台灣職災補償制度的緣起與變革

　　台灣在 1958 年《勞保條例》施行之前，職災損害賠償的請求權係以民法「侵權行為損害賠償」為依據。《勞保條例》施行後，成為職災補償制度的主要法源，以「無過失主義」及「社會保險」為立法精神。但另有1974 年頒布的《勞工安全衛生法》加諸於雇主的「過失責任」、1984 年頒布的《勞動基準法》加諸於雇主的「無過失補償責任」、1999 年修訂《民法債編》新增的僱用人「無過失賠償責任」，以及 2002 年施行的《職災勞工保護法》。

　　台灣職災補償制度的相關法令十分複雜，相較於工業先進國家制度的

發展過程，台灣的制度變革也非常特殊。以下我們先依立法時間，簡述上述法規制度的沿革與內容。

（一）《勞工保險條例》

台灣在戰後初期仍屬農業社會，但國民黨政府擔心勞工形成政治勢力，遷台後隨即在 1950 年以行政命令頒布《台灣省勞工保險辦法及其施行細則》，1958 年正式頒布《勞工保險條例》[4]。

勞保屬綜合性的社會保險。在開辦之初，給付項目包含「生育」、「傷害」、「疾病」（初期僅有住院醫療給付）、「殘廢」、「老年」及「死亡」等六類，並沒有特別區分「職業災害保險」項目。保險費方面則採綜合保險費率，職災保險與一般事故保險的財務並未區分。

《勞保條例》歷經多次增修訂，並有不少相關細則公布，與職業災害有關的增修可參見表 7-1。

表 7-1　《勞保條例》中有關職業災害的主要變革

年代	主要變革
1958	• 「勞保條例」頒布。
1964	• 開始有勞保「職業傷病」現金給付的統計數據。
1968	• 擴增殘廢給付項目；提高給付標準；修訂職業病種類；「勞工保險被保險人因執行職務而致傷病審查準則」准予備查。
1971	• 「勞工保險被保險人因執行職務而致傷病審查準則」修正備查。
1979	• 保險項目區分為「普通事故保險」與「職業災害保險」兩大類；職災保險費率獨立計算並全額由雇主負擔，費率每三年調整一次，以促進雇主重視職災預防；修訂職業病種類。
1981	• 公布「勞工保險被保險人因執行職務而致傷病審查準則」，全文 19 條。
1987	• 勞動統計年報開始有「職業病」現金給付統計數據。
1991	• 修訂「勞工保險被保險人因執行職務而致傷病審查準則」，主要增列職業病認定要件。
1995	• 「普通事故」的「醫療給付」停止適用，改由健保給付；「職業災害」的「醫療給付」由健保代辦，勞保支付。

表 7-1　《勞保條例》中有關職業災害的主要變革（續）

年代	主要變革
1995	• 公布「勞工保險職業災害保險實績費率實施辦法」，職災保險費率採實績費率制，保險費費率依各產業整體的職災風險訂定；一定人數（70人）以上的投保單位，依照職災給付總額，調整其費率。 • 公布「勞工保險塵肺症審定準則」，放寬塵肺症補償的審定標準（由原第四症度改為第二症度）。
1996	• 增定公布「職業病種類表」，將職業病區分為物理性、化學性、生物性及其他等四類。
1997	• 修訂「勞工保險被保險人因執行職務而致傷病審查準則」，主要增列職業病認定要件（種類表）。
1998	• 公布「勞保被保險人離職退保後經診斷確定罹有職業病請領職業災害保險給付作業處理」。
2003	• 修訂「勞工保險被保險人因執行職務而致傷病審查準則」第9、10、18條條文，增訂第22-1條條文。
2004	• 頒布「職業引起急性循環系統疾病診斷認定基準」。
2008	• 7月，「勞保條例」修正案三讀通過；給付年金化（老年年金、一般事故失能年金、一般事故遺屬年金）；2009年1月施行。

作者自行整理

　　其中，重要的制度改革包括以下幾點：（1）1979年「勞保」區分為「普通事故保險」與「職業災害保險」兩大類，職災保險費率獨立計算並全額由雇主負擔，正式進入職災保險財務分立階段；（2）1981年公布《勞工保險被保險人因執行職務而致傷病準則》，成為判定職業傷病的主要依據。（3）1995年全民健保開辦之後，普通事故的醫療給付停止適用；（4）同年，職災保險費費率改採實績費率；（5）1990年代中期之後，由於職業病認定爭議日益增加，陸續頒布修訂相關的認定辦法；（6）2008年，勞保條例修訂，將「老年給付」與一般事故的「失能給付」及「死亡（遺屬）給付」年金化。

　　在勞保開辦初期，有固定雇主的受僱者，其保險費負擔方式為勞工25%，雇主75%；無固定雇主勞工則為勞工70%，政府30%。在歷次修法後，政府保費負擔比重明顯增加。目前的勞保保險費區分為「普通事故保險費」

表 7-2　台灣目前勞工保險的保險費分攤方式

勞工類別　　分攤者	普通事故保險費		職業災害保險費	
	有固定雇主	職業工會／自願加保	有固定雇主	職業工會／自願加保
雇主（投保單位）	70 %	---	100 %	---
受僱者（被保險人）	20 %	60 %	---	60 %
政府補助	10 %	40 %	---	40 %

作者自行整理

與「職業災害保險費」兩大類，分攤方式如表 7-2 所示。

　　值得注意的是，有固定雇主的勞工，其職災保險費必須由雇主全額負擔，此分攤方式符合國際制度精神；然而，無固定雇主的勞工或未強制納保的 5 人以下事業單位勞工，必須以「職業工會」會員身分加保，且必須自行負擔 60% 的職災保費。

　　從以上的回顧可發現，《勞工保險條例》在開辦之初，並不是以職災補償為目的。即使到現今，「職業災害」也不是勞保主要業務；近年來，勞保職災給付的總額，僅佔所有勞保給付不到 5%。

（二）《勞工安全衛生法》

　　台灣在 1970 年代初期，連續發生多起重大職災與職業傷病事件，包括電子業女工集體中毒死亡事件，催生了 1974 年立法通過《勞工安全衛生法》，成為規範職場安全衛生條件的母法。依據此法，雇主有責任維護工作場所的安全與健康，若檢查機構發現事業單位有違法情形，可處以罰鍰、限期改善或勒令停工。該法也規定雇主必須通報重大職災發生（死亡職災或罹災人數在 3 人以上者），勞動檢查機構在接獲通報後應進行檢查，若發現雇主有違法事實而導致重大職災，應處以「過失責任」的刑事處分。

（三）《勞動基準法》

　　1984 年頒布施行的《勞動基準法》旨在規範最低標準的勞動條件，包括工資、工時、休假、退休、解僱等工作權保障等事項。但《勞基法》第 7 章「職業災害補償」條文（第 59 至 63 條），則又確立個別雇主必須對職災勞工負「無過失補償責任」。

（四）《民法》

　　民法係採「過失責任」主義，亦即，無過失即無責任。根據民法，受災勞工遭遇職災時，不僅勞工本身必須證明無過失，而且也必須證明雇主或加害人具有過失，使得請求賠償；且勞工必須向法院提出訴訟，方得請求因職災導致的醫療費用、工資，或其他身心功能損失。

　　但民法債編在 1999 年修正後，新增第 487 條之一：「受僱人服勞務，因非可歸責於自己之事由，致受損害者，得向僱用人請求賠償。」此增訂條文建立了雇主「無過失賠償責任」，亦即，縱使雇主無過失，只要勞工能證明自身無過失，基於勞雇契約的從屬性，仍可要求雇主負擔賠償責任（元照出版公司 1999；劉士豪 2008）。

（五）《職業災害勞工保護法》

　　台灣過去有關職災的法律規範皆由政府行政部門主導，但 2001 年三讀通過的《職災勞工保護法》，則由「工作傷害受害人協會」、「工人立法行動委員會」等勞工團體推動。該法原始立法動機，是希望將散落在《勞基法》與《勞保條例》有關職業災害補償的規定整合至單一法律，以建立完整獨立的職業災害補償體系[5]（中華民國立法院 1999）。然而，最後通過的版本僅採納勞工團體的部分意見。

　　與既有制度相較，《職保法》主要的突破包括：對未加入勞保而雇主又未依據《勞基法》給予補償的職災勞工給予職災殘廢、死亡補助，提供職災致殘者各種生活津貼，放寬續保資格，設立職災保護專款以補助職災預防與職災勞工重建工作。但對於整體職災補償制度而言，《職保法》屬補充性質，並沒有改變既有體制。

　　值得注意的是，《職保法》第 7 條規定：「勞工因職業災害所致之損害，雇主應負賠償責任。但雇主能證明無過失者，不在此限。」也就是說，雇主若能證明自己無過失，則不需要負擔賠償責任，又推翻了民法 1999 年第 487 條之一的修訂。《職保法》為特別法，在適用上優先於普通法，因此民法增訂的「雇主無過失賠償責任」無法成立（劉士豪 2008）。我國職災法律制度混亂，可見一斑。

三、台灣職災補償制度的現況與問題

（一）疊床架屋的法律制度

　　台灣現行的職災補償制度基本上是以《勞保條例》為基礎，採強制性社會保險制度，由政府設立單一保險機構，即「勞工保險局」，徵收保險費並主管保險給付相關業務；保險費分攤方式如上節所述。另外，又加上《勞基法》加諸於個別雇主的「無過失」補償，共同架構而成雙軌制（黃越欽等 1995；邱駿彥 1998）。

　　如圖 7-1 所示，當工作者發生災害或罹病的時候，必須先經診斷，確認為與工作相關的職業災害；若職災者有投保勞保，就可請領勞保職災給付；若所屬的行業適用《勞基法》，職災者又可依據《勞基法》，要求雇主負擔補償責任。此外，若是勞工可舉證雇主有過失（如：違反《勞工安全衛生法》），則可尋求民事損害賠償，形成多重保障機制。然而，由於法規之間是連動的，雇主往往擔心如果勞保職災確立後，可能必須連帶負

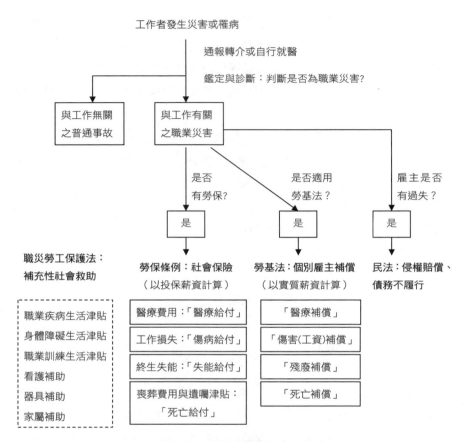

圖 7-1　台灣職災補償制度概況與內容

本圖作者自繪

擔《勞基法》的個別補償責任，甚至可能需負擔民事與刑事責任[6]，因此往往隱匿不報或強力阻撓，造成受災勞工甚至連最基本的勞保給付都難以取得。

　　台灣目前的職災補償制度與相關法令規則十分複雜，彼此之間又有互相抵充的關係，且計算方式不一。以下我們概要介紹這些法規制度的內容。

1.《勞工保險條例》：以強制性社會保險提供保險給付

　　勞保「職業災害保險」包括「醫療」、「傷病」、「失能」及「死亡」等四種。在 1995 年全民健保開辦之後，基於便民考量，勞保職災的「醫療給付」改由全民健保代辦，但仍由勞保職災基金支付。不過實務上，先由醫療院所向健保局申報，以請領醫療費用，之後健保局再與勞保局拆帳，核算勞保局應支付給健保局的金額[7]。

　　對勞保被保險人而言，發生職災時，若以勞保職災身分就醫，可免除健保規定的部分負擔、住院期間的膳食費用亦可減半（皆由勞保給付）。然而，要取得勞保職災身分必須先經過職業傷病認定，程序複雜；相對而言，以健保就醫則十分方便，因此不少職災勞工以健保身分就醫，造成部分職災醫療費用轉由全民健保吸收。

　　根據《勞保條例》第 34、36 條，被保險人因罹患職業傷病不能工作，以致無法取得原有薪資，可請領勞保職災的「傷病給付」，於發生不能工作的第 4 天開始發放，每半個月發一次，按事故前 6 個月的平均月投保薪資的 70% 發給；若經過一年尚未痊癒者，第二年減為投保月薪的 50%，最多請領兩年。

　　職災「失能給付」（原稱「殘廢給付」）則是在職災者發生不能復原的永久性失能，並在治療終止或領取「傷病給付」期滿後，經診斷認定並按失能等級，請領職業傷病失能一次金（lump sum payment）。若勞工因職災死亡，家屬除了請領一般事故的「喪葬津貼」、「遺屬年金」之外，可另請領「職災死亡補償一次金」[8]。

2.《勞動基準法》：個別雇主被課以無過失職災補償責任

　　《勞基法》第 59 條規定：「勞工因遭遇職業災害而致死亡、殘廢、

傷害或疾病時，雇主應依規定予以補償。但如同一事故，依勞工保險條例或其他法令規定，已由雇主支付費用補償者，雇主得予以抵充之。」也就是說，若受災勞工已領取到勞保職災給付，雇主可將之拿來抵充《勞基法》所規定的補償金。

在《勞基法》職災「醫療補償」方面，由於醫療費用已有勞保醫療給付，雇主僅需補足勞工自費部分。

在職災「傷害補償」部分，根據《勞基法》第 59 條，職災勞工在醫療期間無法工作，雇主應該按照勞工原領工資，給予全額的補償，最多 2 年。若屆滿 2 年仍未能痊癒，經醫師認定失能後，雇主得一次給付 40 個月的平均實際工資後免責。

與《勞保條例》的職災「傷病給付」相比較，《勞基法》規定雇主應補償受災者全額的實際工資，但勞保僅給付投保薪資的部分額度（第一年七成、第二年五成）。然而，勞保投保薪資往往低於實際薪資，因此職災勞工即使能順利通過職災認定而請領到勞保職災給付，仍可能會面臨實質收入遞減的經濟困境。

舉例來說，某勞工實際月薪為 28,000 元，但勞保投保薪資為 20,000 元。在發生職災而無法工作之後，勞保在第一年提供每月七成投保薪資的「傷病給付」（14,000），但依據《勞基法》，雇主必須補償差額（28,000-14,000 ＝ 14,000）。在第二年，勞保付五成的投保薪資（10,000），而依據《勞基法》，雇主必須補償其差額（28,000-10,000 ＝ 18,000）。對於職災者而言，為了生活，當然會希望依據《勞基法》，要求雇主在兩年期間給予額外的薪資補償。但對雇主而言補償金額頗高，因此很自然地，也會在勞工開始申請勞保職災認定時就加以阻撓。

勞工在災後兩年後若未能痊癒，經醫院診斷確認有殘廢者，雇主應依據殘廢等級，一次給予「殘廢補償」，其標準比照《勞保條例》，但仍以實際薪資計算；雇主也得一次給付 40 個月的平均薪資後，免除此項補償責任。如果職災致死，雇主應一次給與總共 45 個月的喪葬與死亡補償。

上述個別雇主的補償責任，皆和勞保給付有相互抵充的關係。

我們認為，台灣職災爭議導致勞雇衝突不斷，最核心的問題在於：職災社會保險對於勞工的給付不足，對於雇主而言，則仍未免除個別雇主的補償責任。就其癥結，乃源自於《勞基法》與《勞保條例》對職災補償的混亂「雙軌制」所致。

3.《職災勞工保護法》

2002 年頒布施行的《職災勞工保護法》則對勞保勞工與未納保勞工提供了一些補充性的救助。

依據《職災勞工保護法》，勞保職災勞工可在請領完職災「傷病給付」或「失能（殘廢）給付」後，再請領每月 1,500 至 12,000 元不等的生活津貼，以及器具補助或看護補助；但必須證明身體存有障礙而無法正常工作，並且符合各種給付標準；請領時間最多 5 年。勞保投保勞工若由醫師診斷確定有職業相關傷病，且無法正常工作，但卻因故無法領取到勞保給付者，也可請領上述生活津貼與補助。如果勞保勞工因職災死亡，勞保局認定其遺屬生活困難，也可另外給予 10 萬元的「勞工家屬死亡補助」。上述津貼補助經費皆由勞保職災基金支付。

對於未加入勞工保險的勞工，發生職業災害時也可請領上述的每月津貼，期間最多 3 年；若發生永久性失能或死亡，但個別雇主卻未依《勞基法》給予補償時，也可比照勞保，以最低勞保投保薪資請請「殘廢給付」或總共 45 個月的「死亡補助」。值得注意的是，此部分的補助經費來自公務預算，並非來自雇主繳納的職災保險基金，因此屬於社會救助而非社會保險。

4.《民法》：民事賠償責任

無過失主義的《勞保條例》社會保險與《勞基法》的個別雇主補償，

並沒有解除雇主的民事責任。當職災的發生被證明與雇主的故意或過失有關時，受災勞工除了可向勞保局及雇主分別請求保險給付與補償之外，尚可依民法侵權規定，要求雇主負擔賠償責任，按照雇主過失的大小或受災者損害的輕重，要求人身損害、財產損害、生命健康損害（如精神慰撫金）等賠償。

《勞基法》乃是民法的特別法，為保障勞工於不幸罹災之時，可以免去與雇主就民事責任纏訟，得以立即受到補償。然而，勞基法並未否定雇主的民事損害賠償責任。《勞基法》第 60 條規定：「雇主依前條規定給付之補償金額，得抵充就同一事故所生損害之賠償金額。」此法條僅規定勞工不可對「同一事故所生損害」請求雙重給付，由此可知我國職災補償與民事損害賠償兩者之間，也是採「互相調整抵充」的形式。

（二）繁雜費時的職災保險給付申請流程

勞保勞工在遭遇職災或疑似罹患職業病時，如何尋求勞保的職業傷病給付，或依《勞基法》尋求補償呢？勞保局為了讓社會大眾瞭解勞保權益，在 2006 年 7 月印製「勞保住院權益完全精通手冊」。內容流程似乎清楚易懂，但實際流程卻有不少障礙。以下就幾個程序進行討論：

1. 職災發生後，如何以勞保職災身分就醫？

勞保職災勞工在就醫時，以職災身分可免除健保的部分負擔，但首先必須向投保單位（即雇主；若無固定雇主則為「職業工會」）或勞保局索取「職業傷病門診單」或「住院申請單」（以下簡稱「職業傷病醫療書單」⁹），再拿著此書單，連同健保卡與身分證到健保特約醫院就醫。

如果職災勞工是在緊急狀況之下就醫，可先以健保身分就醫，按照健保規定繳交部分負擔等費用，但必須在就醫日起 7 天之內，補送上述「職

業傷病醫療書單」到醫院，才能改為勞保職災身分，並依此向醫院申請退費。

　　不過，實際上許多職災勞工根本不知道相關資訊，醫院也很少主動告知。在遭遇重大職災就醫期間7天之內，職災者與家屬除了資訊不足之外，往往也難以撥空請領上述書單；即使有意願申請，此書單取得也有困難，因為雇主會顧慮公司形象名譽、職災保費可能會提高，以及後續的《勞基法》補償責任或民事責任，而不願意發放「職業傷病醫療書單」。

　　2003年《勞保條例》修訂之後，若雇主沒有按照規定發放上述書單給勞工時，勞工也可到勞保局各地區辦事處申請，但仍須經勞保局查明投保有效、投保單位沒有欠費、勞工沒有被雇主退保，才能領取。從台大職業傷病診治中心近年來蒐集的個案經驗可發現，不到5%的職災勞工直接從公司取得書單，約48%的勞工透過「照會開單」的方式由職業傷病診治中心開具領取，其他則由勞保局發放，顯示雇主發放「職業傷病醫療書單」的意願相當低落。

　　目前職災勞工可直接向勞保局、職業醫學專科醫師，或地區教學醫院以上的醫院專科醫師請領「職業傷病醫療書單」，但實務上還是出現勞保局承辦人員又叫職災勞工回去找雇主拿，或要求勞工必須帶回給雇主蓋章之後才可使用的情形；而且「職業傷病醫療書單」只能在同一醫院使用，若要到其他醫院看診，又要重新申請書單。

2. 懷疑是職業病？如何取得「職業傷病醫療書單」？

　　若勞工罹患的是病因不明確的慢性疾病，懷疑與工作有關時，勞工必須先向投保單位（公司或職業工會）領取「職業傷病醫療書單申請表」，填妥後再由投保單位代為向勞保局申請。但是，雇主通常會要求勞工先出具「職業病診斷證明書」。

　　近年來在職業醫學科醫師的呼籲之下，勞保局簡化程序為，勞工亦可

直接向勞保局領取「職業傷病醫療書單」，或由醫師直接開立「職業病門診單」，一份可使用六次。依目前的規定[10]，任何領有執業執照的醫師皆可直接開具「職業病門診單」。但是弔詭的是，勞工若要直接從勞保局或醫師那邊拿到此書單，仍必須先經醫師診斷確立為職業病。繞來繞去，很多職業病勞工只好以健保身分或其他自費方式，先到有職業醫學專科門診的醫院就診，尋求職業病認定並取得「職業病診斷證明書」，才能順利取得「職業傷病醫療書單」。

3. 如何取得「職業病診斷證明書」？

除了職業醫學專科醫師之外，幾乎沒有醫師會花費龐大的時間精力來診斷並開具「職業病診斷證明書」及「職業病門診單」。台灣設有職業病門診的醫院不多（36家左右），且大多位於都會區的大型醫院，目前也僅有兩百多位醫師具有職業醫學專科資格，其中又僅有非常少數的醫師能熱心積極地投入職業病診治工作。

在缺乏適當配套的狀況下，職醫面臨許多困境。例如，對醫院而言，職業醫學科幾乎沒有利潤可言，因此不被鼓勵，對醫院與醫師本身都缺乏經濟誘因；個別醫師面臨來自雇主的壓力，以及後續訴訟可能必須出庭說明的困擾；在診斷時，《勞保條例》「職業病種類表」之外的疾病必須花費大量時間精力進行調查，但職場暴露資料往往難以取得，使得慢性病的因果關係難以判斷。

4. 如何申請勞保職災「傷病給付」？如何被認定為「職災」？

即使勞工順利取得職業醫學專科醫師的「職業病診斷證明書」，也只在申請補償救濟的過程中前進一小步而已。如果要申請勞保的職災給付，職災者除了需有「職業傷病醫療書單」之外，還必須依不同狀況備妥「勞

保傷病給付申請書」、「勞工保險職業病歷報告書」、「職業疾病生活津
貼申請書」、或「上下班公出途中發生事故而致傷害證明書」等繁雜文件，
若是職業病則需備有「職業病診斷證明書」，送至勞保局申請給付。

　　進入勞保程序後，當勞雇任一方對勞保局的給付認定有異議時，則可
依「勞工保險爭議事項審議辦法」，由申請人接到勞保局核定通知文件的
翌日起 60 日內，填具「勞工保險爭議事項審議申請書」，並檢附相關證件，
再向「勞工保險監理委員會」申請審議。勞雇任一方如果對審議結果仍有
異議，則可再向行政院勞工委員會提請訴願，由勞委會召開鑑定委員會。

　　另一方面，受災勞工也可在取得診斷書後，直接向地方政府勞工主管
機關申請認定 [11]。此時勞雇雙方常處於緊張關係，而行政部門（尤其地方
政府）可能會受到地方政經勢力影響，或任由勞雇雙方自行協調。大多數
職災者對勞保或其他勞動權益並不清楚，顯示勞工教育相當不足；職災勞
工在遭遇身心理創傷之餘，還必須在勞保局、勞工局與民間團體等單位間，
重複往返收集資訊。

5. 最後的管道：進入行政訴訟？

　　受災者若不服上述勞保局審議或訴願的結果，可進入行政訴訟階段。
由於訴訟的對象為勞保局，屬公法人機關，根據現行規定，必須由該機關
所在地的行政法院管轄；勞保局位於台北市，職權係屬台北高等行政法院
管轄。因此，許多職災勞工必須舟車往返，前來台北市處理行政訴訟案，
不僅所費不貲，過程往往耗費龐大的時間精力。

　　從司法院「裁判書」查詢系統，依「勞」字第檢索，分析台北高等行政
法院所受理的勞保相關訴訟案件 [12]，可發現不論是申請職業傷災或職業病給
付，甚至僅是申請普通給付，勞方勝訴的比率並不高。職業傷災訴訟爭議的
主軸，也多以投保薪資、給付計算、殘障等級鑑定等議題為多。在職業病認
定方面，法官扮演的角色多為程序審查（如：訴願書送達時間、當事人適格

等問題），而非實體審查；也就是說，在職業病的實體認定部分往往仰賴勞委會或勞保局的鑑定、或職業病醫師的判斷，法官僅就程序進行審查。

由於勞保的職災認定與《勞基法》職災認定連動，換句話說，一旦勞保局認定為職災，也意味著雇主必須依《勞基法》給予補償，因此雇主抵制頗為常見。至於民事賠償方面，勞工必須提出訴訟並舉證雇主有過失，困難度更高。

四、問題檢討與政策建議

在其他國家，職災保險的保費由雇主全額支付，費率依據個別職場的職災風險作調整。一旦發生職業傷病，主要由職災保險機構負責蒐證與認定；若遇有爭議案件，保險機構會將相關資料送至專業機構尋求協助；一旦業者被發現有違反勞動保護或職業安全健康的規範，則會被政府處以鉅額罰款。以芬蘭為例，幾乎所有個案都能透過此機制得到適當補償的處置，少有職災勞工需要透過法律訴訟來尋求補償[13]。

但在台灣，職災保險制度的缺失，造成訴訟案件不斷，惡化勞雇衝突並帶來龐大的社會成本，實為政府的失職。我們綜合國際制度經驗，整理台灣制度的主要問題，並提出以下的改革建議。

（一）職災保險應單獨立法

大多數先進國家的職災保險制度皆有獨立的法源；受災勞工通常只能在「無過失責任」社會保險補償，與侵權行為過失損害賠償兩者間，擇一行使（王榮德、詹長權 2006；王榮德 2008）。反觀台灣，職災補償制度相當複雜，相關法規分散各處，不僅過於繁雜且計算方式不一，各法規涵括的人口範圍也不同。如前文所述，勞保給付額度常低於《勞基法》所規範的雇主補償金額，兩者雖可互相抵充，但彼此連動，造成雇主會擔心勞保

職災成立後，將伴隨勞基法的補償責任，因此時常阻撓受災者的勞保申請，造成許多職災勞工連基本勞保給付都無法取得。

勞委會在 2011 年推出《職災勞工保護法》修正草案[14]，但修訂內容頗有問題。例如，同時使用「補償」、「保險給付」、「津貼」、「補助」、「雇主賠償責任」、「雇主過失」、「雇主能證明無過失」等法律用語，但這些名詞對應的卻是法理原則截然不同的制度。此種殘補式修法不僅未能解決台灣職災補償制度法源疊床架屋的問題，還可能帶來更多的混亂。

我們建議，職災保險應單獨立法，職災保費應與勞保一般保險的保費脫鉤，由雇主全額負擔並直接向雇主徵收，以簡化法律制度。此外，職災保費應該以「實際薪資」為投保基準，並將《勞基法》中雇主補償責任全部回歸由社會保險的體系來解決。但若雇主有過失，勞工仍可向雇主請求損害賠償（王榮德、詹長權 2006；王榮德 2008）。

目前勞保保費分為兩大類：「普通事故保險費」，由勞、雇、政府三方分攤；而「職業災害保險費」則由雇主全額負擔。雖然勞保投保薪資普遍有以多報少的問題，原因在勞雇雙方都想節省保費；但在職災保險方面，由於職災保費屬雇主責任，廣大的受僱者一定會支持職災單獨立法，並要求雇主以實領薪資投保「職災保險」。

至於無一定雇主的「職業工會」會員必須自行負擔 60% 的職災保費，另外 40% 由政府負擔，而僱用此類工作者的雇主，卻完全不用負擔職災保費，形成雇主逃避責任的漏洞。在實務上，不少雇主鼓勵員工以職業工會身分投保，以降低雇主的勞保保費負擔。單獨立法並強制雇主應為其受僱員工納保，或許可避免此問題。

（二）應設置獨立的職災補償與預防專責機構

勞保屬綜合性的社會保險，區分為一般事故保險與職災保險兩大類。雖然兩者的財務管理已於 1979 年分立，但保險機構仍同為勞保局，大多

數行政業務仍一併辦理，一般事故的保險業務，又遠遠超過職災保險業務。以 2008 年為例，該年勞保總現金給付為 3,582.95 億，以老年給付為最大宗，而職業災害給付為 41.02 億，僅佔勞保總現金給付的 1.15%，顯然，職災保險業務的比重極低。在目前制度下，職災社會保險制度的獨特性與專業性不易彰顯。

我們建議可參考日、韓的經驗，設立獨立、專職的職災補償法人機構，以強化職災補償制度的功能。職災補償也需要連結其他機制，包括職業傷病通報、認定程序、職災預防、復健復工與社會扶助機制。

（三）職災保險應涵蓋所有受僱者

根據勞委會的統計，台灣在 2011 年有 1070.9 萬名就業者，其中適用《勞基法》的人數推估約 804 萬人，適用《勞工安全衛生法》推估約 534 萬人，而勞保投保者約有 972 萬人。由於法規涵括範圍各不相同，不僅職災認定機制複雜，也造成通報與統計上的混亂。

勞保的加退保發動者為雇主。實務上，不少職災勞工在災後傷病期間，因勞雇關係破裂而被解僱，造成受災者在最需要勞保給付之際，反而喪失勞保身分，長久以來此問題受到勞工團體的批評。2002 年《職保法》施行之後，勞委會依據該法訂定《職業災害勞工醫療期間退保繼續參加勞工保險辦法》，讓職災者可以其他方式投保勞保，試圖改善上述弊病。

過去「職業工會」投保者若發生的職災與投保本業不符，則無法取得勞保職災給付，此限制受到不少質疑（王榮德、詹長權 2006；王榮德 2008），勞委會也已於 2008 年 10 月放寬此限制。

不過，目前仍有許多受僱者未被納入強制投保的範圍，包括受僱於 5 人以下的廠場公司的受僱者、學生、實習生、自營作業且未加入職業工會者，年齡 60 歲以上或已領有勞保老年給付而仍繼續就業的工作者。所有就業人口中，扣除勞保人口與公保人口，推估全國仍有 101 萬的就業者缺

表 7-3 適用《勞基法》、《勞工安全衛生法》與《勞保條例》的人數

	2006	2007	2008	2009	2010	2011
全體就業者（萬）	1011.1	1029.4	1040.3	1027.9	1049.3	1070.9
適用《勞基法》人數（萬）	731.3	773.5	790.2	759.8	783.9	804.2
適用《安衛法》人數（萬）	495.7	516.2	525.6	507.7	522.7	534.2
勞保投保人口（萬）	868.1	879.9	879.5	902.9	939.8	972.6
職業工會人數（萬）	240.4	245.3	251.9	265.9	269.5	275.7
自願投保（萬）	29	29.9	31.1	33.9	34.7	36.2

資料來源：行政院勞工委員會勞動檢查年報、勞保局業務統計；作者自行整理

乏職災保險的保障。我們建議應參考國際制度，將所有受僱工作者納入職災保險。

(四）職災保險費率應提高並應強化職災預防的誘因機制

在保險費率的計算方面，我國採行業別的經驗費率（experience rate），但對於員工達 70 人以上的事業單位，則依據其前 3 年實際給付狀況，採實績費率（merits rate）（蔡宏昭 2004）。如前一章所述，台灣職災保險的平均費率由於制度設計不良，加上職災的認定與給付時常受到雇主抵制，使得許多職災者難以獲得補償。而職災費率歷年來更不斷調降，遠低於國際水準。保費過低與保費調整機制應予以檢討，以鼓勵雇主從事職災預防工作。

在《職保法》方面，財源牽涉公務預算，缺乏獨立性及穩定性。根據行政院勞工委員會勞工保險局 97 年度業務計畫，預估補助未加入勞工保險職災勞工的支出金額為 7 千 3 百萬元，但政府補助款僅編 6 千萬元，該項金額如不足支應時，勞保局將請勞委會專案動支第 2 預備金或以其他經費因應。由此可發現，此部分補助受到公務預算編列的影響甚大，財源及可能動用的金額將受到相當大的限制。

（五）應全面採年金制並適當提升給付額度與範圍

　　雖然自 2009 年起，勞保老年給付改採年金制，並將失能年金及遺屬年金一併納入；然而，職災失能與遺屬給付部分，仍採一次性加碼給付方式。發生職災後經評估為終身無工作能力者，除發給年金外，另加發 20 個月職災失能一次金；如因職災而死亡者，除發放遺屬年金外，另發給 10 個月職災死亡補償一次金。換言之，一般勞工失能及死亡的給付已改為年金化，但因職業傷病而導致的失能和死亡，仍採一次性加碼給付的方式，與國際制度精神不符，建議亦應改為年金制。

　　在職災失能給付方面，目前乃比照一般國民年金的計算方式，將職災者的投保年資納入計算，造成年金保障的門檻。亦即，年資較短、理論上終身損失較高的年輕職災者，反而領到比較少的失能給付，完全不符合國際公約與其他國家制度彰顯的制度精神。依據研究推算，因職災而導致重度失能的勞工，如果以基本工資投保，年資需超過 14.9 年，每月可領取的年金才可能超過年金最低保障的 4 千元下限，所得替代率過低（吳景義 2009）。

　　目前，職災醫療的給付範圍，只能按照代辦的健保核定的標準，也違背國際趨勢；譬如，健保正面表列不給付的項目，包括美容外科手術、義齒、義眼、拐杖等非具積極治療性的裝具或輔具；但這些對職災失能者的日常生活與復工卻往往是十分必要的。從國際制度比較可發現，職災保險強調雇主的責任，其給付範圍一般均優於一般國民健康保險，尤其對因工作而導致失能的職災勞工，不僅提供醫療給付，也提供輔具與復健費用。雖然《職保法》通過後，職災勞工可申請器具補助，但每年以 6 萬元為限，且《職保法》的財源並未與職災保險制度直接扣連，這些都亟需透過單獨立法來改善。

（六）職災勞工社會扶助體系的建立

過去幾年來，政府對於職災勞工的社會扶助已有不少進展。除了 2002 年施行的《職災勞工保護法》，確保職災保護工作的財源專款之外，亦於 2004 年公布施行《法律扶助法》，由司法院捐助設立「財團法人法律扶助基金會」，成為職災勞工重要的法律服務資源。勞委會並於 2006 年，推動特殊勞工家庭支持服務計畫（Family Assistance Program，簡稱 FAP），於各縣市政府設置專責行政窗口與個案管理人員，主動提供職災勞工法律諮詢、社會救助與轉介服務。不過，這類計畫大多為年度型計畫案，缺乏穩定性；隨著行政部門人事的異動，FAP 已走入歷史，在 2008 年被「職災勞工個案主動服務計畫」所取代。

勞委會目前補助 9 家醫學中心成立「職業傷病診治中心」，提供職災勞工醫療、評估、轉介與諮詢等服務。然而，「職業傷病診治中心」以及由縣市政府辦理的「職災勞工個案主動服務計畫」為行政計畫案。雖為多年期計畫，但每年仍需按實際運作狀況重新議價與修訂內容。對於每年一聘的個案管理人員而言，此類工作缺乏保障；對於組織運作而言，此類計畫亦缺乏財源的穩定性與工作內容的持續性。我們建議，政府應建立穩定持續的個案管理系統，以協助職災勞工順利取得社會救助與復健復工的協助。

（七）應釐清職業傷病醫療體系的定位

在職災醫療方面，勞保局為了防止勞工濫用職業傷病保險資源而設有「職業傷病診療單」制度，但卻造成職災勞工的就醫門檻。對於傷害程度較輕的職災個案，由於以健保身分就醫十分方便，通常不會大費周章申請書單，因此職災相關的醫療費用被全民健保吸收。

社會大眾大多不清楚職災醫療屬雇主責任；對於健保局而言，職災醫療並非主要業務，相較於於健保每年四千餘億的醫療費用，所佔比率甚低；

而對於勞保局而言，職災醫療亦非主要業務；雇主團體為既得利益者，自
然也不會有任何意見。

　　我們認為，應釐清職業傷病醫療體系的制度定位，思考是否應與一般
健康照顧體系進行區隔。更重要的是，政府應強化職業傷病勞工的醫療照
護體系，包括職業傷害的預防、早期診斷、職業病認定、職災補償、復健
復工等機制。

　　綜合上述，我們認為台灣職災補償制度的諸多問題，癥結乃源自於制
度設計之混亂，導致職災補償社會保險制度的獨特性與專業性不易彰顯；
職災醫療給付交由全民健保代辦所衍生的問題，也源自職業健康服務制度
的缺失。我們建議，應對職災補償制度作全面性的檢討，並應單獨立法，
建立職災保險與預防之專責機構，才能充分發揮職災補償制度應具備的預
防─補償─重建功能，以協助職災受害勞工免於倒懸之苦。

註解

1.　本章部分內容改寫自：王嘉琪、鄭雅文、王榮德、郭育良 (2009) 職災補償制
　　度的發展與台灣制度現況。台灣公共衛生雜誌 28(1): 1-15。以及 林依瑩、鄭雅
　　文、王榮德 (2009) 職災補償制度之國際比較及台灣制度之改革方向。台灣公
　　共衛生雜誌 28(6): 459-474。
2.　勞保強制保險的對象為 5 人以上之公司行號；法定不需強制投保者包括 4 人
　　以下公司之員工、學生、實習生、自營作業且未加入職業工會者，以及已領
　　取勞保老年給付的高齡勞工，未納保的工作者推約佔工商業受僱者的 20%（約
　　149 萬人）。
3.　勞委會設有勞工權益基金，於 2009 年推出「勞工訴訟扶助立即專案」。
4.　1951 年頒訂《台灣職業工人保險辦法》，1953 年又頒訂《台灣漁民保險辦法》。
　　在 1958 年《勞工保險條例》正式頒布之後，前述法規全部廢除。
5.　其他訴求則包括，職災補償制度適用於全體勞工（包括未納保者）、設立職
　　災仲裁制度、強化職業病診斷與鑑定的資源等。
6.　若發現雇主有違反《勞工安全衛生法》事實而導致重大職災，將處以「過失
　　責任」的刑事處分。
7.　相關程序與給付辦法由勞委會與衛生署兩主管單位共同訂定。
8.　值得注意的是，勞保普通事故的「失能給付」與「死亡給付」已在 2008 年後
　　改為年金制。

9. 《勞保條例》於 2003 年增訂第 42-1 條。在此之前，勞工僅能向投保單位領取「職業傷病醫療書單」。2003 年修法之後，勞工也可逕向勞保局請領；若經醫師診斷為職業病者，則可由醫師直接開具「職業病門診單」。但荒謬的是，勞委會不准職業醫學專科醫師為「職業災害事故」勞工開立上述門診單；勞委會似乎認為職業醫學專科醫師只會判斷「職業病」，而對「職業災害」的因果判斷則不予採信。

10. 依據 2000 年公布的「職業病診療醫師領取及開具勞工保險職業病門診單作業要點」。

11. 若勞雇任一方對地方政府的認定有異議時，或是地方政府出現認定困難時，則將案件移送至勞委會鑑定委員會進行鑑定。

12. 2001 年至 2005 年間，台北高等行政法院每年平均受理約 330 件勞保相關訴訟案件。

13. 鄭雅文，非正式訪談（Finnish Institute of Occupational Health, 6/21/2011）。

14. 根據勞委會的修法說明，《職災勞工保護法》的修訂重點包括如下：（1）健全職災保護專款的財務；（2）擴大職業災害勞工及其家屬保障；（3）落實職業傷病通報責任（要求勞保局在核定職災給付時須通報給勞委會；對於沒有勞保的勞工發生職災時，勞工本人、雇主或醫療院所，亦得主動通報）；（4）強化職災預防；（5）職災後復工與職能重建工作，由勞委會主動規劃；（6）提高罰鍰（參見勞委會網頁 http://www.cla.gov.tw/cgi-bin/Message/MM_msg_control?mode=viewnews&ts=4de70622:7f1c&theme=）。

參考文獻

中華民國立法院 (1999) 立法院第 4 屆第 1 會期第 12 次會議議案關係文書，院總第 468 號委員提案第 2465 號（職業災害勞工保護法草案）。台北：立法院公報處。

元照出版公司 (1999) 月旦六法全書。台北：元照。

王榮德 (2008) 國際間職業傷病診斷、鑑定與補償制度發展趨勢與我國改進方向之研究。台北：行政院勞工委員會勞工安全衛生研究所。

王榮德、詹長權 (2006) 各國職業傷病補償制度研究。台北：行政院勞工委員會勞工安全衛生研究所。

吳景義 (2009) 我國極重度失能職業傷害勞工預期存活餘命與補償給付比較研究。台北：國立台灣大學職業醫學與工業衛生研究所碩士論文。

邱駿彥 (1998) 我國職業災害補償制度。輔仁法學 17: 205-220。

黃越欽、王惠玲、張其恆 (1995) 職災補償論：中美英德日五國比較。台北：五南。

劉士豪 (2008) 派遣勞工的職業災害補償問題之研究。台灣勞動法學會年報 (7): 153-202。

蔡宏昭 (2004) 社會福利經濟分析。台北：揚智文化。

第八章
職業傷病通報制度的現況與問題 [1]

鍾佩樺、鄭雅文

　　職業傷病的通報機制是勞動保護制度中不可或缺的一環。但長久以來，台灣的職業傷病通報制度紛亂，主要的問題包括：通報機制多元但互相缺乏連結、醫護工作者缺乏充分的通報誘因、通報數據的品質缺乏有效稽核。勞委會於 2007 年重新建置的「職業傷病通報系統」仍缺乏法律強制力，被通報的職業傷病個案及事業單位未被告知，通報體系也沒有連結勞動檢查或職災補償體系。這些問題導致我們看到的職業傷病統計數據，總是存在嚴重低估的問題。

　　台塑集團工廠 3 個月內發生 3 次大火，引起社會強烈指責。環保署決定本月 27 到 29 日，進行三天的六輕總體檢研討會，邀請 20 餘名專家對六輕共同會診。……環保署長沈世宏表示，由於有台塑員工指稱，台塑獎金名目甚多，工安事故越少獎金越多，懷疑台塑南亞大火，有員工擔心一通報獎金就不保，因此在六輕總體檢中將檢討這種「不敢通報的台塑文化」，希望可以減少工安、公安及汙染事故。（聯合晚報，2010 年 10 月 5 日）

　　「（民國）91 年至 94 年間，我在台灣雲林地方法院檢察署任職檢察官時，據報前往處理一名逃逸外勞在台塑六輕廠圍牆下死亡之相驗案件後，發現該逃逸外勞可在沒有證件的情形下，進入台塑六輕廠設有管制的大門，並於廠內進行有毒管線之清理維護；後來因為委外包商與廠方人員聯繫失當下，以致該逃逸外勞進入仍殘留劇毒氣體的管線內清理時中毒死亡。此時，該委外包商不敢堂而皇之地將遺體自大門運出，竟要求其餘逃逸外勞自廠區翻牆，而將遺體搬至圍牆外，再一哄而散。…廠商為了節省成本或欲隱瞞錯誤，刻意不通報監控結果，甚或偽造監控結果，或是在監控地點等技術上刻意取巧，而通報偏離平均值的監控結果，主管行政機關根本不會知道。」（蘋果日報讀者投書，蔡啟文，2010 年 7 月 30 日）

一、前言

　　通報職業傷病的目的在於早期發現異常的健康問題，以進行介入和預防。「國際勞工組織」即強調國家應對職業傷病的發生狀況與其原因，建立監測與統計分析機制[2]；西方工業先進國家也大多設有強制性的職業傷病通報機制。

　　台灣自 1970 年代以來即有職業傷病的通報機制，但至今制度設計與實際運作存在不少問題。例如，台塑六輕在 2011 年間密集發生大火與工安事

故，卻因未達法定的「重大職災」標準（1 死或 3 傷以上），事業單位因此沒有通報勞檢單位的義務[3]。目前重大職災的通報時限規定為 24 小時，也停留在資訊不發達的 1970 年代。此外，台灣職業病的發生狀況嚴重被低估[4]，通報機制設計不當也被認為是重要成因之一。本章回顧相關法規與政府統計數據，並透過深度訪談以及專家座談會蒐集資料[5]，以瞭解台灣目前職業傷病通報系統的組織運作與流程設計問題，最後提出改善建議。

二、各自為政的通報制度

（一）職業傷病通報制度的法源與歷史沿革

　　台灣有關職業災害與職業病通報制度的歷史沿革，可參考表 8-1。1958 年頒布的《勞工保險條例》雖有職業災害保險給付等相關規定，但未涉及職業傷病通報。1973 年頒布施行的《礦場安全法》應為我國第一個有關職災通報的法源，但只侷限於礦場災害。全面明確賦予雇主通報責任的法規，應是 1974 年頒布施行的《勞工安全衛生法》，不過仍以災害事故為主（第 28、29 條）。1976 年頒布的《勞工健康管理規則》[6]，開始規範雇主有責任提供勞工定期健康檢查，並要求雇主在發現勞工有職業相關疾病時應通報主管機關。然而，由於勞工健檢制度問題重重，並未真正發揮早期發現職業病的功能（參見本書第 10 章）。

表 8-1　台灣職業災害與職業病相關通報制度的歷史沿革

年	相關內容	通報統計
1958	《勞工保險條例》第 2 條：職業災害保險分為傷病、醫療、失能及死亡四種給付。	勞工保險職業災害現金給付
1973	《礦場安全法》第 37 條：主管機關於接到礦場災變報告，認為必要時，應立即指派礦場安全監督員，前往現場督導救助，指導復工，並鑑定責任。	無

表 8-1　台灣職業災害與職業病相關通報制度的歷史沿革（續）

年	相關內容	通報統計
1974	《勞工安全衛生法》第 28 條：發生災害造成一人死亡或三人以上受傷，雇主應於二十四小時內報告檢查機構；第 29 條：中央主管機關指定之事業，雇主應按月依規定填載職業災害統計，報請檢查機構備查。	重大職業災害、職業災害統計月報
1976	《勞工健康管理規則》第 22 條：雇主實施勞工特殊健康檢查及健康追蹤檢查，應填具勞工特殊健康檢查結果報告書，報請事業單位所在地之勞工及衛生主管機關查核，並副知當地勞動檢查機構；第 23 條：雇主對勞工之健康管理屬於第三級管理以上者，或屬於管理二以上者，應於檢查分級後，於三十日內依格式七之規定，報請勞工及衛生主管機關備查，並副知勞動檢查機構。	勞工健檢
1990	衛生署陸續成立「職業病防治中心」，委由台大、台北榮總、國防、中國、成大、高醫等 6 家醫學中心開辦；為多年期計畫案。	無
1994	衛生署開辦「國人血中鉛值監控及通報系統」、「國人聽力損失通報系統」及「職業相關疾病通報系統」。	疑似職業相關疾病通報系統個案數統計表（1996-2001）
1995~2007	衛生署檢疫總所推動建立「職業傷病通報系統」；1999 年移由衛生署保健處接辦，為紙本通報作業；2000 年之後改為網路通報；2007 年停辦。	職業傷病通報
2001/5	《工作場所重大災害通報及處理要點》第 3 點：勞動檢查機構接獲報告、通報或經媒體報導等，得知事業單位發生重大災害時，應依本要點規定通報及檢查處理。	重大職業災害通報
2001/7	衛生署組織調整；原有各區「職業病防治中心」改為「職業衛生保健中心」；為多年期計畫案。	無
2002	勞委會逐年於北、中、南、東區大型醫學中心設置「職業傷病診治中心」。	無

表 8-1　台灣職業災害與職業病相關通報制度的歷史沿革（續）

年	相關內容	通報統計
2007	衛生署「職業傷病通報系統」停辦；勞委會委託台大醫院辦理「職業傷病管理服務中心計畫」，重新建置「職業傷病通報系統」。	職業病通報
2007	勞保局會同勞委會勞工安全衛生研究所，建立「預防職業病健檢系統」，旨在管理勞保局提供之特殊健檢補助，為單機版申報系統。	特殊勞工健檢給付
2007	台北市勞工局辦理「健康勞工鳳凰計畫」，針對特別危害健康作業勞工，補助特殊健檢複檢之費用。	特殊健檢複檢費用補助
2009/2	勞委會訂定「補助全國職業傷病診治網絡醫院及職業疾病通報者實施要點」，旨在提昇職業疾病通報率。	職業病通報

作者自行整理

　　衛生署與勞委會在 1990 年代開始，陸續建置職業傷病通報機制[7]。1990 年起，衛生署以委託計畫形式，在各區醫學中心陸續成立「職業病防治中心」，提供勞工健檢、開設職業病門診；同時在 1995 年 6 月開始推動紙本作業的「職業傷病通報系統」，「疑似職業病」的案例由醫師自動通報到衛生署，再進行同儕審查；不過，這個通報體系只提供誘因機制卻無罰責，缺乏強制性。

　　2007 年，上述「職業傷病通報系統」業務全部由衛生署移交至勞委會，並由勞委會以計劃形式委託台大醫院成立「職業傷病管理服務中心」（以下簡稱「管理服務中心」），並將先前建立的各區職業傷病診治中心以及所屬區域醫療網絡納入該體系[8]。同時也推動建立「職業傷病通報系統」，成為目前最主要的職業疾病通報機制[9]。不過，根據目前任職於行政主管機關的受訪者 Z 表示，目前勞委會推動的「職業傷病通報系統」與之前衛生署建立的通報制度並無實質關連，之前衛生署的統計資料也沒有移交到勞委會。

　　另一方面，勞委會於 2001 年頒布「工作場所重大災害通報及處理要點」，明訂工作場所重大職業災害檢查、通報流程與內容。此外，勞保局也在 2007 年會同勞委會所屬的「勞工安全衛生研究所」，開發另一套「預防職業病健檢系統」。目的在管理勞保「特殊健檢」[10] 給付作業，但為單機版申報系統，並無網路通報成資料庫。台北市勞工局則在 2007 年推出「健康勞工鳳凰計畫」，針對在台北市從事特別危害健康作業的勞工，專案補助其「特殊健康檢查」複檢費用，該計畫也自行開發一套通報系統。

　　由上述的整理可發現，台灣職業傷病通報機制相當分歧，大抵而言，這些機制之間缺乏整合，形成多頭馬車的局面。

（二）現行職業災害與職業病通報制度之現況

　　現行的職業傷病通報系統大致可分為急性職業災害事件與慢性職業疾病兩大類，整理如表 8-2。

1. 急性職業災害事件

　　有關急性職業災害事件，目前政府統計資料來源主要包括：（1）《安衛法》第 28 條規定的重大職災（一死或三傷）通報資料；（2）根據《安衛法》第 29 條規定，應由事業單位按月填報並送勞檢機構備查的「職業災害統計月報統計系統」；（3）勞工保險職災現金給付資料。不過，除了一死三傷的重大職災為強制通報之外，對於其他職災事故，不論嚴重程度，雇主如果沒有依法落實通報責任，也無任何罰則。此外，上述幾個通報制度在法源依據、資料用途、誘因、流程、資料的即時性等面向，都有顯著差異（陳泰安 2003；蘇德勝 2003；傅還然 2007）。從表 8-3 的資料也可發現，勞保職業災害現金給付件數與勞檢機構通報的職災數據相當不一致；之前研究也指出，兩者間個案的重疊性並不高（傅還然 2007）。

表 8-2　台灣現行職業傷病通報系統概況

通報系統	重大職災通報	職業災害統計月報	勞工保險職災給付	職業傷病通報系統	勞工健檢系統
災害類型	重大災害事故	災害事故	災害事故與職業病	職業病	職業病、健康問題
主管機關	勞委會（勞工檢查處）	勞委會（勞工檢查處）	勞委會（勞工保險局）	勞委會（勞工安全衛生處）	勞委會（勞工安全衛生處、勞保局）、地方政府勞工與衛生機關
法源依據	《勞工安全衛生法》第28條、「工作場所重大災害通報及檢查處理要點」	《勞工安全衛生法》第29條	《勞工保險條例》第2條	「行政院勞工委員會補助全國職業傷病診治網絡醫院及職業疾病通報者實施要點」	《勞工安全衛生法》第12條、《勞工健康保護規則》第15、22、23條
通報內容	重大職業災害（一人死亡或三人以上受傷）	受傷部位、災害類型、媒介物類型	職業災害保險：傷病給付、醫療給付、失能給付、死亡給付	職業病種類表內之疾病案件數（但非表列，若經認定有職業因果關係者，也可通報）	接受特殊健康檢查人數、特殊健檢第三級以上個案數、特殊健檢人數佔從事特別危害健康作業勞工人數比率(%)、需實施治療或採其他措施人數(人次)、各頻率之聽力閾值平均值、最大聽力損失值、勞工血中鉛通報個案等
通報責任人	雇主	雇主	受災個案（自行向各地勞保局提出書面申請）	醫師（不限於職業醫學專科醫師）	雇主、辦理健康檢查之醫療院所（需報備當地衛生局）
通報時限	事故發生後24小時內	每月	事故發生後由受災者自行申請	每月	健檢後30日內
運作方式	雇主填具「重大災害通報表」傳真至勞委會及地方主管機關，並於勞委會網站填報相關資料。	雇主按月填具書面表格通報至勞動檢查機構（但工時損失未超過八小時個案不需通報）。	勞保局接受受災者書面申請案後進行審查，符合規定者給予職災給付。	疑似職業病由醫師自動通報，採網路匿名通報。勞工當事人與雇主皆未被告知。	雇主實施勞工特殊健康檢查及健康追蹤檢查，應將檢查結果報告書，報請當地勞工及衛生主管機關備查，並副知當地勞動檢查機構。健康檢查醫療院所定期將勞工健檢資料彙報至地方衛生與勞工主管機關。
通報獎勵	無	無	無	每案補助通報醫師2,500元（需檢附職業病現場訪視報告或完整職業病診斷報告）	無
未通報罰則	有期徒刑及9-15萬罰金不等	無	無	無	無

作者自行整理

表 8-3　台灣目前各類職業傷病通報系統的案件數比較表（2000-2011）

通報系統 災害類型 年度	重大職災通報（人） 重大災害事故		職業災害統計月報 a（人） 災害事故 a	勞工保險職災給付（人次） 職業災害（不含交通事故與職業病）			勞工保險職災給付（人次） 職業病	「職業傷病通報系統」b（人次） 職業病		
	死亡	受傷	死亡	總數	死亡	傷病	總計	總計	勞保表列	非勞保表列
2000	422	151	103	38,862	602	33,053	1335	—	—	—
2001	369	244	76	38,386	543	33,004	349	—	—	—
2002	334	95	71	36,326	507	31,363	322	—	—	—
2003	325	83	61	36,488	401	32,113	278	—	—	—
2004	319	46	75	38,155	366	34,094	328	—	—	—
2005	380	42	135	37,348	382	33,605	213	—	—	—
2006	368	81	103	38,984	325	35,338	267	—	—	—
2007	298	46	102	38,797	293	35,391	275	614 (9-12月)	242 (9-12月)	372 (9-12月)
2008	330	59	77	40,658	320	37,346	387	1,629	621	1,008
2009	239	32	81	38,206	301	35,317	478	1,323	1,001	322
2010	292	48	89	40,068	281	37,110	553	1,653	1,463	190
2011	281	61	80	40,002	319	36,842	758	1,658	1,354	304

a：僅列出死亡災害。b：由九大職業傷病診治中心彙整至「職業傷病管理服務中心」；該通報系統包括未列於勞保職業病種類表之疾病個案，若經認定有職業因果關係者也可通報。

作者自行整理，感謝職業傷病管理服務中心郭曉玲專案經理對於相關數據的指正

2. 職業病

職業病的通報機制相當多元，其中勞保職業病現金給付是最主要的資料來源；不過該資料庫只呈現獲取勞保補償的職業病件數，由於勞保的職業病認定率相當低，因此該資料庫嚴重低估職業病問題（王榮德 2008）。

目前職業病的正式通報機制應屬《勞工健康保護規則》所規定的「勞工健檢」。根據該規則，健檢異常個案應由健檢醫療院所主動通報到地方衛生單位，並照會勞工單位與地方勞動檢查單位。不過，勞工健檢實務運作上問題重重，並沒有發揮及早發現職業病的功能（鍾佩樺等 2009）。

勞委會在 2007 年開始，委託台大辦理「職業傷病管理服務中心計畫」，建立「職業傷病通報系統」，通報的內容包括「勞保表列職業病」、「非勞保表列職業病」、「疑似職業病」及「職業傷害」[11]。但這個通報制度屬於自願性質，同樣沒有法律強制性。從表 8-3 資料也可發現，勞保職災職業病給付案件數與「職業傷病通報系統」通報的案件數相比，兩者數據落差頗大。

三、台灣現行「職業傷病通報系統」的運作

我們針對勞委會於 2007 年重新建置的「職業傷病通報系統」，進一步檢視其組織運作、通報流程與內容、法源與通報者責任義務、制度定位等面向。

（一）不穩定的組織運作

如圖 8-1 所示，這個通報系統目前是由勞委會勞工安全衛生處（簡稱安衛處）主管；業務經費由勞保基金職災保護專款支應。安衛處以一年期計畫案方式，分為「管理服務中心」與「職業傷病診治中心」兩類公開招

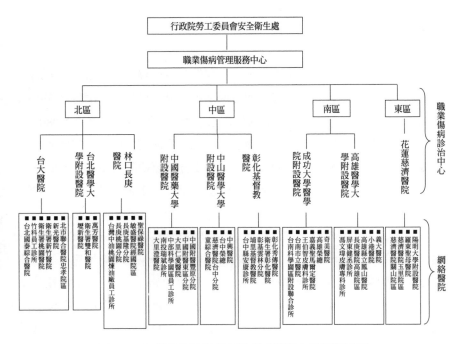

圖 8-1 台灣目前職業傷病通報系統運作組織架構圖

作者自行整理繪製

標。目前，「管理服務中心」轄下 9 家附屬於醫學中心的「職業傷病診治中心」，各診治中心則需要建立合作的地區網絡醫院。

「管理服務中心」整合全國各職業傷病中心（含網絡醫院）的通報服務、稽核通報的品質、協助勞委會進行職業病鑑定、調查職業病群聚事件等業務。「職業傷病診治中心」則進行職業傷病門診服務、傷病個案通報、調查與管理、並協助復健復工等工作[12]。

雖然工作業務範圍龐大繁雜，各中心卻以一年一期的年度計畫案方式，透過公開招標承包勞委會委辦工作，在行政組織、人力資源與業務內容上，常常缺乏延續性與穩定性。幾位任職某職業傷病診治中心的受訪者就指出，政府的委託案時常因為行政作業流程耽擱，造成計畫執行時程不穩定；工作業務以年度計畫案的方式執行，也造成行政與經費支援缺乏穩

定性，導致各中心承辦人員流動率高，對通報業務造成負面影響。

（二）繁雜的通報流程

　　目前「職業傷病通報系統」的通報流程如圖 8-2 所示。當「職業傷病診治中心」，或其所合作的網絡醫院醫師發現有職業傷病或疑似個案時，由醫師或個案管理師進行線上通報作業，並且由「職業傷病管理服務中心」委請職業醫學專家進行審核，確認該傷病的「職業相關性」（work-relatedness）。

　　勞工疑似有職業傷病問題時，就醫流程則如圖 8-3 所示。病人透過急診、一般門診、健康檢查或其他管道進入職業傷病門診就診，由醫師診察並判斷傷病問題起因的「職業相關性」。如果醫師認定為職業病（職業相關性達 50％以上者）或疑似職業病（職業相關性低於 50％但未能排除與工作無關者），則由個案管理師將個案資料以半匿名方式 [13] 登錄到通報系統（行政院勞工委員會 2009）。

　　任職於某職業傷病診治中心的個案管理師 A 就表示，目前雖對網絡醫院的職業醫學科醫師提供誘因（執行通報的門診以及案件各別補助 2,500 元），但是許多醫師仍然認為通報系統過於繁雜 [14]，在時間與人力不足的情況下，通報意願低落；實務工作經驗也發現，雖然勞委會以手冊、媒體及廣告等各種方式宣導，不過，大多數醫師並不瞭解一般科醫師也可以通報職業疾病，也很少有其他科醫師主動轉介疑似個案到職業醫學門診就診。

（三）缺乏強制通報的法源與通報者責任義務

　　任職於醫學中心勞安部的受訪者 H 表示，由於職災通報制度與勞保職災「實績費率」連動，意謂著事業單位通報的職災案件越多，職災保費便會提高，因此，雇主並沒有意願主動通報職災。擔任職業醫學專科醫師的

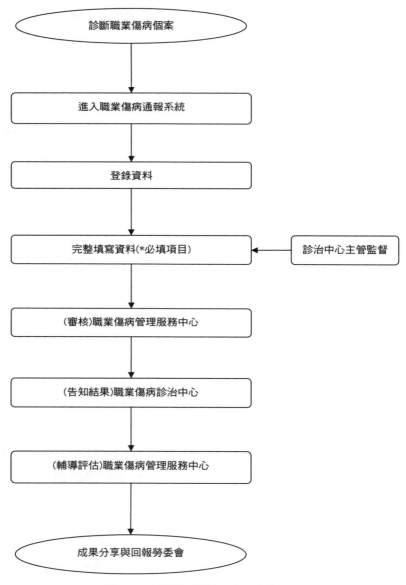

圖 8-2　台灣職業傷病通報流程

資料來源：勞委會委託辦理職業傷病診治中心報告書

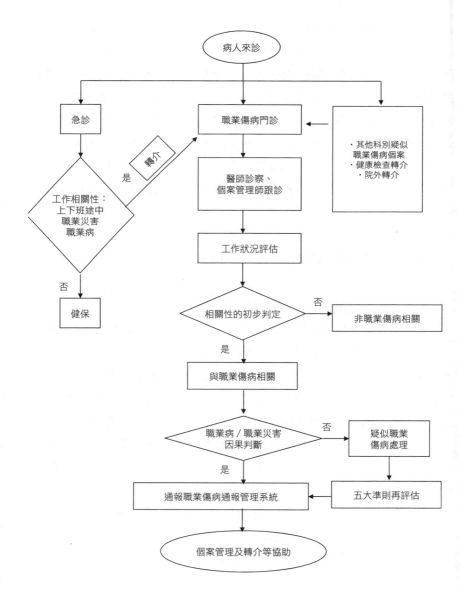

圖 8-3　目前職業傷病就醫與診治流程圖

資料來源：摘錄自勞委會委託辦理職業傷病診治中心報告書；作者重新整理

E 表示，醫師受醫療法規範，有責任保護病患隱私，因此在缺乏法源依據下，無法具名通報疑似個案；此外，顧慮到通報後勞檢單位是否到工作場所檢查、會不會引發事業單位反彈等，也是影響醫師通報意願的重要因素。擔任政府勞工行政部門主管的受訪者也指出，目前職業傷病通報系統中最大的問題在於職業病通報缺乏法源強制性。由此可知，若國家缺乏明確的介入與稽核機制，雇主與醫師並不會有意願主動且據實地通報職災狀況。

有關職業傷病通報責任的歸屬，在受訪者間有不同意見[15]。如何規範通報者的責任義務，並保障被通報者的就業權益與個人隱私，乃是值得思考的議題。

（四）缺乏後續管理，職業傷病通報工作易流於形式

職業病個案被通報之後，罹病勞工是否得到必要協助？是否得以調整工作安排，或是獲得補償或復健復工的協助？發生疑似職業疾病的事業單位，是否受到勞動檢查部門的工安調查與監測呢？

從訪談中我們發現，政府現行推動「職業傷病通報系統」以提高職業病通報案件數為重點；對於被通報的個案與事業單位，卻缺乏明確的管理措施。由於目前該通報機制採取匿名進行，政府勞工主管機關並無法利用此通報系統，對被通報的職場進行勞動檢查或職場健康調查；被通報的疑似職業病勞工以及其任職的事業單位，也沒有被告知已被通報的事實，因此更不會有進一步的改善行動。

從訪談中我們也發現，參與此通報制度的醫療機構實務工作者，似乎將提昇職業病通報件數當成主要的「工作績效指標」；但對於是否協助傷病者確立職災身分、協助申請勞保職災給付，則採消極態度。僅著重提昇職業病通報率，卻缺乏其他配套措施，是目前這個通報制度的缺失。

四、政策建議

從上述研究發現，參考國際經驗，我們提出以下的討論與建議。

（一）職業傷病通報制度應該有效連結「職業健康服務制度」

「職業健康服務」（occupational health services）制度旨在保障工作者的安全與健康，其工作內容包括：作業環境的勞動檢查、職場風險的評估、勞工定期健康檢查、職業傷病的早期診斷與治療、災害事件的急救和緊急應變、職災者的補償救濟、復健復工等等。上述各項工作，皆須建立監測與資料庫系統，並彼此連結。

「職業傷病通報制度」則是整體「職業健康服務」相當重要的一環，不過我們發現，台灣目前的通報制度相當混亂，彼此間缺乏整合。雖然，近年來勞委會積極推動「職業傷病通報制度」，不過由於缺乏法源強制力，由醫師自願且用匿名方式通報到勞委會，通報資料並沒有整合既有的勞工健檢結果，甚至被通報的疑似職業傷病個案本人以及其事業單位均未被告知。政府單位徒有通報件數數據，卻未能對被通報勞工提供適當協助（如工作調整），也無法據此監督管理事業單位（如勞動檢查）。

（二）應成立常設性組織，專責於職業傷病通報與資料的管理

參考國際經驗（如表 8-4），大多數先進國家設有統籌所有職業傷病通報與資料管理業務的行政機構，同時，職業傷病通報制度也大多連結職災補償與勞動檢查機制（楊瑞鍾 1997；林洺秀、陳秋蓉 2004； 蘇德勝等 2005）。

相較於其他國家，目前台灣各個職業傷病通報制度間不但缺乏整合，也缺乏常設、專責，而且財源與人事穩定的單一行政機構。勞委會目前推

動的「職業傷病通報制度」更以年度計畫案方式委由醫學中心辦理,其通報業務、財務資源、人力配置並不穩定,也不易建立起穩定制度。我們建議政府應設置常設性組織,並建立系統性的資料管理系統。

(三)應修法建立強制性職業傷病通報機制,並清楚界定責任義務的對象

從表 8-4 的整理也可發現,各國制度中,職業事故災害的通報責任人大都為雇主,職業病的通報,則大都由醫療單位負責;強制通報的範圍,大多為失能天數超過 1-3 天的職業災害(Fregert 1985; Riihimäki et al. 2004; Rantanen 2006; Rantanen 2007; SWEA 2007; Froneberg et al. 2010)。

在台灣,目前只有重大職業災害(一死或三傷)需要依照《安衛法》強制通報,其他職災或職業病不論其嚴重程度,並不在強制通報範圍。事業單位若沒有落實其他通報規範,如《安衛法》第 29 條或《勞工健康保護規則》,目前也沒有罰則。我們建議,職災通報的範圍不應僅侷限於一死或三傷,而且應該立法建立強制機制,清楚規範通報者的責任義務,並藉由勞動檢查機制加以落實。

(四)應強化職業傷病通報誘因

勞委會目前推動的「職業傷病通報系統」所需填寫的欄位數總共有100 多項,部分欄位內容無法在醫師問診時獲得,同時,職業病診斷所需證據複雜且多元,因此大多數醫療工作者通報意願低落;尤其對醫師而言,相較於進行職業傷病通報工作所需的時間成本,目前設計的誘因機制並不強。對比之下,法定傳染病監測通報機制只需填寫 27 項欄位,也有比較強的通報誘因機制,對未通報者也有高額的罰鍰處分。如何提昇醫療工作者通報職業傷病的意願與誘因、如何簡化通報欄位、是否建立其他審核機制、如何建立適當的罰則等議題,實有必要參考國際制度經驗再深入探討。

表 8-4　先進工業國家職業傷病通報制度運作一覽表

國別	職業傷病通報制度運作特徵	法源
英國	當職場發生重大傷病事件時，不論受傷者是否為受僱者或他人，雇主均需立即通報至「健康安全署」（Health and Safety Executive, HSE）管轄的 RIDDOR 通報系統；若醫師發現表列的職業疾病，亦需強制通報至 RIDDOR 系統。	《災害、疾病與危險事件通報法規》（Reporting of Injuries, Diseases and Dangerous Occurrences Regulations，簡稱 RIDDOR）
芬蘭	職業傷病通報來源包括雇主及醫師，經認定後資料傳送至職災保險機構與勞動檢查機構，並彙整於整合性的登錄系統（Riihimäki et al. 2004）。	
瑞典	所有職業災害與疾病，不論是否損失工時，雇主都應於災害發生後 14 天內通報至當地社會保險機構，若有需要則委託職業醫學專科醫師確認疾病與職業的相關性，再將資料通報至勞動檢查機構與職業安全衛生署，所有資料均彙整於單一資訊系統（Fregert 1985）。	《職業災害保險法》（Employment Injury Insurance Act）
韓國	強制雇主必須通報職業災害或職業病至中央的「職業安全衛生署」（Korea Occupational Safety and Health Agency，簡稱 KOSHA）。	《職業安全衛生法》（Occupational Safety and Health Act）
美國	雖各州的職業安全健康制度並不統一，但在聯邦政府層級，設有單一的職業傷病資訊管理中心。聘僱員工人數在 10 人以上或風險較高的職場，雇主均需填報職業傷病紀錄表，並每年繳交簡要報告至聯邦政府的「職業安全衛生署」（Occupational Safety and Health Administration，簡稱 OSHA）；一旦發生重大職災，所有雇主均需通報至 OSHA；OSHA 所屬的「國家職業安全健康研究所」（National Institute of Occupational Safety and Health，簡稱 NIOSH）則針對各種職業傷病或特定職場暴露設有多種監測系統，但所有資料均由 NIOSH 統一彙整分析。	《職業安全衛生法》（Occupational Safety and Health Act）

資料來源：Kang et al. 2004; Kendall 2005; U.S GAO 2009。作者整理

（五）職業傷病通報相關資料應定期公開，以促進公共參與

　　公共政策強調定期監督與公共參與機制，不過，目前台灣職災相關統計資料分散各處，部分資料甚至不公開，也缺乏外部稽核機制。

　　為了避免高風險職場的職業傷病問題重複發生，我們建議應強化即時的監測通報制度，並建立公共監督機制。

註解

1. 本章改寫自：鍾佩樺、鄭雅文 (2010) 我國職業傷病監測與通報制度之現況與問題。台灣公共衛生雜誌 29(6): 561-574。

2. 可參見國際勞工組織於 2006 年發布的第 197 號建議書「關於促進職業安全與衛生制度架構」（Promotional Framework for Occupational Safety and Health Recommendation, 2006）。

3. 根據目前《勞工安全衛生法》第 28 條規定：事業單位工作場所發生下列職業災害之一時，雇主應於二十四小時內報告檢查機構：一、發生死亡災害者；二、發生災害之罹災人數在三人以上者；三、其他經中央主管機關指定公告之災害。檢查機構接獲前項報告後，應即派員檢查。

4. 以 2008 年勞保職災補償現金給付為例，職業病認定補償率僅有 10 萬分之 4.4 （行政院勞工委員會 2008)。相比之下，日本的職業病補償率為 10 萬分之 20 （2008 年）（厚生勞働省 2008）、韓國為 10 萬分之 92（2007 年）（KOSHA 2007; WON 2009）、德國為 10 萬分之 40（2006 年）、丹麥為 10 萬分之 98（2005 年）（European Forum [European University Institute] and EUROGIP 2009）。

5. 本文作者於 2009 年 7-9 月進行訪談，總共訪談 7 位人士，包括政府勞工與衛生主管單位人員、事業單位人員、職業醫學部門醫護人員、工會幹部等；我們並於 2009 年 10 月 31 日舉行一次座談會，就本研究初步結果進行討論，與會者包括 3 位資深職業醫學專家（其中 2 位曾任政府衛生部門主管）、2 位政府勞工行政部門主管、3 位工會幹部、1 位雇主代表等。

6. 1990 年更名為《勞工健康保護規則》。

7. 包括：「勞工血中鉛值監控及通報系統」（1994 年由衛生署開辦，2001 年起移交至勞委會〔游逸駿、石東生 2002〕）、「國人聽力損失通報系統」（衛生署於 1994 年開辦）、「噪音作業勞工聽力值監視系統」（勞委會於 1995 年開辦）、「職業性針扎危害通報系統」（衛生署 2003 年之研究計畫案）等（林洺秀、陳秋蓉 2004）。

8. 勞委會從 2002 年以來，在北、中、南、東區大型醫學中心設置區域性的「職業傷病診治中心」，建立各區區域醫療網絡，目的在提供勞工較具可近性的

職業傷病診斷、治療、調查、鑑定及通報等服務。

9. 勞委會並於 2009 年訂定「勞委會補助全國職業傷病診治網絡醫院及職業疾病通報者實施要點」（郭育良、杜宗禮 2009）。

10. 按目前相關法規規定，雇主在僱用員工時應施行「一般體格檢查」；對於從事「特別危害健康作業」員工，應分別實施職前的「特殊體格檢查」與定期的「特殊健康檢查」。有關勞工健檢的深入討論，可參見本書第 10 章。

11. 根據 2009 年 10 月公布的「職業傷病診治、調查、通報等服務作業標準流程程序書」。其中，「職業病」的定義為職業起因貢獻度在 50% 以上的疾病；「疑似職業病」的定義則是職業致因的貢獻度未達 50%，但無法排除與工作無關的疾病。

12. 「管理服務中心」目前由台大醫院接辦，其主要任務皆涉及職業傷病的通報運作，包括：整合全國各職業傷病中心（含網絡醫院）的通報服務、進行勞工特殊健康檢查三級管理的通報作業、分析與報告通報數據、組成專業小組稽核通報品質、協助勞委會進行職業病鑑定工作、調查職業病群聚事件與協助研擬預防處理措施等。「職業傷病診治中心」的主要任務，除了提供職業傷病門診醫療、個案通報，還包括建構轄區職業傷病服務區域網絡、調查職業病發生現場，並進行職業病診斷及群聚事件調查、試辦 300 人以下中小製造業的勞工基本職業健康照護服務、提供個案管理服務、提供諮詢及轉介協助、提供復工服務等（郭育良、杜宗禮 2008）。

13. 半匿名作法為移除姓名中其中一字以及部分身分證字號。

14. 目前該網路通報系統的必填欄位約為 50 項，總計則為 100 多項。如果「管理服務中心」審核後發現有資料缺漏或不符常理的地方，則退回各職業傷病診治中心或所屬的網絡醫院進行修改。

15. 任職政府行政主管機關的受訪者表示，應修訂《職災勞工保護法》，立法強制要求醫療人員需針對具有勞工身分的求診者進行工作狀況與工作史的詢問與記錄，一旦發現疑似職業疾病時，就應該通報並轉介到各職業傷病診治中心。屬勞方代表的受訪者認為，應由雇主承擔通報責任。屬雇主團體代表的受訪者則認為，由醫護人員通報較適宜，而不是僅由雇主負擔通報責任。於某醫學中心擔任勞安部門主管的則認為，應鼓勵企業單位進行自主管理，如透過職業安全衛生管理系統的驗證機制，由事業單位自主執行職業安全衛生管理與通報制度。

參考文獻

王榮德 (2008) 國際間職業傷病診斷、鑑定與補償制度發展趨勢與我國改進方向之研究。台北：行政院勞工委員會勞工安全衛生研究所。

行政院勞工委員會 (2008) 統計資料庫——勞工保險。網址：http://statdb.cla.gov.tw/html/mon/i0050020340.htm 。取用日期：2009 年 4 月 22 日。

——(2009) 勞委會職業疾病防治獲初步成效，未來將擴大能量辦理職場健康照護工作。網址：http://www.cla.gov.tw/cgi-bin/Message/MM_msg_control?mode=view

news&ts=49796b6c:6da1&theme= 。取用日期：2009 年 4 月 22 日。

林洺秀、陳秋蓉 (2004) 我國現有職業病案例不同通報系統之概況分析。台灣公共
　　衛生雜誌 23(6): 431-439。

厚生労働省 (2008) 職業疾病發生狀況調查。網址：http://www.jaish.gr.jp/user/anzen/
　　tok/anst00.htm。取用日期：2009 年 4 月 28 日。

郭育良、杜宗禮 (2008) 行政院勞工委員會 97 年度職業傷病管理服務中心計畫期末
　　報告書。台北：國立台灣大學醫學院附設醫院。

──(2009) 行政院勞工委員會委託計畫 98 年度職業傷病管理服務中心計畫案服務
　　企劃書。台北：國立台灣大學醫學院附設醫院。

陳泰安 (2003) 我國職業災害統計機制及以其為指標之最適性探討。高雄：國立高
　　雄第一科技大學環境與安全衛生工程所碩士論文。

傅還然 (2007) 2006 年我國職業災害情勢與對策展望。工業安全衛生 213: 16-40。

游逸駿、石東生 (2002) 作業環境測定計畫指引推廣──高鉛暴露工業作業環境測
　　定計畫建立。台北：行政院勞工委員會勞工安全衛生研究所。

楊瑞鍾 (1997) 世界主要國家職業災害統計分析（二）。台北：行政院勞工委員會勞
　　工安全衛生研究所。

鍾佩樺、尤素芬、鄭雅文 (2009) 我國勞工健康檢查制度之現況與問題。台灣公共
　　衛生雜誌 28(2): 155-166。

蘇德勝 (2003) 我國職業災害概況分析及因應對策。工業安全衛生 168: 15-27。

蘇德勝、賴昭君、葉錦瑩、韓柏檉 (2005) 我國職業災害統計及陳報制度之調查研究。
　　勞工安全衛生研究季刊 13(1): 35-45。

European Forum (European University Institute) and EUROGIP (2009) Occupational
　　Diseases in Europe: 1990-2006 Statistical Data and Legal News: Enquiry
　　Report. Paris: European Forum of the Insurance Against Accidents at Work and
　　Occupational Diseases.

Fregert, Sigfrid (1985) Occupational Helath Reporting Systems in Sweden. *American
　　Journal of Industrial Medicine* 8: 447-449.

Froneberg, Brigitte, Sven Timm, Falk Liebers, Michael Ertel, Andrea Lorenz and Daniel
　　Grünes (2010) *The national profile of the occupational safety and health systems
　　in Germany.* Sankt Augustin, Germany: DGUV. 網址：http://www.ilo.org/
　　wcmsp5/groups/public/---ed_protect/---protrav/---safework/documents/policy/
　　wcms_186995.pdf. 。取用日期：2012 年 10 月 30 日。

Kang, Seong-Kyu, Yeon-Soon Ahn and Kwang-Jong Kim (2004) Recent Advances in
　　Occupational Health Research in Korea. *Industrial Health* 42(2): 91-98.

Kendall, Nicholas (2005) International Review of Methods and Systems Used to Measure
　　and Monitor Occupational Disease and Injury: NOHSAC Technical Report 3.
　　Wellington, New Zwaland: National occupational health and safety advisory
　　committee.

KOSHA (2007) 2007 KOSHA Annual Report. http://english.kosha.or.kr/
　　bridge?menuId=1298 (Date visited: Apirl 22, 2009).

Rantanen, Jorma (2006) *National Occupational Safety and Health Profile of Finland*, edited by Ministry of Social Affairs and Health. Helsinki: Helsinki University Printing House.

——(2007) *Basic Occupational Health Services*. Helsinki: Finnish Institute of Occupational Health.

Riihimäki, Hilkka, Kari Kurppa, Antti Karjalainen, Lea Palo, Riitta Jolanki, Helena Keskinen, Ilpo Mäkinen, Anja Saalo and Timo Kauppinen (2004) *Occupational diseases in Finland in 2002: New cases of occupational disease reported to the Finnish Register of Occupational Diseases*. Helsinki: Finnish Institute of Occupational Health.

SWEA, (The Swedish Work Environment Authority) (2007) *The Swedish Information System on Occupational Accidents and Work-related diseases*. Solna, Sweden: The Swedish Work Environment Authority.

U.S. GAO, (Government Accountability Office) (2009) *Workplace safety and health: enhancing OSHA's records audit process could improve the accuracy of worker injury and illness data: report to congressional requesters*. Washington, DC: U.S.Government Accountability Office.

WON, Jong Uk (2009) Occupational cerebrovascular and cardiovascular disease and deaths in Korea. Pp. 37-50. Paper presented at the International Conference on Industrial Risks, Labor and Public Health: An Interdisciplinary Analysis by Social Sciences and Epidemiology, Taipei, Taiwan.

第九章
我是不是得了職業病？
台灣職業病認定制度的現況與問題 [1]

鄭峰齊（鄭雅文、王榮德審閱修訂）

　　傷病的工作者要進入職業健康服務體系、獲得職災補償，首先必須被認定為職業傷病；也就是說，職業傷病的認定制度扮演關鍵角色。在台灣，工作與傷病的因果關係如何被認定？職業傷病的認定發生爭議時如何解決？我們的制度有什麼問題？

　　本章以慢性發作且因果關係較不明確的「職業病」為主軸，作者蒐集政府法規與行政文件，並訪談醫師與相關人士，以瞭解台灣目前職業病認定與鑑定制度的運作現況。

　　我們發現，職場暴露資料的不足，是職業病認定的主要障礙；但台灣的職業病認定制度混亂，且勞委會的「職業病鑑定委員會」制度定位不明乃是核心問題。此外，職業病鑑定委員對於因果關係的證據要求有差異，加上認定程序與認定結果並不公開，使得外界時常質疑其程序正義。我們建議應檢討職業病認定程序以及「職業病鑑定委員會」的定位；此外，職業病認定過程中應納入利害關係人（尤其是勞工團體）的參與角色，認定機制也應適度公開，以減少社會爭議。

一名 2007 年退休的李姓台電員工，今天在立委田秋堇及環保團體陪同下召開記者會，他稱在台電服務 30 多年，在核一廠和核二廠任職，因長期接觸輻射物質，暴露在高劑量輻射狀況，導致罹患「白血球與血小板低下」及「喉癌」，成大、榮總、台大曾開立職業病診斷證明書，勞委會職業病鑑定委員會也鑑定病和職業有關，不過台電卻拒絕賠償（按：應為「補償」）……台電表示勞委會鑑定是「執行業務所致的疾病」，不是法律規定的「職業病」……。（台灣英文新聞，2012 年 3 月 9 日）

職業病的認定，事實上在現在的勞保的機制裡面，它屬於勞工行政的一環。職業病的判定……職業病的醫學，它和所有的醫學一樣，事實上，science 還是要多於 art，不可否認的它是 science 加 art，可是畢竟它是 science……（訪談，C6，職業醫學科醫師）

一、前言

職業傷病的認定，直接影響工作者在職災補償、復健復工等權益身分的取得。那麼，什麼是「職業病」？理論上，工作者因工作而受傷或生病應被視為是職業傷病，但複雜的因果關係如何認定？由誰認定？此議題一直是職災補償政策的核心爭議（Lippel 1988; Shortt 1995; Kitanaga 2006; Kitanaga 2008; Lippel 2008; 王榮德 2008; Brisacier 2009; 周碩渠、黃百粲 2009）。

提到職業傷病，一般人會聯想到一些怵目驚心的工安事件造成的立即性傷害，例如骨折、燒燙傷、急性中毒等等。此類急性傷害的「工作關連性」（work-relatedness）通常比較容易被判斷。

但職場中也有許多危害暴露會對人體健康造成長期影響；這類慢性疾病的發病過程緩慢，甚至在退休之後才發現，例如礦工好發的塵肺症。此外，許多慢性疾病有多重的致病因素，且盛行率高，為常見疾病，如肌肉

骨骼傷害、癌症等。此類慢性疾病從暴露到發病之間的潛伏期可能達數十年之久，除了工作暴露之外也可能有其他的個人暴露，使得疾病的工作相關性更難以判斷。以目前申請案例比例最多的肌肉骨骼疾病為例，搬運工人與職業駕駛好發椎間盤突出與下背痛，但即使醫師診斷確定疾病，卻常因為職業暴露資料難以確立，且無法排除工作之外的因素（如年紀、作息姿勢、運動行為等），而難以確定工作與疾病之間的關連性。

　　本章以慢性發作且因果關係較不明確的「職業病」為主軸，分析政府法規與政策文件，並在 2009 至 2010 年間訪談醫師、勞工團體幹部與政府行政人員，以瞭解台灣目前職業病認／鑑定制度的運作現況。文章首先將介紹台灣職業病認定與鑑定制度，接著檢視勞委會「職業病鑑定委員會」的角色與定位，以及整體職業病認／鑑定程序的問題，最後對制度改革方向提出建議。

二、制度脈絡

　　在台灣，當工作者懷疑自己罹患職業病時，要如何申請補償或其他救助呢？有關台灣職災補償制度的問題，可參見本書第 7 章。簡言之，台灣的職災補償制度以《勞工保險條例》為主要法源，採無過失主義社會保險制度，但另有《勞動基準法》第 59 條課以個別雇主的職災補償責任，以及《民法》的侵權損害賠償責任。

　　台灣的職災補償制度不僅法源混亂，各法規的涵蓋人口也不同。以2010 年為例，全國約 1050 萬就業者之中，扣除勞保與公保人口，推估有101 萬的就業者缺乏任何職災保險的保障；適用《勞基法》的人數也只有784 萬人。本章以勞保的職業疾病認定制度為主軸，但勞保的職業病認定結果，往往也連動到《勞基法》與其他相關法規的責任認定。

（一）勞保職業病認定的程序

　　為了因應日益增加的職業病認定爭議，勞委會自 1991 年以來陸續設置
職業病爭議審理機制[2]。申請勞保職災給付與後續爭議救濟的程序相當繁
複（參見圖 9-1），且有雙軌制問題，包括以下兩個途徑。

　　途徑一，勞保被保險人直接向勞保局提出申請；大多數案件循此途徑。
被保險人先取得醫師開立的「職業病診斷證明書」，並備妥其他文件與書
單，以書面方式遞交勞保局。勞保局則聘請職業醫學專科醫師進行審查[3]，
如果審查後認定為「職業病」，同時勞資雙方對審定結果沒有爭議，被保
險人即可向勞保局請領勞保職災給付；如果被認定為與職業無關的「普通
疾病」，就只能領取普通事故的勞保給付。

　　若勞雇任一方對勞保局的審查結果有疑義，則可向勞保局「勞工保險
監理委員會」申請「爭議審議」[4]。勞保局的「爭議審議委員會」在審議後，
如果駁回該申請案，勞保局可維持原處分；倘若「勞保爭議審議委員會」
撤銷勞保局的原處分，勞保局則需重新處分，此時可送交至勞委會的「職
業病鑑定委員會」進行鑑定。如果勞雇任一方不服「勞保爭議審議委員會」
的處分，也可向勞委會「訴願審議委員會」提起訴願，由勞委會「訴願審
議委員會」送交至「職業病鑑定委員會」進行鑑定[5]。

　　另一個途徑則是根據《職災勞工保護法》[6]，勞保被保險人在取得「職
業病診斷證明書」後，也可向縣市政府勞工主管機關申請認定。由縣市政
府的「職業病認定委員會」做出決定後，勞保被保險人再向勞保局提出申
請（但勞保局仍會請醫師再做審查）。如果地方政府認定有困難，或是勞
雇任一方對於地方政府的認定結果有疑義，則可由地方政府將該案件轉送
至勞委會的「職業病鑑定委員會」進行鑑定。勞雇任一方若對縣市政府的
認定結果不服，也可向勞委會提起訴願，由勞委會「訴願審議委員會」將
訴願案送至「職業病鑑定委員會」進行鑑定。

　　勞委會「職業病鑑定委員會」作出鑑定結果後，就會函覆給「訴願審

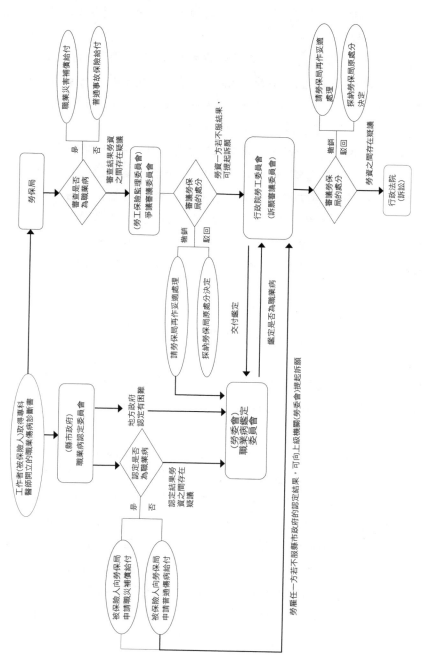

圖 9-1　申請勞保職災給付與後續救濟流程

作者自繪

議委員會」或原申請者（包括勞保局、縣市政府），作為給付與否的依據（在法律上，稱為行政處分）。

倘若勞雇任一方仍對勞委會「訴願審議委員會」的結果有異議，則可轉向行政法院提出行政訴訟。不過，我們可發現國內司法體系在有關職業病爭議的訴訟案中，大多採納勞委會「職業病鑑定委員會」的鑑定結果，少有對疾病因果關係的實質內容再行裁決（楊雅萍 2007）[7]。

從上述流程的說明可發現，在職業病認定過程中，勞保局聘僱的審查醫師以及勞委會「職業病鑑定委員會」的委員，扮演關鍵角色。勞委會雖然將「鑑定委員會」定位為醫學專業意見的諮詢機構，在法律上的定位亦非行政機關，但在職業病認定爭議事件發生時，卻又時常強調醫學決策的重要性。到底勞保醫師與鑑定委員如何進行判定？是否僅考慮醫學知識？醫學知識可能有什麼限制？以下將探討「職業病鑑定委員會」的運作狀況。

（二）勞委會「職業病鑑定委員會」的組成與鑑定程序

依據目前的《職災勞工保護法》，「職業病鑑定委員會」由勞委會聘請專家與行政部門官員共 13 至 17 人組成；委員大多為醫師，至多只有 4 位委員為非醫師背景[8]。

依據《職災勞工保護法》[9]，鑑定程序包括 2 次書面審查及 1 次開會審查。第 1 次書面審查以各委員意見相同者 3/4 以上作成決定。如果第 1 次書面審查無法作成決定，則由中央主管機關將每個委員的意見詳陳，再送請鑑定委員會作第二次書面審查，讓委員間互相參考，試圖以「德菲法」（Delphi method）形成共識。第二次書面審查以各委員意見相同者 2/3 以上作決定。如果仍然不能作成決定，則須有超過 1/2 委員親自出席，且出席者中職業醫學專門醫師應超過 1/2，才能開會。在仔細討論後進行投票，並以委員意見相同者超過 1/2 為門檻來作成決定（參見圖 9-2）。少部分個

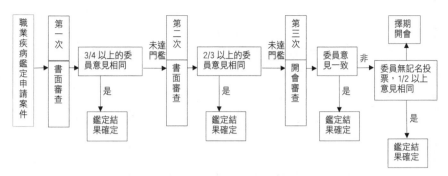

圖 9-2 現行勞委會「職業病鑑定委員會」之鑑定流程

作者自繪

案則請勞資雙方本人或授權代表人到開會現場說明,並接受質問,以澄清疑點。

（三）職業醫學的因果判斷原則

從勞委會「職業病鑑定委員會」的組成可發現,醫學專家扮演關鍵角色。那麼,醫學專業如何認定職業病呢?醫師可依《勞保條例》「職業病種類表」[10] 的疾病類別判定;倘若是種類表中的表列疾病,通常比較容易取得共識,不過仍須確認因果關係。依據「勞工保險被保險人因執行職務而致傷病審查準則」第 21 條,被保險人疾病的促發或惡化與執行職務「有相當因果關係」,也可被視為職業病[11]。如何確認「相當因果關係」?則仰賴流行病學的因果判斷。職業醫學在認定職業病時,大致依據以下 5 項原則（王榮德等 2008）:

1. 必須以客觀的生理證據,確認疾病的存在。
2. 必須有危害暴露存在的證據。
3. 危害暴露與疾病之間的關係,必須符合時序性（temporality）。具體而言,除了危害暴露必須發生在發病前之外,尚需考量危害暴露的強

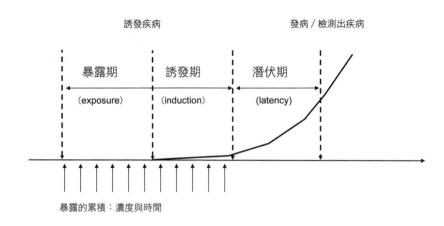

圖 9-3 危害暴露與疾病之間的合時序性考量

作者自繪

度與時間，包括：危害暴露必須達到一定期間（minimal duration of exposure）、必須有一定的疾病誘發期（induction period）以及潛伏期（latency period）[12]。疾病如果發生在最低誘發期以前或在最大潛伏期之後，則不被認定為職業病（參見圖 9-3）。

4. 危害暴露與疾病之間的關係，必須合乎科學知識的一致性（consistency），亦即，國際流行病學文獻必須有類似的發現。

5. 危害暴露與疾病之間的關係，必須綜合考量其他非職業因素的干擾；一般而言，職業因素對疾病的貢獻性，必須要超過 50%，亦即「相對風險」（Relative Risk, RR）通常要大於 2。但是當暴露証據確定且致病機轉明確時，雖有其他病因存在，仍可視為是職業病。例如，歐盟對石綿工人罹患的肺癌，不論勞工是否有抽菸習慣，大多採認為職業病（王榮德、潘致弘 2009）；義大利及日本對於曾暴露於氯乙烯單體的勞工所罹患肝癌，不論其病毒性肝炎帶原狀況，也將之視為職業病（王榮德、潘致弘 2010）。

三、職業病認／鑑定制度的問題

以醫學專家為主要成員的「職業病認定／鑑定委員會」，在進行職業病案件審查的過程中，出現什麼問題？我們整理如下：

（一）缺乏職業暴露證據

職業病的認定，高度仰賴職場暴露的客觀證據。然而，長期以來，勞政主管機關並沒有進行完整的職業暴露調查，也未建立化學品暴露或其他職業危害的資料庫。目前，勞委會僅要求事業單位提供作業環境測定資料，卻缺乏有效的內外部稽核制度，使得事業單位呈報的檢測數據偏低；環境檢測業者為了求生存，配合事業單位的要求檢測到「合格」為止的現象更是時有所聞（陳志傑 2012）。

以台灣 RCA 桃園廠員工有機溶劑暴露與罹癌爭議為例，由於事發久遠、現場無法重建、事業單位並未提供化學品使用與作業環境監測資料、政府勞動檢查部門也缺乏監測，導致工作與疾病之間的因果關係始終無法確認。在最近的訴訟過程中，法院取得多年前出版的一份碩士論文 [13]，才呈現數十年前 RCA 工廠內部的環境暴露數據 [14]。

由於國家在職業暴露監測與勞動檢查體系上的缺漏，使得工作者的職業暴露、勞動狀況與健康檢查紀錄大多殘缺不全；在傷病事件發生後，醫師大都僅能仰賴工作者或家屬的口述以及雇主提供的有限資料來進行職業病認定。縱然在爭議發生之後，勞動檢查機構能進入現場進行蒐證，但此時的暴露狀況已難以反應個案的真實暴露狀況；更常面臨的情況是事業單位早已不存在。在實務上，「職業病認／鑑定委員會」以書面審查為主，委員大多僅能就相當有限的資料作判斷。

像是勞工局或是勞委會給我的一些資料，這些都是國家的單位……

派勞檢去調查過了，都這麼不容易蒐集……以我們在門診，又要如何去蒐集。就算職業傷病中心可以去進行廠訪，可是也只能問到現職的工作，無法取得之前的資料……疾病的判定最重要就是判定時序性的關係，但當你的資訊都是不全的，或是沒有得到什麼有用的資訊，建立時序性就有問題。其實開會（按：指「職業病鑑定委員會」）的時候，資料不足往往會影響票數。如果勞工壽命很長，可是工廠已經倒了，或是法規也沒有規定雇主要長期保存資料，缺乏之前的工作史……那要單純地歸到現在的工作，我認為不合理……不管是病歷的紀錄、勞工的生活事件，或是工作上的歷程紀錄，這種資料我們都沒有……。（訪談，C1，職業醫學科醫生）

　　勞工委員會職業病鑑定委員會在第一次書面審查後，無法獲得一致性決議，而需勞資雙方補充資料，常見第二次書面審查資料的補充，只是承辦單位就第一次書面委員審查正反意見之整理，無實質補充資料，或勞檢單位收集之資料無醫療單位之配合欠缺完整性，造成鑑定過程拖延時日及無法正確確認是否屬職業傷病。（職業醫學會會訊，理事長就任感言，何啟功 2004: 2）

　　此外，職業醫學專科醫師並沒有調查權或入廠權，而大多數醫師不見得瞭解勞動現場的實際狀況。在資料不足的情況之下，醫學專家的認／鑑定依據一直受到勞工團體的質疑：

　　……我們（按：指勞工團體）都一直強調，不管是預防還是補償，都要有工人、工會、勞工觀點進來。每次開會找專家學者……擬定政策過程和認定基準，主要參與的決策者都是醫師，我們都被排除……每次由我們突顯問題，然後他們去討論政策，制定出來後，我們去抗議，形成這種惡性循環。我們常在講，勞工團體、工會團體是勞動現場的專家啊，他們更瞭解第一線勞工的處境以及原因。你找醫生我覺得很好，有任何角度都應

該進來，可是都缺乏勞動脈絡觀點，最後政策或準則出來都讓人感覺不食
人間煙火，不瞭解實務，才會做出那種建議嘛……（訪談，P1，勞工團體
成員）

（二）過度依賴流行病學知識

職業醫學界相當重視流行病學的因果推論。以俗稱「過勞」引起的心
血管疾病[15] 為例，雖然勞委會在 2010 年 12 月修訂《職業促發腦血管及心
臟疾病（外傷導致者除外）之認定參考指引》，已刪除「工作場所促發的
疾病之特殊壓力與其自身體質、危險因子相比，由質與量考量工作特殊壓
力超過百分之五十機率者」等文字，改以「定型化原則」，但職業醫學界
仍普遍以流行病學的「相對風險 >2」（RR>2），作為判斷疾病是否「工
作相關性」的依據。

然而，流行病學以觀察研究為主，本身即有許多限制；而更關鍵的限
制是，以「群體」（population）作為研究單位的流行病學，並不能直接應
用在個別個案的因果推論上；亦即，流行病學的因果推論，都必須以「族
群」作為單位才有意義。要在單一個案上，確認並量化「工作因素」與「非
工作因素」的「可歸因風險率」（attributable risk percentage），是不可能
的事。例如，依據流行病學知識，我們可推論，抽菸會使肺癌的罹病風險
增加十倍；在所有的肺癌病例中，有 90％可歸因於抽菸。但我們對於單一
抽菸者是否會因為抽菸而罹患肺癌的預測力，事實上是相當有限的（Rose
1992）。

環顧國際經驗，我們可發現「職業病種類表」所列的疾病大都有明確
的因果證據，但種類表以外的疾病由於因果關係不易釐清，爭議較大。部分
國家（如日本、韓國、加拿大、美國、德國等）在職業病認定的爭議審議中，
著重於個案本身的狀況。在許多因果關係不明確的環境與職業病爭議上，如
何界定補償責任的疆界，除了牽涉到科學知識之外，也需納入其他社會價值

考量；科學證據本身的社會性，也需要被進一步檢視（Lippel 2012）。

（三） 醫學知識與認定依據存有爭議

在職業病認定或鑑定的過程中，我們可發現醫學知識內部事實上存有不少爭議。曾擔任職業病鑑定委員會委員的法學專家即表示：

以前我參與會議的經驗，我才發現醫生間，也像我們律師之間，甲說、乙說、折衷說，吵得不可開交。我擔任過職業病鑑定委員會委員，在鑑定的過程當中，我後來發現到，其實醫生對鑑定也有相當不同的意見，而且鑑定的過程當中啊，爭辯也是非常的激烈⋯⋯醫生之間產生很大的爭議。（曾任鑑定委員法學教授於台北榮總舉行的研討會中發言，2009/10/24）

面對有限的證據、複雜的個案狀況與不確定的醫學知識，鑑定委員會大多採取「共識決」的方式來決定。在本章研究過程的訪談中可發現，一些鑑定委員強調，有 15 位醫師委員共同作決策，應該可避免鑑定上的偏誤。但是鑑定的結果，往往隨著委員的聘任與出席狀況而出現差異。

（委員中）醫師最多，職業醫學專科醫師也蠻多，但也有不是職業醫學專科醫師，無可厚非⋯⋯但是他們可以左右（鑑定結果）喔，這是很弔詭的事情！⋯⋯所以，每次鑑定，看你哪一堆人去啊，這堆人去可能就不過了，這一堆人去可能就過了⋯⋯。同一個 case，如果不同委員去開會，結果會不一樣，就看剛好那天誰有空誰去出席啊⋯⋯職業病認定，很多國家也是以共識投票或是政治決定啊⋯⋯（訪談，C2，職業醫學醫師）

醫師：雖然都合法（指委員組成與審議過程）啊。可是裡面，事實上有運氣運氣的成分。我們不能說是要故意去扭曲。可是⋯⋯

訪問：你是說，因為表決，結果會有點出入？

醫師：嗯……就可能會有所不同……（訪談，C6，職業醫學科醫師）

另以某件精神疾病的鑑定案為例，我們發現鑑定委員的判斷依據並非全然出自醫學專業見解，反倒是出自於非醫學專業的社會考量：

（第一次書面審查）委員 3：為避免職業病診斷氾濫，宜有專家學者一致性之判斷，才能破例。

（第一次書面審查）委員 4：無先例可循，現階段亦無認定基準。

（第二次書面審查）委員 1：無憂鬱症之職業病認定標準，無法判斷

（第二次書面審查）委員 2：無認定標準、亦無先例可循；在沒有共識的情況下，就不宜認定為職業病。（臺灣板橋地方法院 2010）[16]

（四）職業病認／鑑定的過程與決策依據，缺乏外部監督

委員會的認定過程缺乏資訊公開，認定依據也未對外界作說明。這種缺乏透明度的運作過程加深外界的不信任感，一直飽受勞工團體的抨擊，也使專業社群內部產生疑慮。一位未曾擔任認／鑑定委員的職業醫學專科醫師即提出以下的質疑：

我們這些醫師（按：未曾擔任鑑定委員的職業醫學科醫師）也不清楚（鑑定委員會）的過程……。啊為什麼是（職業病）？為什麼不是？我們實在也不清楚。你說大法官在做釋憲解釋時，也會附帶有不同意見書。我們的鑑定都只是給這種是非結果而已，實在說不過去。（訪談，C7，職業醫學科醫師）

我們協助個案的時候，也常常看到，差不多的案子為什麼這個會過？

那個卻不會過？也讓我們懷疑，難道是運氣好就可以過，運氣不好就過不了嗎？……各個鑑定委員的審查品質也參差不齊…… （訪談，D1，職災管理服務中心個案管理師）

　　職業病鑑定委員會的審議過程與運作不透明，在本研究的執行過程也能明顯感受。在研究進行期間，我們曾試圖尋找職業病認／鑑定委員以進行訪談，但卻無法透過公開管道取得委員會的組成名單，當研究者轉向勞政主管機關探詢時亦遭到拒絕。有關爭議審議案件的統計數據、認定依據與相關內容，主管單位也以卷宗過於龐雜、統計資料未整理、僅供為內部參考等理由，拒絕提供作研究使用。

　　由於部分爭議案件會進一步提出行政訴訟，其中「職業病鑑定委員會」各委員的鑑定理由成為攻防焦點；目前僅能透過司法院「法學資訊檢索系統」，以「職業病鑑定委員會」、「職業病」等關鍵字，搜尋各級法院判決文以取得鑑定委員的審查的理由。

　　此外，目前勞保局的職業病審查由少數幾位特約醫師負責，不僅造成極少數醫師工作負荷過大，也有少數決策的問題。某勞保局聘任的職業醫學專科醫師即曾公開表示，「有超過80%的勞保職災申請案是屬詐騙，尤其是無一定雇主的職業工會勞工，因為沒有雇主這個關卡，比較容易送件，因此詐騙問題特別嚴重。」如此強烈的說詞，是否是審查委員個人偏見？還是真實狀況？應該受到公開檢視。

　　許多雇主鼓勵員工自行投保職業工會，有些公司以提高薪資作為交換條件，也有很多事業單位直接改採外包、派遣或以商業契約取代勞雇契約，以規避雇主為勞工投保職災保險的責任。職業工會勞工不僅要自行負擔職災保費[17]，還在申請職業病認定過程中受到質疑，有制度性歧視的問題。

（五）認／鑑定委員的組成與運作，易受政治力的影響

　　認定或鑑定委員由主管機關聘任，難免有政治力運作的斧鑿痕跡。最明顯的例子，莫過於多年前某直轄市級的職業病認定委員會的組成，由於工運出身的勞工局局長作風強勢，而影響認定結果：

　　官方相當強勢……他們可以指定聘任委員啊。（官方）他們可以從發言中發現你是支持還是反對。如果你是反對派，好，他就挑你不能來開會的那天開會啊。（訪談，C10，職業醫學科醫師）

　　之前，像我們這邊的委員……有 5 位醫生，另外加上法律專家、工業衛生師和社會賢達人士。社會賢達裡面還有議員啊！（訪談，C8，職業醫學科醫師）

　　同一起職業病案例卻在不同認定程序中出現不同認定結果，並不少見。以 2001 年中國時報員工的職業病爭議為例，台北市勞工局職業病認定委員會認定該名個案的中風事件屬職業病，但勞保局的審議卻未通過；之後勞保局依台北市職業傷病認定結果，同意發放職災傷病給付，但隨後在該個案請領職災殘廢給付時又表示之前判斷有誤，並將已發放的職災給付扣除，改以普通傷病給付，令人莫衷一是（顧玉玲 2006）。

（六）醫學鑑定還是爭議審議？「職業病認／鑑定委員會」定位不明

　　在目前的職業傷病爭議審理的機制中，「職業病認／鑑定委員會」的定位為何？這個機制究竟是強調醫學專業的醫學鑑定？還是作為處理勞雇爭議的社會機制？如果是提供醫學專業鑑定的機制，為什麼又加入政府官員、職業安全衛生專家與法律專家？若是處理勞雇爭議的爭議審議機制，

為何交由醫師作裁決？

以法條上所揭示，設置這個委員會的目的在「確保罹患職業疾病勞工之權益」，同時，組成性質並不均質的情況來看，這個機制應該不只是醫療鑑定單位。不過，在本研究的訪談中，多數醫師背景的委員強調，職業病鑑定是「醫師的事」，並強烈質疑現行的成員組成包含了非醫師人士：

這件事情就很妙了。我們並不是說醫生怎麼樣……畢竟這是一個病，應該只有醫生才能來判斷。工業衛生師憑什麼去判斷？法律的憑什麼來判斷？官員怎麼判斷？這個暴露有沒有導致病……事實上，病應該是我們（醫師）來判斷，你工業衛生師要告訴我一件事情他有沒有曝露（健康風險），暴露的質與量是多少……工業衛生師憑什麼一起來判斷病？話又說回來了，我憑什麼去判斷暴露條件？我們都把它糾纏在一起了……你說鑑定這件事關工業衛生師什麼事？關法律專家和官員什麼事？也進來參一腳投票決定，這明明就是醫學專業問題，大家分工就好了，而不是也進來投票……（訪談，C2，職業醫學科醫師）

法學的專家是比較……奇怪一點。至少到現在為止，他們（指委員會）對於法律的討論相對的少……至少在過程中沒有聽過法律的見解與討論。因為整個職業病鑑定的整個流程，主要是 science（科學），不會有法律的討論。……就個案來說，法律人在裡面表示意見，事實上是相對地增加那個亂度（笑），因為，事實上有很多醫學的東西或是工業衛生的東西，要解釋到讓法律人聽得懂，有時候不是那麼容易。（訪談，C6，職業醫學科醫師）

大多數醫師也表示，只要設立出標準作業程序與認定準則，在更多更充足完備的科學證據之下，職業病認定中出現的爭議即可迎刃而解。一些醫師背景的鑑定委員一再強調，委員會的運作應該稟持科學中立的立場，

並將勞委會為了因應民意壓力而檢討認定依據的作法，詮釋為「民粹產物」、「感情用事」、「干擾純淨科學理性的政治介入」：

　　……說這個個案是由於家境如何，或是以考量到他的處境如何，那些的話，應該是勞工的社會福利去救濟。在這裡（鑑定委員會）的話，職業病鑑定應該是科學為主的，裡面真的是……真的是要有 art，應該要用制度面去設計 art，不應該就個案來今天有（給付），你明天沒有（給付）……（訪談，C6，職業醫學科醫師）

　　……我希望「職業病鑑定」回歸職業醫學專業原則，而「勞工救濟及補償」回歸從寬認定，促進勞工福利的行政原則，而不要將兩者混為一談。不應該將行政上該去做的事，便宜行事，以犧牲專業來背書。（訪談，C13，職業醫學科醫師）

　　有關職業病認／鑑定委員會是否應納入勞工代表與雇主團體代表，政府勞工主管單位與學界的公開論點也呼應職業醫學專科醫師的觀點：

　　「必須提出以正視聽的是，有人認為職業病的認定職權在於勞工委員會，因為勞工委員會設有職業病審議委員會，這種思考邏輯實令人啼笑皆非；職業病審議委員會只是處理職業病爭議申訴案件，而非為職業病判定機制而設，且其委員也幾乎是來自各醫學與醫療機構的醫師與專家學者。因此，必須再次特別說明的是，職業病的鑑定終究還是需由醫師為之，非他人或機關所能替代……。」（吳聰能 2002）

　　勞委會勞工檢查處建議……本法（按：指《職災勞工保護法》）第14 條、第 15 條及第 16 條之職業病鑑定組織及程序等規定，建議回歸於職業病鑑定組織章程修正為宜。另職業病鑑定屬醫學診斷行為，職業病鑑

定委員建議由醫學背景人員擔任較為妥適。（簡建忠 2006: 144）

但也有少部分醫師委員表示，職業病鑑定委員會處理的爭議不僅是醫學問題；尤其暴露資料時常不齊全，例如職業性癌症的暴露大多發生在十年以前，因果關係難以判斷。在科學證據並不明確之時，卻要求醫學專家裁決勞雇爭議，部分受訪醫師也表示無奈。

四、討論與建議

從前一節的討論我們可發現，職業醫學專家在職業病認定過程中面臨許多困境，包括危害暴露證據不足、流行病學知識的不確定性、醫學專業間缺乏共識。但不少參與職業病認定的醫師仍認為，職業醫學專家應在勞雇爭議中扮演科學仲裁者的角色。我們肯定職業醫學專業知識的重要性，但也認為，強調醫學證據的科學鑑定，相對於考量社會爭議的行政裁決，兩者之間應有清楚的區隔。此外，職業醫學與流行病學的限制與內部爭議必須被充分檢視。

（一）檢討「職業病鑑定委員會」的制度定位

如本書其他章節提及，職災補償制度以「無過失」（no fault）雇主責任與社會保險為制度精神，目的在使職災者能獲得快速且即時的補償與職業健康服務，以維護職災勞工及其家屬的生存權，保護個人及社會整體的勞動力（柯木興 2007；王嘉琪等 2009）。「職業傷病」的認定屬職災補償制度的一環；目的不僅在補償受災者，更重要的是，在於落實雇主在維護勞工安全與健康上的社會責任。換言之，職業病的認定，是處理勞雇爭議的一環。

參考國外經驗，我們可發現，各國職業傷病爭議審議的審理組織，

大多包含勞工代表、雇主代表以及代表公共利益的代表（public interest representative）。以德國與丹麥為例，有關職災與職業病爭議事件的審理委員會，由受僱者代表與雇主代表共同組成，各佔 1/2 席次；在職業病認定爭議中，醫師（與其他專家，包括工業衛生專家、法律專家等）僅以專家證人或諮詢者角色提供專業意見，但並不具投票權。

另以加拿大為例，可發現各省區職業傷病補償的爭議審理組織與法定組成人員皆有勞雇雙方代表參與其中（見表 9-1），部分省區另設置有醫學鑑定小組。

反觀台灣，從現行職業疾病鑑定委員會的組成代表、資格與人數比例看來，其制度定位並不清楚。倘若作為醫學專業鑑定機制，其成員就不應加入非醫學人士。如果作為勞雇爭議的審議機制，則目前制度缺乏勞工代表與雇主代表的參與。

台灣現行的職業病認定與鑑定委員會的結論，實質上往往成為行政機關給付與否，甚至司法訴訟裁判的重要依據。亦即，對於職業病認定與爭議案件的通過與否，醫學專家具有相當的影響力。然而，將攸關勞雇雙方權利義務的社會爭議，交由醫學專家與少數官員作裁決，將勞雇雙方與相關利害關係人排除在外，無視勞雇關係與社會制度的複雜度，並不恰當。

我們認為，除了應強化勞動檢查、職場危害暴露與勞工健康風險的監測機制之外，更應檢討與改進職業傷病認／鑑定制度的設計，以使流程與結果更符合社會正義。

（二）應強化社會參與，以避免專家決策的限制

職業病的因果關係往往不易釐清，職業病鑑定面臨科學知識本身的不確定，即使在醫學社群內部都未必有共識，更遑論涉及公平、正義、福利分配等社會價值選擇，已超越生物醫學的專業範疇。「科學事實」存在相當高的不確定性，但許多醫學專家仍強調決策應依據「科學事實」來進行

表 9-1　加拿大各省區職業傷病補償爭議的鑑定機制與法定組成

加拿大省區名	爭議審理組織	法定組成
不列顛哥倫比亞（British Columbia）	The Workers' Compensation Appeal Tribunal (WCAT)	由一位該機關的副主席（Vice Chair），在召開聽證後進行裁決
曼尼托巴（Manitoba）	The Appeal Commission	勞工代表、雇主代表、公眾利益代表，主席由公眾利益代表出任
薩克其萬（Saskatchewan）	The Saskatchewan Workers' Compensation Board	1 位主席、1 位勞工代表、1 位雇主代表，另設有醫學鑑定小組
魁北克（Québec）	The Commission de la santé et de la sécurité du travail (CSST)	1 位主席、7 位勞工代表、7 位雇主代表
安大略（Ontario）	The Workplace Safety and Insurance Appeals Tribunal (WSIAT)	1 位該機關的副主席（輪職）、1 位勞工代表、1 位雇主代表
愛德華王子島（Prince Edward Island）	Workers' Compensation Appeal Tribunal	1 位主席、2 位副主席、相同人數的勞方與雇主代表。
紐芬蘭（Newfoundland and Labrador）	The Board of Directors of the Workplace Health, Safety and Compensation Commission	1 位主席、3 位勞工代表、3 位雇主代表、3 位公眾利益代表
新斯科細亞（Nova Scotia）	Workers' Compensation Appeals Tribunal	1 位主席與行政人員、4 位勞工代表、4 位雇主代表
育空（YuKon）	The Appeal Committee	1 位主席、1 位勞工代表、1 位雇主代表

作者自行整理[18]

客觀中立的判斷，並試圖排除社會價值或政治運作等「非科學」因素的干擾（Wynne 1980; Rutgers and Mentzel 1999）。然而，這種專業決策模式，經常造成少數專家決斷的問題（Jasanoff 1987; Jasanoff 1990）。

　　晚近，針對科技與健康風險的治理，國際間已開始反省專家決策帶來的問題，並倡議「科學民主化」；亦即，強調科學知識的生產、揭露與應用，皆應以民主原則運作，在各個階段皆應強化公民參與，納入不同利害關係人的觀點，以使科學運作更有效率（make science more effective）（European Commission 2001a; European Commission 2001b）。

　　國際間對於職業安全健康政策的實踐，包括職業傷病的認定與補償，也逐漸強調各種利害關係人的社會參與，尤其是勞工參與的重要性（ILO 2001; ACV Energie Chemie et al. 2006；尤素芬、陳美霞 2007）。例如國際勞工組織頒定的「有關職業傷害給付公約與建議書」，其中第 23 與 24 條即明確揭示，職業傷病認定爭議應有勞工參與機制，當工作者對認定結果不服時，可進行上訴，且爭議處理過程應納入工作者代表（ILO 1964）。

　　民眾應有參與公共事務的權利，且應有表達偏好、質疑政策、陳述意見的機會。決策過程應透過資訊公開與公共討論，讓民眾能根據充分的資訊與理性，針對利益爭議與共同事務發展出清晰的理解。透過這種社會學習（social learning）過程，應有助於化解或緩和社會衝突。強化社會參與，可避免少數決策的問題，也有助於社會大眾進一步檢視利益衝突，以及風險分配不公平的問題；此點在長期職業暴露因素監測資料不足時，特別顯為重要。因此我們認為，職業病認定與鑑定流程的各個環節，應強化社會參與及外部監督機制。

（三）決策過程應強化「課責性」與「公開性」

　　而發揮社會參與的效能以及建立制度的信任感，不僅仰賴醫學界的科學準則，更在於資訊透明，知識、資訊近用權的落實。我們強調，應透過資訊公開與制度透明化，提供學界、社會大眾等利害關係人「開明洞晰的理解」（enlightened understanding），並進一步增進彼此的溝通，才能使得決策過程更為透明，這種具備課責性（accountability）的制度才能取信於社會各界。

　　目前勞保局審定，以及（認）鑑定的標準、結果所持之理由，皆未能充分公開揭露呈現，甚至還有同一案件，在不同層級委員會做出不一致的判定，更增加不信任與爭議性，也造成罹病勞工請領職災給付等多項法律權益，受到延遲與損害。

此外，台灣職業病認定與鑑定的相關資料，目前均未對外公布，外界難以得知決策程序與決策依據，甚至最基本的統計數據，如多少申請案例、通過率為何，也都付之闕如。政府官員常有「越少人知道越好」、「多一事不如少一事」、「即使有人問，也可以以機密為由」的習性，作為避免外界責難或干預的手段（陳敦源 2009）。但資訊不透明的作法，讓社會外界更加質疑其運作的公信力，徒增社會衝突。

職業傷病的鑑定依據，可能因為時空環境、科學技術、價值文化的轉變而必須修訂，但我們也仍然缺乏一套可傳遞民眾訴求，並針對過去決策進行申訴的上訴機制。在不透明、不公開的運作下，也加深外界對職業傷病認定審查與爭議處理機制的不信任感。

鑑於相關爭議不僅存在於專家與勞工之間，也存在於專家與專家之間。如何設計制度性管道，讓多元聲音發聲討論，才能促使醫學界與政策實務良性發展，回應社會公眾與科學界內部對於課責性的要求。

以加拿大為例，我們發現半數以上的省區將完整的鑑定裁決書置放於網路上，公開並無償地提供給社會大眾進行檢索與瀏覽[19]，其內容詳述案例的背景、鑑定依據以及鑑定結果。此外，加拿大的職業健康安全主管機關也定時出版職業傷病認定相關的業務統計與執行報告。各省區的鑑定機關皆透過公開透明資訊的作法，強化其鑑定過程與結果的公正性與課責性。

決策過程的透明化，應有助於化解社會衝突與信任危機。具體作法上，我們建議勞工與勞保相關主管機關應將審定標準與認／鑑定結果彙編整理，敘明認／鑑定結果的意見理由。充分的資訊可提供社會各界參考，亦可提供給醫學社群進行充分討論與檢視，提升社會各界對相關制度的信任基礎。

註解

1. 本章內容部分改寫自：鄭峰齊 (2010) 職災補償的科學與政治：以台灣的精神疾病職業病認定爭議為例。台北：國立台灣大學衛生政策與管理研究所碩士論文。
2. 勞委會在 1991 年發布台 80 勞安三字第 23042 號函，發布「職業疾病鑑定處理要點」。1995 年依據台 84 勞安三字第 142799 號令發布「 政院勞工委員會職業病鑑定委員會組織規程」，正式設立「職業病鑑定委員會」。2002 年通過的《職災勞工保護法》規定，在中央政府應設「職業病鑑定委員會」；地方政府得設「職業疾病認定委員會」，但並未強制。
3. 《勞工保險局組織條例》第 11 條第 2 項：本局得視業務需要聘用兼任醫師 12 人至 20 人。據瞭解，目前勞保局共聘任 3-5 位醫師分案進行審查。
4. 依「勞工保險爭議事項審議辦法」，由申請人接到勞保局核定通知文件的翌日起 60 日內，填具「勞工保險爭議事項審議申請書」，並檢附相關證件，再向「勞工保險監理委員會」申請審議。
5. 《勞保傷病審查準則》第 20 條規定：被保險人罹患之疾病，經行政院勞工委員會職業疾病鑑定委員會鑑定為執行職務所致者，為職業病。
6. 依據《職災勞工保護法》第 11 條規定。
7. 我們以「職業病」做關鍵字，在司法院法學資料檢索系統「裁判書查詢」蒐尋歷年民事與行政訴訟共 11 件，發現法院多半只進行程序審查，鮮少針對職業疾病的因果關係再行裁決。（蒐詢網址：http://jirs.judicial.gov.tw/Index.htm；最後取用時間：2012 年 3 月 1 日。）
8. 《職災勞工保護法》第 14 條：中央主管機關為鑑定職業疾病，確保罹患職業疾病勞工之權益，應設職業疾病鑑定委員會 (以下簡稱鑑定委員會)。鑑定委員會置委員十三人至十七人，由中央主管機關遴聘下列人員組成之，並指定委員一人為主任委員：
   一、中央主管機關代表二人。
   二、行政院衛生署代表一人。
   三、職業疾病專門醫師八人至十二人。
   四、職業安全衛生專家一人。
   五、法律專家一人。
   委員任期二年，期滿得續聘之，代表機關出任者，應隨其本職進退。
   其中，衛生署代表亦多是醫師背景。
9. 《職災勞工保護法》第 15、16 條。
10. 勞工保險「職業病種類表」目前計有 12 類 98 種，可參閱《勞工保險條例》第 34 條附表。
11. 勞委會 2008 年 7 月 17 日勞保三字第 0970140301 號函：「被保險人申請職業災害保險給付時，如因特約專科醫師之醫理見解、診斷書之專業意見、行政救濟程序等為審定之需要，勞工保險局認有必要時，得檢附有關資料，向本會職業疾病鑑定委員會申請鑑定， 不以『勞工保險職業病種類表』或依該表第

8 類第 2 項規定由本會增列之職業病種類之疾病為限。本會 96 年 8 月 16 日勞保 3 字第 0960140276 號函停止適用。」

12. 「誘發期」指的是疾病生成所需要的時間；「潛伏期」指的是疾病已經存在，但尚未出現疾病徵兆且未被診斷的時期。暴露劑量到某個程度即可能進入「誘發期」；但很多急性化學物質（例如濃硫酸）導致的職業病，暴露一開始即已進入「誘發期」，因此圖 9-3 的「暴露期」與「誘發期」時常重疊。

13. 張艮輝（1988）電子工業軟焊作業場排氣再循環可行性之研究。台北：國立台灣大學環境工程研究所碩士論文。

14. 參見苦勞網報導（2012/4/19）：「張教授是在 1989 年就讀台大環境工程研究所時，參加指導老師的國科會計畫，到 RCA 廠房研究當時的空氣系統……當時為了省電（特別是冷氣費），空氣完全不對外流通……女工所接觸到的有機溶劑至少就有 6 種以上，而當時的女工也幾乎沒有戴任何的防護罩……。」「這樣的資料根本是 RCA 公司應該要提供的，如今 RCA 公司卻以火災為由，不提供資料……。」

15. 勞委會給予的正式名稱為「職業引起急性循環系統疾病」。

16. 勞委會「職業病鑑定委員會」受理的職業病鑑定案件並不提供外界公開查詢。本研究引用的職業病鑑定委員會案件的審查紀錄，搜尋自司法院判決書資訊系統。本案為臺灣板橋地方法院民事判決 98 年度勞訴字第 4 號。

17. 職業工會會員的職災保費乃比照勞保普通事故的保費作計算，由工作者自行負擔 60％，政府負擔另 40％。有固定雇主的勞工，職災保費 100％由雇主負擔。

18. 加拿大各省區職業傷病補償爭議鑑定機制與運作規則，可參見以下網址（最後檢索日期：2012 年 4 月 7 日）：
不列顛哥倫比亞省：http://www.wcat.bc.ca/
愛德華王子島省：http://www.wcb.pe.ca/Information/WhoWeAre
新斯科細亞省：http://www.gov.ns.ca/wcat/appeals.asp
魁北克省：http://www.csst.qc.ca/en/en_mission_overview_csst.htm
曼尼托巴省：http://appeal.mb.ca/about_us.aspx
紐芬蘭省：http://www.whscc.nf.ca/Board_of_Directors.whscc
育空地方：http://www.wcb.yk.ca/Media/documents/
RulesforProceedingsforHearings.finaldoc.pdf
薩克其萬省：http://www.wcbsask.com/book_about_wcb/page_about_our_board.page#invest
安大略省：http://www.wcat.bc.ca/research/mrpp/archived/mrpp_march3.pdf
紐芬蘭－拉布拉多省：http://www.gov.nl.ca/whscrd/index.html
新伯倫瑞克省：http://www.worksafenb.ca/appcntapp_e.asp

19. 可參見以下網址：
不列顛哥倫比亞省：http://www.wcat.bc.ca/search/decision_search.aspx
曼尼托巴省：http://appeal.mb.ca/public_decisions.aspx
愛德華王子島省：http://www.gov.pe.ca/sss/index.php3?number=1018568&lang=E
新斯科細亞省：http://www.gov.ns.ca/wcat/
安大略省：http://www.wsiat.on.ca/ExtDec/default.asp

育空地區:http://www.wcb.yk.ca/WorkerInformation/Appeals/WorkersCompensati
onAppealTribunal.aspx

參考文獻

尤素芬、陳美霞 (2007) 企業內安全衛生保護之勞工參與機制探析。台灣公共衛生
　　雜誌 26(5): 419-432。
王嘉琪、鄭雅文、王榮德、郭育良 (2009) 職災補償制度的發展與台灣制度現況。
　　台灣公共衛生雜誌 28(1): 1-15。
王榮德 (2008) 國際間職業傷病診斷、鑑定與補償制度發展趨勢與我國改進方向之
　　研究。台北:勞工安全衛生研究所。
王榮德、潘致弘 (2009) 增列職業性癌症診斷基準與實證研究 (I)。台北:行政院勞
　　工委員會勞工安全衛生研究所。
── (2010) 增列職業性癌症認定基準與實證研究 (II) ──肝癌與泌尿系統癌症。
　　台北:行政院勞工委員會勞工安全衛生研究所。
王榮德、鄭尊仁、杜宗禮 (2008) 環境職業醫學。頁 181-226,收錄於陳拱北預防醫
　　學基金會編,公共衛生學。台北:陳拱北預防醫學基金會。
何啟功 (2004) 理事長就任感言。中華民國環境職業醫學會訊 9306: 1-3。
吳聰能 (2002) 勞工有免於職業病危害的權利,我國職業病現況之簡介。
　　健康台北季刊:24-26(電子版)。http://www.healthcity.net.tw/book/
　　upload/2005221191182.pdf。
周碩渠、黃百粲 (2009) 職業性憂鬱症──一個個案報告與職業醫學、精神醫學與
　　勞動法學剖析。中華職業醫學雜誌 16(2): 83-91。
柯木興 (2007) 社會保險。台北:中國保險學會。
陳志傑 (2012) 聞 RCA 空氣,看勞工安全。蘋果日報,3 月 17 日。
陳敦源 (2009) 民主治理:公共行政與民主政治的調和。台北:五南 .
楊雅萍 (2007) 過勞死之職業災害認定制度之形成與發展──臺灣法制與日本法制
　　之比較。台北:國立台灣大學法律學研究所碩士論文。
臺灣板橋地方法院 (2010) 臺灣板橋地方法院民事判決 98 年度勞訴字第 4 號(判決
　　日期:2010 年 1 月 26 日,判決書電子檔)。網址:http://jirs.judicial.gov.tw/
　　FJUD。取用日期:2010 年 4 月 2 日。
簡建忠 (2006) 研商修正職業災害勞工保護法之衝擊評估研究。台北:行政院勞工
　　委員會。
顧玉玲 (2006) 過勞死(karoshi)在台灣。台灣勞工雙月刊 4: 126-137。
ACV Energie Chemie, (ACV Energy Chemistry), (Italian chemical union) FEMCAand
　　(Italian trade union service) INAS (2006) Ten lines of action to strengthen and
　　harmonize the prevention and compensation policies. Paper presented at Social
　　Dialogue and Occupational Diseases in Europe, Seminarie Beroepsziekten(seminar
　　of occupational diseases). Padua, Italy. 網址:http://acv-energie-chemie.acv-

online.be/Images/CSC-ANG-4_tcm48-104861.pdf 。取用日期：2009 年 9 月 30 日。

Brisacier, Anne-Claire (2009) Obstacles to the Notification of Occupational Cancer among Psysicians in France. Pp. 14-21 in *Industrial Risks, Labor and Public Health: An Interdisciplinary Analysis by Social Sciences and Epidemiology*. Taipei.

European Commission (2001a) European Governance: a White Paper. 網址：http://eur-lex.europa.eu/LexUriServ/site/en/com/2001/com2001_0428en01.pdf。取用日期：2011 年 6 月 30 日。

——(2001b) Report of the Working group "Democrising Expertise and Establishing Scientific Reference Systems." (Group 1b). 網址：http://ec.europa.eu/governance/areas/group2/report_en.pdf 。取用日期：2011 年 6 月 30 日。

ILO, (International Labour Organization) (1964) C121 Employment Injury Benefits Convention, 1964.

——(2001) *Guidelines on occupational safety and health management system*. International Labor Organization.

Jasanoff, Sheila (1987) Contested Boundaries in Policy-Relevant Science. *Social Studies of Science* 17: 195-230.

——(1990) T*he Fifth Branch: Science Advisers as Policymakers*. Cambridge, MA: Harvard University Press.

Kitanaga, Jungo（北 中 淳 子）(2006) Society in Distress: The Psychiatric Production of Depression in Contemporary Japan. In Department of Anthropology. Montreal, Quebec: McGill University.

—— (2008) Diagnosing Suicides of Resolve: Psychiatric Practice in Contemporary Japan Culture. *Medicine and Psychiatry* 32(8): 152-176.

Lippel, Katherine (1988) Workers' compensation and psychological stress claims in North American law: A microcosmic model of systemic discrimination. *International Journal of Law And Psychiatry* 12(1): 41-70.

——(2008) Workers' Compensation and controversial illnesses. Pp. 47-68 in *Contesting Illness : Processes and Practice*, edited by Pamela Moss and Katherine Teghtsoonian. Toronto,Canada: University of Toronto Press.

—— (2012) Perserving Workers' Dignity in Workers' Compensation Systems: An International Perspective. *American Journal of Industrial Medicine American Journal of Industrial Medicine* 55(6): 519-536.

Rose, Geoffrey (1992) *The Strategy of Preventive Medicine*. Oxford University Press.

Rutgers, Mark R. and Maarten Mentzel (1999) Scientific expertise and public policy: resolving paradoxes? *Science and Public Policy* 26(3): 146-150.

Shortt, Samuel E. D. (1995) The Compensability of Chronic Stress: A Policy Dilemma for the Ontario Workers' Compensation Board. *Canadian Public Policy* 21(2): 219-232.

Wynne, Brian (1980) Technology, risk and participation: on the social treatment of uncertainty. Pp. 173-208 in *Society, Technology and Risk Assessment*, edited by Jobst Conrad. New York: Academic Press.

第四篇

職業健康服務制度

第十章
勞工健檢與職業健康服務 [1]

尤素芬、鄭雅文、鍾佩樺

　　勞工健檢是「職業健康服務」（Occupational Health Services）制度的一環，目的是為了早期偵測職場的危害暴露狀況，並早期發現職業病。完整的「職業健康服務」牽涉許多面向。本章回顧國際間「職業健康服務」制度的發展歷程與內容，並討論台灣制度現況與問題。

　　我們發現，台灣目前並沒有完整的「職業健康服務」制度。單單在勞工健檢制度上就有許多弊端，包括健檢項目未因應職場健康風險、職業風險暴露記載不全、健檢資料缺乏有效追蹤管理，加上市場低價競爭下，健檢品質不佳，往往成為浪費社會資源的例行公事；同時也存在與全民健保成人健檢資源重疊、健檢資料隱私權缺乏保障等問題。我們也檢視外勞健檢制度的設計與運作，發現外勞健檢以篩選健康勞工為目的，事實上已背離了職業健康服務制度的本意。

　　台鎳公司資深員工李先生罹患肺腺癌，經勞委會鑑定確定為職業病……。他說，台鎳公司曾於 2005 年底針對員工進行尿液檢查，發現所有員工的尿液都含鎳金屬，台鎳卻未告知員工，僅對濃度最高的兩位進行追蹤；他自己名列第六高，達 5.3 ppb，也未獲告知……。（自由時報，2011 年 4 月 23 日）

　　陳先生原任職某區域教學醫院，去年一次例行員工健檢，「意外」檢出帶原。陳先生說，醫院先在沒徵求員工同意下，暗自做愛滋病毒檢驗；之後又沒盡保密義務，他帶原的消息一下子在服務的醫療部門傳開，成為同事話題。院方去年六月起調動他的職務，又建議他「無限期請假」，不要來上班，迄今已一年半。去年八月，衛生署愛滋病防治推動小組會議討論醫護感染者的工作權，委員們建議當事人，只要避免從事侵入性、暴露性的醫療行為，應可繼續執業。這份公文當時寄到他工作的醫院，但院方並無回應……。陳先生說，他通過國家考試、領有醫護執照，最高主管機關衛生署都同意他可維持原先的工作，他不明白主管怎能輕易剝奪他的工作權？（中國時報，2003 年 12 月 21 日）

　　政耀是南部某公營公車處產業工會的理事長，他和一些工會幹部喜歡在工作之餘，聚在工會辦公室泡茶聊天，沒排班時也會相約去爬山。他們說，一些沒抽菸也沒喝酒的同事在退休之後發現罹癌，很可能與公車駕駛員長期暴露空氣污染有關，所以工會會倡導喝茶、爬山之類的養生保健活動，「自己的健康自己顧喔！」（尤素芬，訪談記錄，2008/08）

　　菲律賓籍的艾琳在南部某加工出口區內的大型半導體工廠擔任品管員工作已兩年多，工作以外的時間幾乎都投入在教堂事工（教會服務）之中，生活單純，並無性伴侶。工作近兩年半時，仲介公司依規定安排艾琳做健康檢查，在「人類免疫缺乏病毒（HIV）抗體檢查」項目上被驗出「陽

性」。艾琳感到很憤怒，也擔心被遣返，然而健檢醫院及仲介公司都未對檢查結果或處理方式做解釋，艾琳只好趕緊自費到高雄某醫學中心再次檢驗，還好檢查結果是「陰性」。艾琳迅速將檢查證明表送給仲介公司……。（尤素芬，訪談記錄，2006/08）

一、前言

「職業健康服務」（Occupational Health Services，簡稱 OHS）制度是職業安全健康體系的一環；所牽涉的內容十分廣泛，包括職業危害的管理、意外事故的緊急應變、健康風險的評估、風險資訊的揭露、教育訓練、勞工健康檢查與健康管理、職業相關疾病的預防與診斷、災後的治療與復健復工等等。

其中，「勞工健康檢查」在 OHS 制度中扮演重要角色。對於工作者而言，勞工健檢可幫助瞭解自身健康狀況的變化，早期發現疾病徵兆與職業病；甚至在離職退休之後罹患職業病，亦是尋求補償認定的重要依據。對於雇主而言，對員工實施健檢則有選工配工、調整工作安排、預防職業病、促進員工身心健康等功能。對於政府與學術研究而言，勞工健檢的資料更是探究職業病因果關係，發展職業傷病防治策略的重要基礎。

由於台灣的勞工健檢制度沿襲自日本，而日本制度又深受西方工業國家影響，因此，考察先進國家制度發展過程有其必要。本章首先簡要回顧歐美國家與日本 OHS 制度的發展歷程，接著概要介紹台灣制度現況，特別探討勞工健檢制度的運作。除了一般勞工族群，我們也檢視外勞健檢制度的運作。最後則對 OHS 制度提出改善建議。

二、OHS 制度的發展歷程：國際經驗

英國在 1802 年制定《工廠法》（Factory Act）就建立了勞動檢查制

度；初期以勞動條件為檢查內容，但在 19 世紀後期納入醫學檢查，並建立醫學勞動檢查制度（medical inspector of factories）。國家勞動檢查員在進行職場健康調查時，也可指派醫師參與協助。以鉛毒危害為例，受指派的醫師必須對鉛作業勞工進行定期健檢，若發現有鉛中毒現象必須立即通報。其他工業先進國家，包括法國、德國，也在 20 世紀前期建立類似制度（Carter 2000）。

　　美國在 20 世紀初期，隨著工業災害與職業疾病日益頻繁，醫學與工業安全等專業人士亦開始推動勞工健檢。但一直要到 1970 年才由國會通過《職業安全衛生法》（Occupational Safety and Health Act，簡稱 OSHAct），訂定國家層級的職業安全健康規範，明訂雇主應聘任職業醫學醫師與護理人員，並實施勞工健康檢查與健康管理工作（Levy and Wegman 1995; LaDou 2002）。

　　日本在 20 世紀中葉之前，勞工常見的職業病包括塵肺症、肺結核、傳染性疾病；但日本早期的勞工健康監視制度並不是以保護勞工為目的，反倒是罹病的勞工被要求離開職場，病情嚴重的勞工甚至被拘禁在療養所中。日本二戰戰敗後，在美國監管下於 1947 年頒布新憲法，同年頒布《勞動基準法》，並建立中央至地方的勞工行政體系。1950 年代之後日本經濟快速發展，但也帶來許多公害問題與職業病爭議。在社會壓力之下，國會於 1972 年通過《職業安全衛生法》，規定雇主必須提供所有員工健檢服務；同時，從事特殊危害健康作業的勞工，雇主必須提供特殊健康檢查，包括職前健檢與定期健檢；一般健康檢查由雇主付費，特殊健康檢查則由政府補助。

　　日本法規也規定，僱用員工人數 50 人以上的事業單位必須聘任「產業醫師」，專門負責工作環境管理、工作方法管理、健康檢查與健康管理等工作。員工人數不到 50 人的小型企業雖然不需設置「產業醫師」，但仍需聘用具有職業健康管理知識的醫師，提供定期職場巡視、個別勞工健康諮詢等服務（Aoyama 1982; Mizoue et al. 1996）。

　　OHS 的制度目的在規範雇主責任，促使雇主確保工作者的身心健康。在 OHS 制度中，醫療人員需預防職業傷病，並促進工作者身心健康；一旦發現職業疾病，則有義務進行通報。根據「國際勞工組織」的建議，工作者的健康狀況需要被定期監測，以達到以下目的：（1）瞭解職場中的危害暴露是否被有效控制；（2）提早診斷臨床前期的疾病，並給予早期治療；（3）預防既有疾病的惡化；（4）強化工作者的安全與健康防護措施；（5）評估勞工是否適合該工作，給予適當的工作安排。就政府的職責而言，主管機關應建立職業健康監測標準，進行必要的管理與監督，同時也需保護勞工的醫療隱私，確保健康監測的資料不會被濫用（ILO 1997）。然而，也有部分北歐國家如丹麥，完全不對勞工的個人健康狀況進行監測，而將重點放在職場危害的監測。

三、台灣 OHS 制度的發展與制度現況

　　台灣的 OHS 制度沿襲自日本，主要由 1974 年通過的《勞工安全衛生法》（含施行細則）以及 1976 年公布的《勞工健康管理規則》所規範。

　　依據法規，雇主對其僱用員工負有健康檢查與健康管理之責。在僱用員工時，雇主應施行「一般體格檢查」，對在職員工應施行「定期健康檢查」；此外，對於從事「特別危害健康作業」[2] 員工，應分別實施職前的「特殊體格檢查」與定期的「特殊健康檢查」，並應依規定辦理分級健康管理，包括追蹤、治療、更換工作、給予療養等。

　　聘僱勞工人數或從事「特別危害健康作業」人數達到一定規模的事業單位，需依規定設置醫療衛生單位，並配置醫護人力，提供職業健康服務。此外，雇主也需依照健檢結果，參照醫師建議，適當調整勞工的工作內容，並應將勞工的健康檢查紀錄，彙整成健康檢查手冊發給勞工。

　　《勞工健康管理規則》在 1990 年更名為《勞工健康保護規則》，健康管理的內容也陸續修訂，包括「特別危害健康作業」範圍的擴大、事業

單位設置醫療衛生單位的員工人數下限之修訂等等。

　　勞保局也在 1990 年公布《勞工保險預防職業病健康檢查辦法》，並於 1992 年開辦「特殊健檢」的勞保給付業務。1991 年，衛生署於 6 家醫學中心成立「職業病防治中心」。之後，勞保局陸續修訂辦法，擴大「特殊健檢」受檢對象的範圍。健檢費用應由雇主全額負擔；但「特殊健康檢查」費用，凡符合加保年資連續滿一年的勞保被保險人，得由雇主或勞工依《勞工保險預防職業病健康檢查辦法》向勞保局申請核付。此外，接受事業單位執行勞工健檢的醫療機構，也必須經勞委會與衛生署會同指定[3]。

　　關於勞工健檢的結果，雇主負有通報與資料保存的責任。根據 2011 年《勞工健康保護規則》的修訂，一般健檢紀錄需保留 7 年，而「特殊健康檢查」的結果需報請事業單位所在地的勞工及衛生主管機關備查，並副知當地勞動檢查機構，保存時間為 30 年。

　　醫療機構也負有資料保存責任，保存時間至少 7 年。除了需定期將健檢資料送事業單位所在地衛生主管單位備查之外，醫療機構如發現疑似職業病時，也有責任在 30 天之內函報事業單位所在地的勞工及衛生主管機關，並應辦理職業病通報。

　　2011 年 1 月，勞委會修訂《勞工健康保護規則》，改變醫護人員設置、新增「臨廠勞工健康服務」頻率規定、以及新增健康服務內容，包括健康風險評估、健康追蹤、高風險員工的通報、資料保存等規定；同時規範從事勞工健康服務的醫護人員之資格、訓練課程、訓練機構與人員報備事宜等細節。

四、台灣勞工健檢制度的問題

　　《勞工安全衛生法》頒布施行至今已有近 40 年的歷史。單就法規而言，台灣的制度設計似乎已含括先進國家 OHS 制度的大部分功能；然而實務運作卻頗有問題。單就「勞工健檢」而言，每年耗費龐大的社會資源下，

大多徒具形式，使得該健檢難以發揮早期偵測職業病的功能，甚至有遭到雇主誤用或濫用的問題。

　　針對勞工健檢運作的問題，我們在 2008 年進行深度訪談，訪談對象包括醫療健檢機構管理者、事業單位人力資源與相關管理人員、產業工會與職業工會幹部。同時，也舉辦數場專家座談會，蒐集職業醫學專科醫師、政府勞工安全衛生主管單位人員的意見。我們將所發現的重要問題整理如下。

（一）健檢的項目與內容僵化，未因應個別職場的健康風險採取不同設計

　　勞工健檢的目的在於早期發現職業相關疾病，並早期介入，屬雇主責任的一環。在德國，勞工健檢的項目由勞雇雙方共同議訂，參考職業醫學與工業衛生專家的意見，依據職場的健康風險特質進行規劃；值得注意的是，並不是所有工作者都需要作勞工健檢。

　　反觀台灣，勞工健檢分為「一般健檢」與「特殊健檢」兩大類，內容項目十分僵化。例如，當前勞保給付的職業病以肌肉骨骼疾病為主，我們卻未對高風險職業加強肌肉骨骼疾病的健康檢查；美髮業工作者或清潔人員容易罹患皮膚疾病，也未有相對應的職業健康檢查項目。

　　在「特別危害健康作業」方面，目前表列 25 大類，但事實上難以涵括日新月異的製程與化學物質可能產生的職業健康危害。我們檢視過去 5 年來的勞保統計數據（2007-2011），接受「特殊健檢」的勞工每年在 8-17 萬人次之間，需接受複查的人次在 7 千至 1 萬 7 千人之間，複查個案半數以上屬聽力損失。需要實施治療或採取其他介入措施的人次在 165-884 人次之間。也就是說，雖然「特殊危害」羅列不少項目，勞保局每年也花費 2-3 億經費在補助「特殊健檢」，但除了聽力損失與鉛中毒等少數項目之外，實際上很少從特殊健檢中提早診斷出職業疾病。

表 10-1   2007-2011 年列管特別危害作業勞工健康檢查概況（單位：人次）

年份	從事特別危害健康作業勞工人數	接受特殊健康檢查人數	特殊健康檢查人數中需實施健康複查人數	需實施治療或採取其他措施人數
2007	88,224	82,209	7,586	884
2008	133,533	125,800	15,275	165
2009	123,336	109,482	17,397	471
2010	185,491	177,170	16,535	450
2011	150,671	141,574	13,874	165

資料來源：行政院勞工委員會，勞動統計

　　我們建議，勞工健康檢查的項目應該依據個別職場的危害風險訂定，同時考量工作者的需求，以及參考職業醫學與工業衛生專業人士的意見，給予適當的彈性。譬如，對於有特殊健康需求或暴露值過高的工作者，應加強健康管理。對於使用化學品的事業單位，應要求雇主揭露使用的化學品名稱、採購及使用狀況、使用後的流佈狀況、勞工暴露狀況等資訊，並應結合「物質安全資料表」或「國際化學物質健康危害資訊庫」進行健康風險評估，作為擬定健檢項目的參考。

（二）健檢醫師缺乏受檢員工的職場危害暴露資料

　　在 2011 年勞委會修訂《勞工健康保護規則》之前，勞工健檢並未要求健檢機構登錄受檢者的職場暴露狀況。以「特殊健檢」為例，健檢費用雖由勞保局支付，但由於健檢執行者往往沒有受檢者的職業暴露資料，無法勾稽，也難以判斷受檢者是否真的屬「特別危害健康作業」員工（陳秋蓉、謝曼麗 2007）。

　　受訪的職業醫學科醫師 F 就曾指出，「特殊健檢」遭濫用的問題相當嚴重。譬如，曾發現某瓦斯公司幫員工申請檢驗「血中鉛濃度」，但瓦斯公司工作與鉛作業應無關連，換句話說，公司很可能濫用勞保給付的特殊

健檢，當作是免費的員工健檢福利。F 也曾發現雇主可從中賺取利益，例如，某工廠內實際只有 10 個員工從事特殊危害作業，但該工廠卻向勞保局申請了 100 位員工的特殊健檢費用。對於上述弊端，勞保局似乎缺乏稽核監督機制。

根據 2011 年新修訂的《勞工健康保護規則》，雇主在勞工接受「特殊健康檢查」時，必須提供最近一次的「作業環境測定」紀錄給健檢醫師[4]。但「作業環境測定」內容如何界定，是否真正反應勞工實質的職業暴露，實際如何執行，仍有待瞭解。

我們建議，勞工健檢應結合確實的職場作業危害評估；作業危害評估也應在勞檢單位及安全衛生專業人員的稽核後，方才放入作業環境資料庫，以作為醫師診斷、鑑定職業病的參考依據。

（三）醫療健檢市場低價競爭、勞工健檢品質低落

健檢市場低價競爭的問題相當嚴重。由於事業單位為了壓低成本，傾向找便宜的健檢公司合作。部分健檢醫療機構品質低落，如蓋章了事、健檢數據不可信等問題，已是長年弊病。有些醫療機構不當削價競爭，競標後再將業務轉包給下游的健檢公司；甚至有些大型事業單位（包括企業集團中有醫療機構的大型企業），依法應設置醫療衛生單位，並聘僱廠醫、廠護，但依舊將員工健檢業務外包。雖然政府已明訂「醫療核心業務」不得外包[5]，但是仍有醫院採變通方式，例如將外包健檢公司人員納入醫院人力編制，但實際上卻只是名義上的納入。有些醫院甚至非法租牌給不合格的健檢隊，也有巧立名目、違法增收健檢費用等弊病（陳秋蓉 1998；王榮德 2002；王榮德、李俊賢 2003）。政府曾試圖以訪查方式介入監督，當發現健檢品質有問題時，以撤銷該醫療機構的健檢許可作為處罰。但是，面對低價的市場競爭，效果可能相當有限。

（四）有健檢而無管理

　　由於企業可以每年更換健檢合作單位，使得勞工健檢的執行單位缺乏持續性。許多醫療機構沒有將勞工健檢結果記錄在受檢者的病歷資料中；勞工健檢的結果也未連結職業暴露資料或串連其他紀錄（如作業環境資料、勞保職業傷病補償資料），缺乏持續性的健康管理與追蹤（林洺秀、陳秋蓉 2004）。尤其是負責眾多中小型廠的指定醫療機構，時常不清楚受檢勞工的工作屬性與職業危害；具有一定規模的事業單位，駐廠醫師也大多只負責門診工作，不清楚職場中的職業危害。雇主與健檢機構大多只求交差了事，讓整個健檢制度淪為浪費社會資源的例行公事。

　　我們認為勞工健檢必須訂定合理的價格，避免市場惡性競爭，且事業單位與職業健康服務機構的契約必須要有延續性，若有必要移轉時，也需要將所有資料庫移交。

（五）缺乏職業醫學醫護人員的充分參與

　　在先進國家，唯有明瞭相關法律及工廠狀況的醫療人員才能擔任勞工健檢工作（楊冠洋 2000）。在台灣，職業醫學自 2002 年正式成為醫學專科；不過，法規並未限定勞工健檢只能由職業醫學專科醫師執行[6]。我們建議，勞工健檢應由熟悉該職場健康危害的醫護人員來執行，才能真正做到預防及早期診斷職業疾病的目的。除了勞工健檢之外，尚需結合其他職場健康服務，以建立整合性的服務平台。

（六）勞工健檢普及率不高、勞動檢查未落實稽查

　　根據 2007 年勞委會調查資料，我國全體受僱者中，初任新職時雇主有要求做「職前體格檢查」的比率大約為 44%；但在雇主有要求做職前體

格檢查的受僱者中，有高達61%的比率是由受僱者自費支付，明顯違反《勞工安全衛生法》關於費用應由雇主負擔的規定[7]。

在職期間的定期健檢，自1994年以來有明顯的提升（可能與全民健保的實施有關），但普及率仍不高；尤其中小企業、營造業、教育程度較低與年資較淺的受僱族群，接受勞工健檢的比率仍相當低。以2007年為例，全產業受僱者中有接受定期勞工健檢的比例為38%，其中員工人數10人以下的小型事業單位執行比率只有14%。必須注意的是，若缺乏完整的職業健康服務制度作為配套，勞工健檢普及率的上升本身，可能不具太大意義，其中可能包含雇主以全民健保健檢，取代勞工健檢的問題（見下節〔七〕的討論）。

雇主責任是否落實，必須透過國家勞動檢查機制來監督。勞工健檢屬勞動檢查的一環；在西方國家，職業醫學檢查制度已有長遠歷史。我國目前的勞動檢查仍以機械設備或勞動條件的檢查為主，從未有職業醫學方面的勞動檢查。我們建議應參考國際經驗，強化企業內部職業健康管理工作的外部監督機制。

（七）一般勞工健檢，應與全民健保的成人健檢有所區隔

勞工一般健檢的項目，與健保局提供給40歲以上成人的預防健檢項目非常類似（僅多了胸部X光檢查）。勞委會於2005年修法時，特別將勞工健檢的時程，調整為與全民健保成人健檢時程一致[8]。根據勞委會的說法，此調整是為了「節省醫療資源浪費」（中華民國立法院2005）。

然而，我們卻發現，不少雇主（包括部分政府部門）以「健保成人健檢」取代勞工健檢。也就是說，原本應由雇主負擔的勞工健檢費用，轉嫁由全民承擔[9]。對於雇主來說，鼓勵員工使用健保提供的成人健檢，可降低勞工健檢的財務負擔；對工作者而言，由誰負擔費用似乎影響不大；然而，如此一來則造成雇主責任轉嫁由全民承擔的不公平現象。

　　我們建議，勞工健檢的內容必須重新檢討，應與一般國民的預防健檢服務明確區隔；事實上，在全民健保已大致消除民眾就醫障礙的此時，是否還需維持一般勞工的健檢，也有必要重新思考。如前文提到，德國的勞工健檢項目由勞雇雙方議訂，並非所有工作者都需要進行勞工健檢；如前文提到，德國的勞工健檢項目由勞雇雙方議訂，並非所有工作者都需要進行勞工健檢；而工會力量龐大的丹麥，則強調職場危害的勞動檢查，反而完全不對勞工的健康狀況進行醫學監測。（鄭雅文，訪談記錄，2012/10/12）。

（八）缺乏保障勞工權益的規範

　　健檢的結果也可能被雇主濫用，對勞工的隱私權與就業權影響甚大（劉紹興等 1997）。在美國，雇主必須先提供不適任工作的明確條件給醫師，醫師在保護勞工隱私權的前提下，再根據健檢結果提供專業判斷，決定工作者是否適合該工作，或告知雇主應如何調整工作內容。加拿大、日本亦有類似規範。

　　在台灣，醫師依據《勞工健康保護規則》的附表提供雇主建議，再由雇主安排「配工」與「選工」[10]。然而，關於醫師的建議內容並沒有具體的標準，且雇主權限明顯高於醫師的專業意見；加上實務上，台灣事業單位的健康管理人員兼任人事管理人員的現象十分普遍。雇主是否會不當使用健檢資訊，頗令人疑慮。

　　2011 年初，勞委會再次修訂《勞工健康保護規則》，規範雇主應調查勞工健康與作業的關連性，針對如輪班、超時、中高齡、三高、過重負荷、身心障礙者等「健康高風險勞工」進行健康風險評估，並要求雇主採「必要之預防及健康促進措施」。在 2011 年行政院提出《職業安全衛生法》修法草案中，規範中央主管機關可「指定」針對從事特定作業勞工可能是罹患職業疾病的「高風險群」進行健檢，條文也擬要求雇主監測員工的血

壓、血脂與血糖指數（三高），並將異常者通報至中央主管機關[11]；對不能適應工作者，雇主可參考醫師建議，變更其工作。但這些新規定似乎有侵犯個人隱私與就業權的疑慮。尤其，三高勞工為何需要被通報？政府是否過度管制？需要被重視。

　　勞工健檢結果為醫療紀錄的一種。醫療紀錄涉及個人隱私，根據醫事法規，醫療人員必須保護病患隱私。不過，目前法規只著重雇主保管健檢紀錄的義務，至於雇主如何使用健檢資料、員工健檢資料的隱私權如何保護、資訊揭露等具體規範則相當欠缺。一些雇主將健檢結果據為己有，甚至不讓受檢勞工知道檢查結果（如本章一開始的實例）。在我們的訪談中，工會幹部也提到，工會想索取健檢資料進行分析，以瞭解整體員工的健康狀況與趨勢變化，卻遭雇主以保護隱私權為由予以拒絕（鍾佩樺等 2009）。

　　我們建議應立法明訂勞工健檢資料的隱私權保護機制，並應限定僅由醫護專業人員才能取得個人健檢資料，更不應讓雇主人事部門取得個人健康資料。

（九）缺乏勞工參與

　　西方研究指出，勞工參與企業內安全衛生管理的程度越高，越能降低職業傷病的發生率（Smallman 2001）。國內學者指出，我們的職業安全衛生制度確實有勞工參與的機制，但實務上卻難以落實（尤素芬、陳美霞 2007）。例如工會是最主要的勞工參與機制，但台灣工會組織率相當低落，而且一般工會對於安全健康相關議題並不熟悉（徐嘉珮 1997；曾鈺珺 2001；黃英忠 2003；尤素芬、陳美霞 2007）。即便有少數工會或個別勞工主動爭取勞工健檢規劃或健檢機構的招標篩選，但這些參與似乎僅流於會員福利的爭取，而沒有協助建立 OHS 制度的功能（鍾佩樺等 2009）。如何強化工會或勞工代表的參與能力，是需要努力的方向。

表 10-2　受聘僱外國人健康檢查管理內容

	專門技術人員	補教語文教師	藍領體力勞動者	海洋魚撈船員
是否要檢具健檢合格證明	不需要	需要	需要	需要
檢具健檢合格證明的期程	無	雇主「申請聘僱許可」及「展延聘僱許可」時。	雇主「申請聘僱許可」及「展延聘僱許可」時。 另外，入境前必須先取得衛生署認可的該國醫院核發的健檢合格證明； 入境後 3 天內，必須於台灣指定醫院再次進行健檢； 工作滿 6 個月、18 個月及 30 個月的前後 30 天內，也必須到指定醫院接受健檢。	雇主「申請聘僱許可」及「展延聘僱許可」時。 另外，入境前必須先取得衛生署認可的該國醫院核發的健檢合格證明； 入境後 3 天內，必須於台灣指定醫院再次進行健檢； 工作滿 6 個月、18 個月及 30 個月的前後 30 天內，也必須到指定醫院接受健檢 此外，上船服務前進行健檢，上船服務後也須定期健檢。
健檢內容	無	1. 人類免疫缺乏病毒（HIV）抗體檢查；2. 胸部 X 光攝影檢查；3. 梅毒血清檢查；4. 一般體格檢查（含精神狀態）；5. 麻疹及德國麻疹之抗體陽性檢驗報告或預防接種證明；6. 其他經中央衛生主管機關認定必要的檢查	1. 人類免疫缺乏病毒（HIV）抗體檢查；2. 胸部 X 光攝影檢查；3. 梅毒血清檢查；4. 一般體格檢查（含精神狀態）；5. 麻疹及德國麻疹之抗體陽性檢驗報告或預防接種證明；6. 其他經中央衛生主管機關認定必要的檢查；7. 濃縮法腸內寄生蟲糞便檢查；8. 妊娠檢查（女性）；9. 漢生病檢查	1. 人類免疫缺乏病毒（HIV）抗體檢查；2. 胸部 X 光攝影檢查；3. 梅毒血清檢查；4. 一般體格檢查（含精神狀態）；5. 麻疹及德國麻疹之抗體陽性檢驗報告或預防接種證明；6. 其他經中央衛生主管機關認定必要的檢查；7. 濃縮法腸內寄生蟲糞便檢查；8. 妊娠檢查（女性）；9. 漢生病檢查

本表由作者自行整理

五、外勞健檢制度反思

　　台灣從 1989 年正式開放引進外籍勞工（以下簡稱外勞）以來，來台人數快速上升，截至 2012 年 10 月底，台灣外勞總人數已超過 44 萬多人。《勞工安全衛生法》並未排除外籍工作者的適用，因此外勞理應有接受勞工健檢的權利與義務。但政府對外勞另外訂定一套健康管理制度，以《受聘僱外國人健康檢查管理辦法》為法源，主要目的在進行健康監測與傳染病控制。

　　依據該法，外勞的健康管理分為四類：（1）專門技術人員；（2）補教語文教師；（3）藍領體力勞動者；（4）船員。專門技術人員在雇主申請聘僱許可及展延聘僱許可時，不需檢具該類人員的健檢合格證明。而後三類需要檢具健檢證明的外勞中，法規的要求與實施的期程也有明顯不同，藍領勞工則須面對更頻繁與嚴格的要求。在「檢查項目」上，藍領勞工（含船員）與補教語文教師的健檢項目也有差別規範（參見表 10-2）。

　　針對上述後三類外勞，若在申請聘僱許可或展延聘僱許可時，發現有不合格項目，就會不予核發或拒絕展延聘僱。由於藍領勞工被要求較頻繁的定期健檢，因此也面臨較大的工作不穩定感。除了「梅毒血清」、「濃縮法腸內寄生蟲糞便檢查」與「疑似肺結核或無法確認診斷之肺部異常」不合格可以再檢查複驗之外，其餘的項目不合格者，都會遭到取消聘僱許可、立即遣返的命運。

　　從上述對外勞健康管理的法規內容來看，外勞健檢的主要目的在於防疫。衛生署疾病管制局的刊物《疫情報導》即呈現典型的政府論述：

　　由於泰國、馬來西亞、菲律賓和印尼等東南亞國家，是台灣外籍勞工的主要來源，亦是多種傳染病的疫區，故很容易經由入境的勞工帶來病源，感染國人。（楊秀穗 1993）

由於外勞之主要來源為社會經濟情況落後之國家或地區，多為各種傳染病之流行地區，其衛生情況亦較差，因此很容易經由外勞引進各種致病源，……外籍勞工健康管理已演變成現代化社會必要關切之重要衛生課題。（許昭純 1999）

從這些論述可發現，台灣的「外勞」被「客體化」為「人力商品」，被視為有瑕疵即可「退貨」的「人力」，而不是需要被保護的勞動者；政府基於「防疫」而建立的外勞健檢制度，本質上是為了保護國人，而不以保護勞工身心健康為目的。對於不同階層的外勞採取差異化的健檢規定，背後也預設了低階外勞等同於不潔、骯髒的刻板想像；藍領女性勞工更因其生育的潛能，被視為威脅和「問題」，一旦在健檢中發現懷孕，會遭立即遣返，使得許多懷孕女性外勞為了能留在台灣工作而被迫選擇墮胎[12]（夏曉鵑 2005）。我們認為，雖然外勞不具公民身分，但仍應考量勞動人權，檢討外勞健檢內容的適當性。

另一方面，台灣外勞健檢也如同一般勞工健檢，存在許多執行面的問題，例如：因削價競爭，造成健檢品質下降（白佳原等 2004）；外勞健檢指定醫院的健檢品質受到質疑（施貞夙 1994；廖志恆等 2005；林開儀等 2006）；醫師診斷的一致性與信度不佳（不同醫師及專科對於 X 光片的判讀結果存有差異）（葉慶輝 2004）。也有研究指出，健檢不合格率高、與人力仲介公司配合度低的醫療機構，較不容易被外勞仲介公司選為健檢機構（吳麗珠等 2005）。

外勞在健檢時，由於無法與醫師溝通，醫師大多僅能從一般外觀及理學檢查做判斷（張幼燕等 2005）。職業醫學專科醫師稱之為「無言的接觸」：

醫師對於會講英文的外勞（如：菲律賓籍勞工）也許還可以透過英文溝通；對於不諳英文的外勞，簡直就是無言的理學檢查而已，幾乎沒有所

謂的互動。……外勞為了避免影響受僱，可能規避病史或病症，即使有心詢問，答案往往千篇一律「No」。這種因素使得醫病接觸成為外勞健檢最 routine，不受重視的一環，須靠實驗檢查來偵測亞臨床的疾病，可說是一種以檢驗為主的健檢。（黃百粲 1996）

　　從外勞的角度來說，白佳原等人（2004）的研究指出，外勞在就醫時，「語言溝通」的滿意度較低。本文作者在南部針對菲律賓籍製造業勞工進行深度訪談，也發現有些受訪者對健檢制度持負面態度，主要由於健檢流程缺乏充足的英文資訊，醫療院所也未積極協助檢查不合格的外勞，讓外勞很容易陷入擔心被遣返的恐慌中。

　　總結來看，外勞在台灣職業健康管理系統裡的處境特殊，尤其藍領外勞的制度處境更為不利。政府對藍領外勞採取「客工政策」（guest worker）[13]，在台工作期間受到限制，目前每次勞動契約期限至多 3 年，期滿後須先離境，再入境簽訂新的勞動契約，累計至多 12 年[14]。客工政策使外勞的「生產」與「社會再生產」被區隔，也就是說，外勞勞動力的恢復與世代延續並不會受到國家制度的保障，而雇主理應負擔的「社會再生產」成本也得以因此降低（劉梅君 2000；夏曉鵑 2002）。台灣的外勞健檢制度同時具有「篩選性」（藍領外勞必須接受入境前的健檢、入境後 3 天內的健檢、以及僱用之後的定期健檢，雇主與國家藉此篩檢出健康的勞動人力）以及「排除性」（當健檢結果不通過時，除了「梅毒血清」及「腸內寄生蟲」項目可以獲得治療複檢的機會外，其餘項目不合格者皆須遣返），呈現「客工政策」的特質（劉梅君 2000）。

六、結語

　　職業健康服務制度的運作涉及勞雇雙方以及醫療專業。從國際間的發展脈絡來看，「國家」在當中扮演重要角色，如何透過政府公權力的介入，

規範勞雇之間的權利義務，並界定醫療人員的角色定位，至為關鍵。

　　從目前外勞健檢的運作可確認，外勞健檢的制度設計著重於防疫，而較輕忽勞動者權益；國家與雇主透過健檢，試圖篩選出健康的勞動力，並排除可能有風險的勞工。針對本國勞工的勞工健檢，是否也存在類似的思維？值得檢討。我們認為，唯有強化勞工的實質參與，才能轉化職業健康服務制度，成為真正保障勞工健康權與工作權的制度。

註解

1.　本文內容部分改寫自：尤素芬、鄭雅文、鍾佩樺 (2009) 職業健康服務制度的發展與台灣制度現況。台灣公共衛生雜誌28(4): 255-267。以及鍾佩樺、尤素芬、鄭雅文 (2009) 我國勞工健康檢查制度之現況與問題。台灣公共衛生雜誌 28(2): 155-166。
2.　所謂的「特別危害健康作業」，在法規中以列舉方式訂定，包括高溫、噪音、游離輻射、異常氣壓、鉛、四烷基鉛、四氯乙烷、四氯化碳、二硫化碳、三氯乙烯、四氯乙烯、二甲基甲醯胺、正己烷、粉塵、苯類、石綿等。目前（2012）有 25 大類。
3.　規定於《辦理勞工體格及健康檢查指定醫療機構辦法》。
4.　《勞工健康保護規則》第 13 條。
5.　衛生署於 2010 年 2 月公告「醫療機構業務外包作業指引」，明定醫院對於外包業務應負全部責任，並規範除偏遠地區人才招募困難的醫院外，涉及診斷、治療、核心護理等醫療核心業務，都不得外包。
6.　目前《勞工健康保護規則》規定，特殊危害作業員工數超過 100 人以上的事業單位，才需要配置職業醫學專科醫師人力；大型事業單位（員工數 300 人以上）依法需配置醫護人力，但只規定醫護人員應參加有關職業醫學、職業衛生護理及勞工安全衛生等訓練；如果事業單位委由醫療機構辦理勞工健檢，《辦理勞工體格及健康檢查指定醫療機構辦法》並未要求執行勞工健檢的醫師必須具備職業醫學相關訓練。
7.　《勞工安全衛生法》第 12 條第 2 款。
8.　關於實施勞工健檢的期程，現行規定是雇主對於年滿 65 歲以上的工作者，每年檢查 1 次；年滿 40 歲以上未滿 65 歲者，每 3 年檢查 1 次；未滿 40 歲者，每 5 年檢查 1 次（《勞工健康保護規則》第 12 條）。 這個規定與全民健保提供的免費成人健檢期間相同。勞委會在 2005 年表示，對於未超過檢查期限時，如果勞工已經在指定的醫療機構進行「成人預防健康檢查」、檢查項目符合相關規定，檢查紀錄也願意提供雇主依法保存者，就可以視為已經辦理

法定的一般體格及健康檢查，雇主可以直接採用該檢查結果（中華民國立法院 2005）。

9.　自 2007 年起，全民健保的成人預防保健經費已轉由「國民健康局」編列預算支付。

10.　《勞工健康保護規則》第 16 條。

11.　行政院在 2011 年提出《職業安全衛生法》草案第 20 條立法說明提到（摘錄）：「三、從事特定作業勞工可能為罹患職業疾病之高風險群，或基於疑似職業病及本土流行病學調查之需要，參考韓國職業安全衛生法之規定，於第一項明定中央主管機關為保護勞工健康，得指定特定對象及特定健康檢查項目，要求其雇主施行特定性或臨時性（tentative）之健康檢查。」「六、部分新興職業促發之疾病可藉由一般健康檢查之篩檢，採取事先預防措施，為防治該類工作相關疾病及監督雇主採取必要措施之需要，爰第三項同時規定一般健康檢查結果中，屬指定通報項目並發現異常者仍應通報中央主管機關，例如血液檢查發現三高（高血壓、高血脂、高血糖），因屬職業促發腦心血管疾病（過勞疾病）之高風險群，應依規定通報。」2012 年行政院提出的修法草案，第 20 條除了將監測「三高」條款刪除，其餘條文與立法說明都相類似。

12.　藍領勞工入境仍需實施懷孕檢查，入境之後的懷孕檢查則在民間團體多次抗議後，已於 2002 年 11 月取消。白領技術人員與補教語文教師則沒有規定實施懷孕檢查。

13.　「客工」意指將移工視為臨時居留的勞動力，採取工作證制度，限制居留期限，也不能申請入籍。

14.　自 2012 年 2 月 1 日起，外勞的契約年限由 9 年延長至 12 年。

參考文獻

中華民國立法院 (2005) 院會紀錄：（五十九）行政院函送楊委員麗環就針對勞退新制七月一日上路，勞工的健康權卻有被剝奪的疑慮。相關問題所提質詢之書面答覆，請查照案。立法院公報 94(49): 182。

尤素芬、陳美霞 (2007) 企業內安全衛生保護之勞工參與機制探析。台灣公共衛生雜誌 26(5): 419-432。

王榮德 (2002) 高雄市勞工健康檢查的意義與效度方面之探討。高雄：高雄市政府衛生局。

王榮德、李俊賢 (2003) 勞工健康檢查之執行成效探討。台北：行政院衛生署國民健康局。

白佳原、郭宜瑾、胡瑞婷、王銘雄、陳寶因 (2004) 外籍勞工與醫院員工對醫院外勞健檢服務品質之研究。中山醫學雜誌 15: 181-194。

吳麗珠、王仁德、林文斐、郭旭崧 (2005) 外籍勞工健康檢查制度回顧與展望。疫情報導 21(8): 569-586。

林洺秀、陳秋蓉 (2004) 我國現有職業病案例不同通報系統之概況分析。台灣公共

衛生雜誌 23(6): 431-439。
林開儀、吳麗珠、高全良、廖志恆 (2006) 提昇外勞健檢品質之研究。台北：行政院衛生署。
施貞夙 (1994) 我國外籍勞工健康檢查實施成效之研究。台北：中國文化大學勞工研究所碩士論文。
夏曉鵑 (2002) 菲律賓移駐勞工在台灣的處境。台灣社會研究季刊 48: 219-234。
—— (2005) 全球化下台灣的移民／移工問題。頁 328-367。收錄於瞿海源、張苙雲主編，台灣的社會問題 2005。台北：巨流。
徐嘉珮 (1997) 勞動者參與安全衛生事務制度之研究。台北：國立政治大學勞工研究所碩士論文。
張幼燕、陳才友、林英欽、陳美智 (2005) 外勞健檢不合格因素與相關公共衛生議題探討。臺灣醫界 48(5): 27-31。
許昭純 (1999) 外籍勞工健康管理業務簡介。疫情報導 15(8): 266-271。
陳秋蓉 (1998) 工作場所健康管理實務探討──工業區及大型工廠之醫療及健康管理問卷調查。台北：行政院勞工委員會勞工安全衛生研究所。
陳秋蓉、謝曼麗 (2007) 勞工健康檢查資料庫分析研究。台北：行政院勞工委員會勞工安全衛生研究所。
曾鈺珺 (2001) 台灣職業健康制度與勞工參與。台北：國立陽明大學衛生福利研究所碩士論文。
黃百粲 (1996) 無言的接觸──對外籍勞工健康檢查的省思。中華民國醫檢會報 11(3): 18-19。
黃英忠 (2003) 我國企業內部團體協商及勞資會議現況分析。台北：行政院勞工委員會。
楊秀穗 (1993) 外籍勞工入境台灣後健康檢查初步結果。疫情報導 9(9): 179-183。
楊冠洋 (2000) 各國勞工健康檢查與健康管理制度之探討。台北：行政院勞工委員會勞工安全衛生研究所。
葉慶輝 (2004) 不同專科別醫師判讀外籍勞工（人士）體檢 X 光片結果之探討。高雄：國立中山大學醫務管理研究所。
廖志恆、高全良、戚偉明 (2005) 外籍勞工健康檢查指定醫院品質調查。台北：行政院衛生署。
劉梅君 (2000)「廉價外勞」論述的政治經濟學批判。台灣社會研究季刊 38: 59-90。
劉紹興、陳永煌、陳一中、吳聰能 (1997) 勞工保險預防職業病健康檢查實施方式及職災醫療書單發放方式之研究。中華職業醫學雜誌 4: 199-212。
鍾佩樺、尤素芬、鄭雅文 (2009) 我國勞工健康檢查制度之現況與問題。台灣公共衛生雜誌 28(2): 155-166。

Aoyama, Hideyasu (1982) Workers' participation in occupational safety and health in Japan. *International Labour Review* 121(2) : 207-216.
Carter, Tim (2000) Diseases of occupations - a short history of their recognition and

prevention. Pp. 917-925 in *Hunter's diseases of occupations,* edited by Peter J. Baxter, Peter H. Adams Tar-Ching Aw, Anne Cockcroft, and J. Malcolm Harrington. New York Oxford University Press.

ILO, (International Labpur Organization) (1997) Technical and Ethical Guidelines for Workers' Health Surveillance Report. Geneva: International Labour Office.

LaDou, Joseph(2002) The rise and fall of occupational medicine in the United States. *American Journal of Preventive Medicine* 22(4): 285-295.

Levy, Barry S. and David H. Wegman (1995) *Occupational health - recognizing and preventing work-related disease.* Boston: Little, Brown, and Company.

Mizoue, Tetsuya, Toshiaki Higashi, Takashi Muto, Takesumi Yoshimura and Yasushi Fukuwatari (1996) Activities of an Occupational Health Organization in Japan, in Special Reference to Services for Small- and Medium-Scale Enterprises. *Occupational Medicine* 46(1): 12-16.

Smallman, Clive (2001) The reality of "Revitalizing Health and Safety". *Journal of Safety Research* 32(4): 391-439.

第十一章
多重利益衝突下的職業醫學 [1]

鄭峰齊（鄭雅文、王榮德審閱修訂）

在職業健康服務體系中，職業醫學扮演關鍵角色，不但肩負職業傷病通報、診治、預防、協助復健復工等工作，目前也在職業病認定過程中扮演仲裁者角色。在台灣，職業醫學於 2001 年正式成為醫學專科，專科醫師人數逐年成長。然而，台灣的醫療生態、健保給付與政府制度設計等因素，如何影響職業醫學專業工作者的角色？職業醫學醫師面臨哪些利益衝突？目前仍少有研究。

在這一章中，作者分析政府檔案文獻，並透過與多位醫師的訪談，探討職業醫學專業工作者身處在多元的組織情境之中，面臨的各種利益衝突問題。我們從制度觀點，再次指出政府缺乏完善且具獨立性的職業健康服務體系，使得醫療專業工作者面臨多種壓力，不僅限制了職業醫學專業與服務體系的發展，也使工作者的健康權益更缺乏保障。

　　之前和 H 醫師去某些公司做「臨廠服務」的時候，除了要去講些預防過勞的演講，有些公司也會給我們員工體檢資料，做過勞的「篩檢」，計算 10 年後員工發生心血管疾病的風險值。有時候公司的人事單位突然表現出超熱情積極的，竟然說要把全台灣所有工廠的員工體檢資料都拿給我們分析。其實，我們都會警覺想到，人事單位該不會要拿這個資料來「選工」、資遣員工吧；因為也涉及隱私，員工都不知道自己的資料就這樣大剌剌地在人事單位內討論。所以我們堅持不去幫忙做那些研究。不過，其實那個公司也可以找到願意幫忙的職醫……（訪談，A1，醫師助理）

　　醫師：對於職業病……醫師之間當然有不同的見解，一定會有的啦。啊，不過……醫師事實上可能可以像是法官，也可以像檢察官，也可以像律師。

　　訪問：這個意思是……？

　　醫師：嗯？（笑）你拿誰的錢你就要幫誰講話嘛，對不對？這個檢察官要糾舉不法嘛……法官要公平裁判嘛。職業醫學醫師中，事實上，你都可以找到，有些像律師，有一些人像法官，有一些人像檢察官，會有不同的角色。（訪談，C6，職業醫學科醫師）

一、前言

　　現代社會中，醫學時常被期待以客觀中立的角色，超越利益的糾葛，承擔醫療相關資格判定的任務。在「職業健康服務」（occupational health service）體系中，職業醫學醫師不僅負責職業傷病患者的診治工作，也常是判斷傷病者可否獲得職災補償或其他相關福利給付的守門人；在台灣目前的職業病認定審議過程中，不但扮演著仲裁者角色；在職業傷病的通報或舉發事業單位存有健康風險危害時，更扮演著如同國家檢察員的角色。

　　醫師對於職業傷病的處置方式，除了深受醫學教育與自身社會價值的

影響，也可能受到身處的醫療組織情境，以及醫療場域之外的勞雇關係與制度設計所引導。環顧國際經驗，各國在不同的社會歷史脈絡與產業型態下，發展出不同類型的職業健康服務模式，各地的職業醫學工作者也因此處於類型迥異的執業情境。台灣的運作狀況又是如何呢？台灣的職業醫學專科醫師是否面臨「角色模糊」（role ambivalence）或其他困境？對此議題，國內仍少有研究，在職業健康服務體系的規劃實務中，似乎也少有深入檢討。

本章從制度的觀點，探討職業醫學醫師在當前職業健康制度的角色定位，以及在醫療現場中可能面臨的利益衝突問題。由於台灣的職災醫療整合在一般國民醫療體系之中，因此首先將概要回顧台灣醫療體系的生態與經營現況，以及政府勞工行政部門對職業健康服務體系的制度設計，作者並於 2010 年間訪談多位職業醫學專科醫師，整理歸納出此專業族群面臨的制度困境。我們從制度觀點檢視職業醫學的醫療行為，旨在呈現職業醫學的實踐，除了醫學專業之外，也是社會關係的產物。

二、制度脈絡

（一）朝向大型化與營利導向的醫療體系 [2]

台灣自 1995 年開辦全民健保，國家以社會保險介入醫療服務的財務面，大幅降低民眾就醫上的經濟障礙。然而，在醫療服務的供給面上，台灣的醫療體系仍以私部門為主。根據行政院衛生署的統計（2011 年），台灣 507 家醫院中，公立醫院所佔比率為 16%；在近兩萬家診所中，公立診所僅佔 2%。相較之下，德國有 36% 的醫院由政府經營，公立醫院擁有全國 50% 的病床，50% 的醫事人員服務於公部門；即便是最奉行資本主義與自由市場經濟的美國，由政府經營的公立醫院也佔所有醫院的 22%。

過去數十年來，台灣醫療體系逐漸朝向「規模大型化」與「產權私有

表 11-1　台灣醫院家數與病床數歷年成長趨勢

年份	醫院家數	醫院總病床數	每家醫院平均病床數	每萬人口病床數
1986	835	70,662	85	42
1991	821	86,632	106	45
2001	637	114,640	180	57
2011	507	135,431	267	69

資料來源：行政院衛生署

化」的發展趨勢，私人醫院的病床數與服務量所佔比率皆快速上升（盧瑞芬、謝啟瑞 2003）。近年來醫院總數雖然逐年下降，病床總數卻從 7 萬床增加到 13 萬床（見表 11-1），顯示醫院規模越來越朝向「大型化」的態勢；許多私立醫院名為公益，卻實以商業手法經營，導致動輒數千床甚至上萬床的大型連鎖醫院，成為另一項「台灣奇蹟」。

對於公立醫院，政府自 1990 年代起開始大幅降低補助款，要求自負盈虧（張博雅 1990）。公立醫院為了在激烈的市場競爭中存活，也開始仿效私立醫院，甚至進一步改變公立醫院的經營模式，導入公辦民營、委外等經營方式。

健保支付制度也對醫療院所的經營產生巨大影響，加速了醫療院所原本存在的利潤最大化經營導向。尤其健保局自 1998 年起，為了控制快速成長的醫療支出，開始逐步實施「總額預算制度」（global budgeting）[3]。醫療院所為了尋求較高的健保給付或其他財源，同時也為了降低成本，而改變資源配置與醫療行為。常見的作法包括：增加健保給付額度較高的檢查檢驗項目、避免成本高而給付額度低的醫療服務（如複雜耗時的手術、照顧成本較高的病人）、縮減看診量小的門診（如夜診）、減少醫事人力、人事上採取績效管理制度（實施浮動薪資[4]，或降低底薪，甚至無底薪）、將部分醫療業務外包等等。另一方面，許多醫療院所也不斷投資設備，擴增自費服務的項目與規模，如高級健檢、美容、特約門診、差額病房等項目 （鍾佩樺等 2004；紀櫻珍等 2006；張育嘉等 2006；簡銘宏、李蓓芬

2006；羅紀琼、詹維玲 2007；Cheng et al. 2009；中華民國監察院 2011；中華民國監察院 2012）。

　　2004 年立法院通過《醫療法》修法，新增「醫療社團法人」類型，讓部分醫院的營運更近似營利事業。2011 年，行政院為了推動「國際醫療」而提出《醫療法》修正草案。根據行政院的修法提案，專辦國際醫療的私立醫療機構可設立「公司」，可跨國集資、上市發行股票、合法營利，也可廣告行銷招攬客源。對於推動醫療營利化不宜餘力的經建會官員而言，台灣的醫療服務物美價廉，開放「醫療觀光」市場，具國際競爭優勢，有機會為台灣創造百億以上的產值（行政院經濟建設委員會 2010；工商時報 2011； 朱敬一 2011）。

　　醫療照顧為民眾的重要社會需求；在先進國家，醫療體系也被視為社會安全體系的一環。各國政府無不採取各種手段管制醫療體系，如開辦公費醫療、推動強制性的社會保險、管控醫事人力、限制醫療收費等等，以確保醫療服務的公共性。但在台灣，公共醫療部門卻快速萎縮，整體醫療體系也日益營利化。

（二）台灣職業健康服務制度的發展

　　「職業健康服務」體系的內容包括：職業傷病的預防、勞工健康狀況的監測、職業傷病的通報、工作者傷病的診治與認定、傷病者的復健復工、職場健康促進等等。職業醫學在整個體系中扮演核心角色。以下概要介紹台灣職業健康相關制度的發展。

　　1974 年頒布的《勞工安全衛生法》與隨後公布的《勞工健康保護規則》規定，雇主在僱用員工時應施行「一般體格檢查」，對在職員工應施行「定期健康檢查」；而對於「特別危害健康作業」員工則需定期實施「特殊體格檢查」與「特殊健康檢查」。但台灣的勞工健檢制度問題叢生，健檢執行也未限定醫師科別[5]。

　　衛生署自 1991 年開始以多年期業務計畫形式，補助 6 家醫學中心成立「職業病防治中心」[6]；並於 1994 年開始建立職業病通報制度，鼓勵醫師通報職業病。2002 年起，勞委會取代衛生署，補助各區醫學中心成立「職業傷病診治中心」，目前（2012 年）勞委會共補助 9 家醫學中心設置[7]，協助職災勞工診斷、治療、失能評估、諮詢與其他服務；在 9 家中心下有數十家「網絡醫院」，協助職業傷病患者的通報、轉介等工作。不過，職業傷病的初步診斷並不限於「職業傷病診治中心」或「網絡醫院」，職業傷病患者也無需經由特定的醫事機構或專科醫師進行診療。

　　在專科醫師的人力方面，衛生署於 2001 年公告《職業醫學科專科醫師甄審原則》，自此「職業醫學」成為專科，由職業醫學會[8]負責專科醫師的甄選。依據衛生署的統計，台灣職業醫學專科醫師核證人數逐年上升，至 2010 年累計有 274 名，其中為醫院的專任醫師者有 72 名（見圖 11-1）。

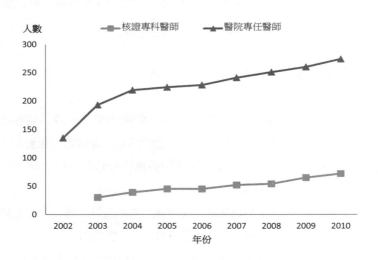

圖 11-1　職業醫學科核證專科醫師累計人數與醫院專任人數（2002-2010 年）

資料來源：行政院衛生署；作者自繪

根據現行的醫院評鑑辦法，醫學中心必須設置職業醫學科，並配置職業醫學醫事人力；但除此之外，一般醫療院所甚少開設職業病門診。從衛生署的資料可發現，專職於醫院的職業醫學科專科醫師大多集中於醫學中心。

在事業單位方面，2011 年 1 月勞委會修訂公布「勞工健康保護規則」之前[9]，一般公司行號若僱用人數達 300 人以上，或從事特殊危害健康作業的員工數達 100 人以上，必須依法設置醫療衛生單位（如醫務室），或委託醫療機構於事業單位內設置，聘用廠醫、廠護。2011 年修法後，改以「僱用或特約醫護人員，辦理臨廠健康服務」[10]替代；有關新法中醫師人力配置與臨廠服務頻率，可參見表 11-2。近年來勞委會透過「職業傷病診治中心」，以經費補助等方式推動「臨廠服務」。但「臨廠服務」的內容為何？值得進一步探討。

可注意到的是，不論是之前的規範或是 2011 年修訂的規範，「職業健康服務」對象皆以大型事業單位的員工為對象。但台灣的產業型態以中小型企業為大宗；以 2006 年政府統計資料顯示，全台所有登記有案的事業單位中，僅有 1,063 家（0.1%）有僱用員工數高於 500 人，這些大型事業單位的聘僱員工，僅佔所有受僱者的 15%（參見本書第 2 章表 2-1）。換言之，法規規範的「職業健康服務」僅涵蓋少數族群；整體而言，除了健檢之外，台灣事業單位對職業醫學專業的需求相當低。

三、職業醫學醫師的角色衝突

屬公衛體系一環的職業醫學，制度發展受到政府法規規範與行政作為的影響極大，並仰賴政府的經費補助。在實務工作上，職業醫學專科醫師遇到哪些問題呢？

表 11-2 《勞工健康保護規則》第 3 條，附表二從事勞工健康服務之醫師人力配置及臨廠服務頻率表

事業性質分類	勞工人數	人力配置或臨廠服務頻率	備註
第一類 高風險	300-999 人	1 次 / 月	勞工人數超過 6000 人者，其人力配置或服務頻率，應符合下列之一之規定： 一、每增加勞工 6000 人，增專任從事勞工健康服務醫師 1 人。 二、每增加勞工 1000 人，依下列標準增加其從事勞工健康服務之醫師臨廠服務頻率： （一）第一類事業：3 次 / 月；（二）第二類事業：2 次 / 月；（三）第三類事業：1 次 / 月。
	1000-1999 人	3 次 / 月	
	2000-2999 人	6 次 / 月	
	3000-3999 人	9 次 / 月	
	4000-4999 人	12 次 / 月	
	5000-5999 人	15 次 / 月	
	6000 人以上	專任職業醫學科專科醫師一人	
第二類 中風險	300-999 人	1 次 /2 個月	
	1000-1999 人	1 次 / 月	
	2000-2999 人	3 次 / 月	
	3000-3999 人	5 次 / 月	
	4000-4999 人	7 次 / 月	
	5000-5999 人	9 次 / 月	
	6000 人以上	12 次 / 月	
第三類 低風險	300-999 人	1 次 /3 個月	
	1000-1999 人	1 次 /2 個月	
	2000-2999 人	1 次 / 月	
	3000-3999 人	2 次 / 月	
	4000-4999 人	3 次 / 月	
	5000-5999 人	4 次 / 月	
	6000 人以上	6 次 / 月	

（一）來自醫院管理部門的業績壓力

　　醫院付給醫師酬勞的方式不一，但大致採「論量計酬」（fee for services）[11] 支付模式。醫學中心依法必須設置職業醫學科，由於職業醫學的門診量低，每位病患所需的時間長，對於醫院而言幾乎沒有利潤可言，

更可能造成財務虧損。幾位任職於醫學中心的職業醫學科專科醫師即寫實地描述在院內經營職業醫學科所承受的壓力：

> ……曾經，在我看門診的時候，我們醫院的秘書，跑來我門診，前後走過好幾次。我知道他在看，他本來以為說，看到我的掛號單上只有 5 個病人，以為我在那裡納涼；結果發現，我在裡面都一直在和病人 talk（指問診），也剛好走過幾次都有病人。啊精神科也在 talk，為什麼他有 coding（指健保申報代碼），你職業病科，走過來在 talk，走過去，還在 talk。結果只 code（指輸入）了一個 200 元代碼。我們職業醫學科就 4 個碼而已啊，初診、複診、幾次複診，他覺得這科到底是在做什麼呢？（哈哈苦笑）勞健保給付給職業醫學科的，遠低於給付給精神科醫師……從日本引進的量表（按：指精神疾病認定為職業病的量表），我填過啊，那填完要 1 個小時，結果只報了 200 塊，你這個病人他花好多時間，結果，只報了 200 塊。現在醫管，我們壓力很大啊。（訪談，C8，職業醫學科醫師）

不少醫院讓職業醫學專科醫師另行開設家醫科或其他科門診，藉以提高業務量；有些醫院開設職業醫學門診，但實際上以家醫或其他科業務為主要業務。一位醫師即指出職業醫學醫師面臨的困境：

> ……在我們醫院，雖然門診量很少（註：一週 2-3 位，去年一年 15 人次以下），但是，會保障我們的基本底薪；這點我們醫院算是不錯。說真的，接受職業病專科訓練後，我們都出自於一種社會責任和使命在完成工作。像看一個人，大概健保給付 100 元，國稅局扣錢就扣光了，但這裡都有基本薪，我不需要再兼負其他行政職或專科來賺到一定額度。其實很多醫師後來都不做了……專科醫師顯得更少。我們科（按：指環境職業醫學科）在院內會議上，從來都沒有被檢討業務！可是，其他醫院的職

醫就沒這麼好了,我認識很多醫生都還要轉回去,在家醫科或自己原來的專科看診、或是多接些業務才能打平。(訪談,C1,職業醫學科醫師)

(二)來自政府部門的行政壓力

勞委會補助的「職業傷病診治中心」以及由縣市政府辦理的「職災勞工個案主動服務計畫」都是行政計畫案,每年度都要按實際運作狀況重新議價與修訂內容,加上工作人員的職位缺乏保障,人員的流動率高,使得計畫缺乏財源的穩定性與工作內容的持續性,也直接影響組織運作(王嘉琪等 2009)。即便身為職業醫學界龍頭的台大醫院,依然承受相當大的經營壓力:

……我們台大醫院也是有財務上面的壓力,收入平衡最糟糕大概就是我們環境及職業醫學部……我們有讓勞保局變成(納入)職災診療醫院,還是虧本虧得非常厲害……如果靠勞委會行政計畫在醫院要請專科醫師……國家每年都是這樣子,薪水可能要等 4、5 個月才能拿到……(專家座談會紀錄,王榮德醫師,台北,中正大學辦事處,2009/6/2)

這些診治中心肩負診治、預防、協助患者復健復工等任務。除此之外,政府交辦的業務繁雜,工作人員疲於奔命;有時也為了配合政令宣導上的業務需求,而只好虛應敷衍:

前陣子過勞死的新聞爆出,勞委會不是公告職病中心要開過勞門診嗎?我們醫院在記者要來採訪前半個小時才急急忙忙的把「過勞門診」四個字的牌子搬出來掛。旁邊的護士都在討論:有哪個醫師知道過勞門診要怎麼看,還不是叫你減重,改變生活習慣,避免心血管疾病的危險因子而已……沒有人知道要怎麼看,也沒有受過專業的訓練。我現在就在辦

訓練醫師預防過勞的課程，看得很清楚，大家都敷衍敷衍……。（訪談，A1，醫師助理）

（三）勞檢部門對勞工健康議題的消極不作為

在 2011 年勞委會修訂「勞工健康保護規則」[12] 之前，事業單位員工數滿 3000 人應設置一名專職醫師，但實際上落實狀況不佳；即便設有醫事人力或醫療衛生單位，也大多以一般診療為主，少見落實職業病預防與診治等相關工作[13]。部分事業單位以外包承攬方式降低正職員工人數，使員工人數低於設置廠醫的法定人數。科學園區與工業園區的廠商，更有以繳交極少規費，以免去聘請職業醫學專科醫師的情況（王榮德、詹長權 2006）。在未明列罰則且國家並未切實監督企業的情況下，使得相關規定形同具文：

……政府稽核不利，這是政府的責任啊！像 XX 電的廠醫就很敢講啊，說台北市因為有勞檢比較嚴，所以就設醫務所；桃園沒有勞檢所以就不設……現在勞委會準備說要放寬到 6000 人才設一位，而且不限職業醫學專科，這是越改越回去了啦！（田野筆記，C15，職業醫學科醫師，2010/10/24）

（四）醫院利潤考量下的勞工健檢

根據鍾佩樺等人在 2009 年的研究，醫療院所從一般勞工健檢獲取的利潤每件大約新台幣 100 元。由於適用《安衛法》的工作者約有 534 萬（2011年），且逐年擴大適用範圍，勞工健檢的潛在市場利潤相當龐大。許多中小型醫療機構或健檢機構為了搶食這塊大餅，紛紛祭出各種優惠辦法，甚至削價競爭（鍾佩樺等 2009）。醫師若要在勞工健檢中如同檢察官般地糾

舉不法、善盡早期診斷與通報職業病的「天職」，恐怕生計無以為繼。

作者在訪談過程中發現，任職於醫學中心的職醫較堅持科學與理性，但在私人醫院服務且在工業區兼任廠醫的職醫 C3，則對「學院式」知識表示不以為然，並務實地提出現實考量：

> ……有一大群人（罹患職業傷病的工作者），你沒辦法去抓到的，為什麼？因為幾乎沒有任何立場去抓這些人！我們薪水怎麼來的？我一個醫師，我的醫院怎麼養我？它要去各個公司幫忙做體檢啊！歸根究底，它的錢怎麼來？從公司來啊！……一個職業醫學科醫師，我的責任應該去幫他抓出職業病。以目前的現狀，被發現職業病，就表示公司有問題，它會承認它自己有問題嗎？
>
> 好啦，我就抓出來，明年體檢就不給你醫院做啦，那醫院就沒有錢啦！醫院沒錢，你職業醫學科醫師怎麼被養？這是環環相扣的問題嘛！你變成說我們要去抓這些問題，會有一定立場上的困難……你說叫我們這種第一線的醫師立場去做這樣的事情（按：指診斷並通報職業病），立場就……模稜兩可（皺眉），就尷尬了啦……（訪談，C3，職業醫學醫師）

在過去，大型醫學中心較少主動爭取勞工健檢業務。但如前文指出，職業醫學科醫師面臨日益嚴酷的醫管與市場壓力，且勞委會計畫的補助經費並不穩定，因此許多區域醫院，甚至部分醫學中心，也積極爭取勞工健康檢查業務（葉慶輝、羅任佩 2004）。2011 年勞委會修訂「勞工健康保護規則」，新增的「臨廠服務」業務，更成為許多醫療院所爭相競逐的大餅。

（五）企業利益考量下的職業健康服務

一旦醫院與企業廠商有合作關係，或者是醫院本身即是由企業所經

營，醫院與醫師的生存命脈也就部分被掌握在企業手中。尤其當職業傷病
問題出現時，利益衝突問題隨即浮現：

　　醫師：對我們醫院來說，因為可以吸引大企業或是比較上軌道的公司
來做勞工健檢……所以對醫院來說，這是維持下去的另一個誘因。

　　訪問：那，接這些健檢業務，會不會影響勞工來看診……

　　醫師：會，會有影響。所以我現在都不出去做健檢了……我必須承認，
當我們勞工體檢做得越多，和廠商走的越近，會影響到中立性……像有勞
工來我們這邊就診，對方工廠常常馬上就會打電話來關切啦，打 pass 啊；
我知道我們科內有醫生，也會（主動）聯絡對方廠方先去清理（指工安事
發現場或職業傷病相關事證）……（訪談，C8，職業醫學醫師）

　　而對個別醫師而言，無論是醫療機構內專任或是由事業單位聘僱，若
與事業單位有利益上的合作關係，專業自主性必然會受到影響。當病人權
益與企業利益發生衝突之時，醫師更面臨「雙重忠誠」（dual loyalties）帶
來的倫理衝突（Nelkin 1985）：

　　醫師：你說廠醫的角色是什麼？就是做健康促進嘛！就像是…就像
公共衛生醫師，像衛生所一樣的功能啊！本來就是這樣啊！看診不是我
們的目的啦！像我一個禮拜在那邊駐診六個時段，也看不到幾個病人（員
工）……那不是主要任務啦……

　　訪問：不過，像是一些工安事件，發生職災、職業病，在基層擔任廠
醫，應該會看到很多吧？不會勘查，或是碰到診斷的時候嗎？

　　醫師：喔！這就要看 CEO 的態度了，CEO 支持的話就沒問題，他們
放心交給你，像我做了那麼多年，才稍稍獲得他們（指任職公司）的信任
感，願意把資料交給你。

　　訪問：那像是診斷職業病呢？

　　醫師：你說這個診斷就很難，它就不讓你進去啊！還有，你不要一直想說去抓人家職業病……（訪談，C14，職業醫學科醫師）

（六）勞雇衝突之下的職業傷病認定

　　對事業單位而言，一旦職業傷病問題被舉發，不但影響社會形象，也會馬上引來勞檢部門的介入調查，職災勞工會要求職業傷病補償或提出民事賠償，而職災保費也會被提高。因此，事業單位對於職業傷病問題，往往採取堅決否認的態度。

　　當職業傷病認定爭議出現時，處於勞雇衝突之下的職業醫學如何進行「科學判斷」呢？國外文獻指出，許多職醫為了避免直接面對勞資衝突，傾向不願意站在第一線認定職業性癌症（Brisacier 2009）。在制度設計不良的台灣，職業醫學醫師更難以避免利益衝突問題。如同在某工業區兼職的職醫指出：

　　……公司的態度很有關係，到目前為止大多數的公司還是傾向說不認為是〈職業病〉，會想辦法不配合。公司不認為職業疾病被抓出來，對它有什麼好處。既然雇主態度是這樣……你誠實申報，檢查員就進公司啦。這變成怎樣，誠實申報檢查員就會來啊，反而是和醫師勾結、跟醫院勾結的就沒事。（訪談，C3，職業醫學科醫師）

　　當醫師與工傷者任職於同一事業單位，醫師面臨的利益衝突就更為明顯。任職於某大醫學中心的職醫 C2 即談到數年前，某一位病歷室同仁罹患肌肉骨骼疾病，懷疑與長期抽取搬抬病歷檔案有關；雖然經由他在檢證工作暴露事實並確認「工作相關性」之後，確診為職業病，但在人事單位不斷地親臨「關切」之下，最後他在職業病診斷書使用「不排除與職業相關」等中庸語句：

　　當我瞭解她的工作狀況、家庭生活，按照這幾個因果關係診斷，利用大於 50% 的原則，就我專業判斷，我可以確定她的肌肉問題是工作引起的啊……人事室那邊好幾個禮拜都來詢問、關切。最後我還是開了，診斷書上寫：「不排除與職業相關」。……他們（指該醫院人事單位）相當怕看到「職業病」這三個字，所以當我開出來……大家都鬆了口氣……（訪談，C2，職業醫學醫師）

（七）在法律糾紛陰影下的職業傷病認定

　　在目前的職業病認定與爭議審議過程中，職業醫學扮演裁決者的角色。面對這樣的制度設計，醫師在進行職業傷病認定時，也揉合了許多非關醫學專業的考量。除了上述指出的利益衝突，醫師也擔心被事業單位提告，或被病患欺騙，捲入其他勞資爭議或法律糾紛，成為「與不肖病人勾結的醫師」。台灣在 1998 至 2001 年間，大批退休礦工爭取塵肺症勞保給付，卻爆發勞工、勞保黃牛、醫師集體詐騙勞保保險金弊案。此事件牽涉人數不少且金額龐大，至今仍使職業醫學醫師籠罩在「偽證」的恐懼中：

　　你問這些，我和你說，我們一切都依法行政，政府說了算，看看當初開立塵肺症診斷的時候，補償就有 2 個醫師被告啊（笑）。大家嚇都嚇死了。（訪談，C8，職業醫學科醫師）

　　以精神疾病的職業病認定爭議為例，我們可看到精神科醫師在作職業病認定時的考量：

　　我這樣講好了，如果我做的決定和任何結果沒有任何 consequence（後果）、沒有傷害到任何人、不會引起我做了偽證，或是假證明的話，我們當然要給他個診斷啊……同樣地我們今天給他一個診斷，如果不影響他個

人的權益，我也沒有覺得我上當，那我當然會給他開 depression（憂鬱症）。但你今天告訴我，你要來做兵役體檢、你今天是要來開個什麼診斷書的時候，我要和這 consequence（後果）連在一起，我今天給你下什麼診斷，就會影響到你的 compensation（補償）等等的……maybe（或許）我作了……我被欺騙了，那我就會有不一樣的考量囉，我就會很猶豫：我就只看你這一次，我怎麼能繼續下（診斷）呢？（訪談，E3，精神科醫師）

從訪談經驗可發現，除了職業醫學醫師，一般醫師並不清楚職業傷病補償制度。當研究者提及勞保給付的金額額度，並解釋職業病認定的功能，該醫師則似乎有點改變態度地表示：

如果補償的金額這麼少……我就比較不會顧慮這麼多了…，當然前提是我認為他是有病……

不過職醫 C2 認為，有關擔心訴訟爭議的說法，可能只是逃避責任的推拖之詞：

精神科醫師害怕他們有法律責任……醫生只是提供專家意見而已啊，法官和行政機關要不要聽你的，還是他家的事，他可以完全不予採納啊！開個職業性憂鬱症又有什麼了不起，巴式量表、兵役免疫、領取精神殘障手冊，都有法律問題，都有刑責，還比開職業傷病的後果嚴重……你們（指精神科）為何獨薄職業傷病？為何不敢開職業性憂鬱症？我們也會有風險啊。（訪談，C2，職業醫學科醫師）

訴訟壓力是許多臨床醫師時常提及困擾，在職業病認定爭議中尤其嚴重。如同本章起始提到，在現代社會中，醫學時常被期待能做為客觀、中立的裁判者。不過，當這些判定有陷入利益衝突甚至法律爭訟的可能時，

醫學判定是否能完全客觀中立,值得檢視。

四、討論與建議

世界各國皆有職業病低估的問題;在台灣,這個問題向來被認為嚴重低估(王榮德 1987; Liou 1994; Guo et al. 1999)。低估的原因為何?國內研究亦有相關討論。

(一)知識素養與倫理的缺乏

國內職業醫學界的研究指出,職業病認定率過低的原因包括許多,如:社會大眾對職業病缺乏警覺(王榮德 1987)、一般醫師缺乏職業病意識與敏感度、職業醫學專業訓練不受重視(李欣玲、郭浩然 2001)、政府未建立完善的環境暴露資料系統[14]與健康監測系統、缺乏足夠的實證研究、職業醫學人力配置不足、行政配套不充分等等(王榮德 1987;劉紹興 1994;王榮德 1996;Guo et al. 1999;鄭尊仁等 1999;Brisacier 2009)。相因應的對策則包括,加強教育宣導、強化職業醫學專業訓練、提高職業醫學人力配置、進行更多實證研究、建立環境暴露與健康監測資料庫、簡化行政流程等等。

對於部分醫師違反醫學倫理的「脫序」、「非常態」或因利益干擾而做出的妥協行為,大多數醫師將之歸咎於少數個人的醫德淪喪、欠缺使命感或意志不堅。在研究過程中,大多數受訪醫師對於自身經驗或是從旁觀察到的倫理衝突問題,也往往表示「是我們教不好」、「沒辦法,市場就是這樣」、「我們也有我們的立場」。

然而,上述觀點卻忽略了制度設計上的缺失,如何讓醫師陷入結構性的利益糾葛之中。當職業醫學科專科醫師身處在利益衝突的第一線,直接面對勞動體制下的壓力,如何能「糾舉不法、公正裁判」?

（二）影響醫師執業行為的社會結構因素

　　國外醫療社會學的研究指出，醫師的執業行為深受身處的組織環境脈絡與利益糾葛的影響。尤其職業環境疾病的因果證據時常存有高度的不確定性，更使科學之外的社會考量扮演重要角色。如 Phil Brown 等人調查美國 1609 位醫師，發現除了知識與認知之外，醫療專業人員是否願意揭發環境病，與個人的政治經濟考量有密切關係；除了廠商的直接利益干擾，也包括其他政治與社會關係上的考量（Brown et al. 2000）。Nelkin 也指出，廠醫身為管理員工健康與診療職業傷病的專業醫生，但因為受僱於雇主，形成角色衝突，而影響員工對廠醫的信任感 （Nelkin 1985）。

　　醫療化雖然是當代社會普遍的現象，不過，面對健康相關問題，醫界的介入程度存有深淺程度之分（Conrad 1992）。醫療專業介入的幅度，與醫療專業內部的支持與否，醫療與其他專業的競逐，以及藉此取得的利益大小有密切的關係。醫療社會學者 Conrad（1992）即指出，美國醫界對於家庭暴力議題，選擇性地介入虐童問題，但卻較忽略配偶施暴問題。在環境職業健康議題上，生殖危害（reproductive hazards）向來是環境職業醫學領域的研究焦點，但在婦產科醫學界則少有對此議題的討論，不斷強調個人應如何趨吉避凶，控制自身的危險因子，選擇性地忽略社會、環境或職場等致病因素，如企業生產的環境污染，或是產品本身對生殖系統的危害，以避免觸及大型企業的經濟利益。

　　醫療行為的研究則進一步關注醫療費用支付制度的運作，對醫療資源的配置使用，與醫療提供者的個別行為所產生的影響。既有的研究普遍指出，由於開立環境職業疾病診斷耗時費力，又缺乏經濟誘因，加上容易捲入勞雇之間的司法爭訟（Guo et al. 1999），成為影響醫師診療意願的另一個重要因素。劉紹興（1994）在簡介國內職業醫學發展時，也隱晦地指出，台灣職業病診斷與認定率低落問題，部分原因也在於醫師擔心法律糾紛或顧慮雇主壓力而不敢認定。

（三）如何建立不受績效壓力與產業利益干擾的「職業健康服務」體系？

如何讓職業醫學醫師得以避免來自醫院的利潤績效壓力，以及來自事業單位的利益干擾，乃是建立「職業健康服務」體系必須去思考的問題。

環顧國際經驗，各國基於既有的醫療服務體系與社會脈絡，發展出不同型態的職業健康服務體系。依據「國際勞工組織」（International Labour Organization）出版的職業健康與安全百科全書，「職業健康服務」依其服務提供（delivery）方式，可區分為以下幾種模式（見表 11-3），其優缺點值得進一步考察。例如在韓國，職業醫學由政府職災基金支助，因此從培育到執業，似乎較不受企業利益的干擾。挪威晚近則因為引入市場競爭模式，經營者以盈利為目標，而影響職業健康服務原有的社會性功能（Lie 2009）。

在台灣，職業健康服務仍以醫院門診模式為主，少數採取廠醫、聯合模式（如科學園區／工業區聯合診所）或是產業取向模式（如礦工醫院）。

長期以來，台灣的職業健康服務提供模式主要委由全民健保提供醫療給付，至今尚未建置獨立專責體系；另一方面，職業醫學專科醫師大多服務於私人部門，包括私人醫院或大型事業單位；即便是公立醫院醫師，也必須面對來自醫院管理部門的績效壓力，以及來自政府部門的行政業務壓力。由於身處利潤績效導向的醫療體系，以及勞雇衝突的制度處境，使得醫師在職業健康服務的提供上，時常處於「雙重忠誠」的倫理衝突，尤其不利於處於職場弱勢的工作者。

進一步探究職業醫學專業人員的利益衝突問題，我們認為政府制度設計的疏漏，乃是最主要的成因。建議職業健康服務體系的規劃，應考慮由國家或獨立法人機構直接聘任職業醫學醫師與其他醫事人員，專責從事勞工健檢、職業傷病通報、診治與認定等工作，以避免受到身處的組織環境與利益關係左右。

表 11-3　職業健康服務模式

模式	體系特徵	優點	缺失
廠內模式 （in plant / in company）	規模較大的企業，在內部提供完整的醫療保健服務，不限於職業健康的照護，並進行調查研究。由跨領域團隊提供服務（包括毒理學、人因工程、心理學、社工、護理、健康教育等各專業人員）。 較小規模的事業單位，則僅聘請廠護，或兼任駐廠職醫，定時或不定時至該事業單位。	1. 由於站在第一線，可近性高。 2. 醫護人員若熟悉工作運作流程或是職安衛問題，可有效且即時地提供預防、治療與照護措施。	1. 事業單位若採取兼任制，醫護人員與工作者的接觸頻率不高，不盡然能有效掌握現場職安衛問題情況。 2. 工作者與雇主是否信任，也會影響這個模式所能發揮的功能。
群體 / 聯合模式 （group or inter- enterprise model）	由數個中小企業聯合提供職業健康服務。 所有權為事業單位的情況下，可決定職業健康服務經營走向。	此做法利於中小企業節省成本，也解決規模過小的公司無力採用廠內模式的問題。	1. 可近性較廠內模式低，處理的時效性與機動性亦低。 2. 事業單位掌握營運權與資金，營運方向與生存將受制於事業單位。
產業取向模式 （industry-oriented /branch-specific model）	群體 / 聯合模式的變體。特徵為相同產業（例如鋼鐵業、營建業、食品業）中，數家事業單位聯合提供職業健康服務。	能專注處理特定職業的風險危害，長久之下，可發展出一套合適於該行業的預防、治療、重建措施，擅於解決該行業特定的職安衛問題。	同上。

表 11-3　職業健康服務模式（續）

模式	體系特徵	優點	缺失
醫院門診 （hospital outpatient clinics）	主要運作方式有二： 1. 醫院（一般）門診與急診部。 2. 設立環境職業醫學科或是專門診治中心，由職業醫學專科醫師提供服務。	職業環境醫學門診會提供專業的醫療團隊進行診治。	1. 一般的醫護人員在缺乏環境職業疾病的知識與處理經驗下，無法診治環境職業疾病。 2. 在醫院，與工作者和企業處於「服務供應者—顧客」的關係（provider-customer relationship）。相對於前述 3 種模式，本模式限制工作者與雇主在服務中參與及合作的可能性。
私人健康中心 （private health centers）	通常由一群醫師組織，或是由許多企業聯合聘請，提供門診與醫療服務。 服務內容視規模大小而定。	由專業的醫療團隊（或是跨領域團隊）進行診治。	1. 如同醫院門診模式，限制工作者與雇主在服務中參與及合作的可能性。 2. 往往僅著重醫師提供醫療診治的服務。
基層健康照護 （primary health centers）	由基層健康照護或是公醫體系提供預防與照護服務。	對於中小企業、第一部門產業、自營工作者而言，可近性高，覆蓋率廣，為 WHO 所推荐。	1. 此模式長於預防、簡要的處理傷病，但提供的職業健康服務與功能較為基礎、有限。 2. 倘若缺乏環境職業醫學的訓練、經驗與敏感度，診斷環境職業疾病有限。
社會安全體系 （social security model）	由社會安全體系提供，兼負職業傷病認定與補償事務；在組織結構與營運上，近似群體／聯合模式。	社會安全體系控制成本的考量下，除了提供治療復健服務，更著重於預防工作。	可近性較廠內模式低，處理的時效性與機動性亦低。

資料來源：整理自 Rantanen and Fedotov (1998)，作者自繪

註解

1. 本章內容部分改寫自：鄭峰齊 (2010) 職災補償的科學與政治：以台灣的精神疾病職業病認定爭議為例。台北：國立台灣大學衛生政策與管理研究所碩士論文。

2. 目前，台灣醫療機構根據其「權屬」不同，可區分為公立醫院及非公立醫院。依所得稅法規定，公立醫院屬政府機關，各種所得皆免納所得稅。非公立醫院則包含「醫療財團法人」、「醫療社團法人」、「私立醫院（診所）」等類型。「醫療財團法人」屬於所得稅法第 11 條第 4 項規定的「教育、文化、公益、慈善機關或團體」，因具有公益性色彩，政府為鼓勵私人興辦「非營利醫院」，在賦稅上給予諸多減免優惠，包括：1. 免納所得稅；2. 宗教法人醫院及醫學院附設醫院免納房屋稅；醫療用地免納地價稅。「醫療社團法人」則依醫療法規定其結餘可按出資比例分配予社員，具有營利之性質。因此屬於所得稅法下的「營利事業」。 由醫師獨資或合夥設立的「私立醫院（診所）」，在組織特性上是屬於營利性廠商，所以現行稅法對私立醫院沒有租稅優惠。私立醫院的課稅方式，是將盈餘認定為院長（獨資）或合夥醫師（合資）的個人所得，按個人所得申報所得稅（財政部南區國稅局，2009）。

3. 由付費者（健保局）與醫療提供者預先以協商方式，訂定未來一段時間（通常為一年）內的保險醫療服務總支出（預算總額），以酬付該期間內醫療提供者所提供的醫療服務費用；酬付方式以點值控制，若服務量超過預定量，則降低給付點值金額，藉以維持健保財務收支的平衡。「總額支付制度」首先在 1998 年 7 月於牙醫門診試辦，2000 年 7 月於中醫門診試行，2001 年 7 月擴大至西醫基層門診，2002 年 7 月再納入醫院；此後，健保全面實施總額預算制度。

4. 醫師的薪水隨著健保給付點值波動。

5. 有關職業醫學專科醫師在勞工健檢制度中缺乏參與的問題，可見本書第 10 章。

6. 分別為台灣大學醫學院附設醫院、高雄醫學院附設中和紀念醫院、台北榮民總醫院、國防醫學院、中國醫藥學院及國立成功大學醫學院。2001 年衛生署進行組織調整，停辦原有的「職業病防治中心」，轉由衛生署「國民健康局」委託各醫院辦理「職業衛生保健中心」，仍舊為多年期的委託計畫。

7. 9 家中心分別為：台大醫院、台北醫學大學附設醫院、林口長庚醫院、中國醫藥大學附設醫院、中山醫學大學附設醫院、彰化基督教醫院、成大醫院、高雄醫學大學中和附設醫院、花蓮慈濟醫院。

8. 台灣的職業醫學界有兩個學會，其一為成立於 1979 年的「中華民國職業病醫學會」，由當時任職衛生署的技正與相關醫師發起；其二為成立於 1992 年的「中華民國環境職業醫學會」。兩個學會雖然設立宗旨目的相似，但會員屬性有明顯的區隔。

9. 「勞工健康保護規則」（原條文）第 3 條：「事業單位之同一工作場所，平時僱用勞工人數在三百人以上或從事特別危害健康作業勞工人數在一百人以上者，應設置醫療衛生單位或委託醫療機構於事業單位設置醫療衛生單位，並視該場所之規模，依規定置醫師及護士，以辦理醫療衛生單位業務。」

10. 「勞工健康保護規則」第 3 條規定（2011 年 1 月修正）：「事業單位之同一工作場所，勞工人數在三百人以上者，應視該場所之規模及性質，分別依附

　　表二與附表三所定之人力配置及臨廠服務頻率，僱用或特約從事勞工健康服務之醫護人員（以下簡稱醫護人員），辦理臨廠健康服務。前項工作場所從事特別危害健康作業之勞工人數在一百人以上者，應另僱用或特約職業醫學科專科醫師每月臨廠服務一次，三百人以上者，每月臨廠服務二次。但前項醫護人員為職業醫學科專科醫師者，不在此限。」

11. 健保局支付特約醫院醫療費用的方式，乃按照服務量的多少予以給付。
12. 《勞工健康保護規則》（舊）：「員工 3,000 人以上未滿 6,000 人應設置 1 名專任廠醫；6,000 人以上應設置專任廠醫 2 人或專任 1 人兼任 2 人。廠護方面，300 人以上未滿 1000 人，或從事特別危害健康作業勞工 100 人以上設置專任 1 人以上。」
13. 《安衛法》第 13 條規定，參見勞委會「勞工健康保護規則」修正總說明。
14. 行政院 2009 年 7 月 30 日通過「國家化學物質登錄管理與資訊應用機制推動方案」，勞委會於該年 11 月 2 日訂定「既有化學物質提報作業要點」，鼓勵各廠商上網登錄。然而，到目前為止，這個登錄作業依然是志願性質的。

參考文獻

工商時報 (2011) 朱敬一上任第一砲，國際醫療專區，八字有一撇。工商時報，3 月 22 日。

中華民國監察院 (2011) 監察院第 0980800647 號調查報告（我國全民健康保險制度總體檢乙案之調查報告）。台北：監察院。

中華民國監察院 (2012) 監察院 101 財正 0009 糾正案。台北：監察院。

王嘉琪、鄭雅文、王榮德、郭育良 (2009) 職災補償制度的發展與台灣制度現況。台灣公共衛生雜誌 28(1): 1-15。

王榮德 (1987) 我國職業病防治的現況困難與展望。中華公共衛生雜誌 6(3): 1-14。

──(1996) 職業病環境病診斷原則與實務。內科學誌 7: 1-13。

王榮德、詹長權 (2006) 各國職業傷病補償制度研究。台北：行政院勞工委員會勞工安全衛生研究所。

朱敬一 (2011) 安得廣廈千萬間──國際醫療修法應列第一優先。中國時報，11 月 22 日。

行政院經濟建設委員會 (2010) 台灣醫療服務國際化行動計畫（核定本）。台北：行政院經濟建設委員會。

李欣玲、郭浩然 (2001) 未經職業醫學專科訓練之住院醫師對疾病與職業相關性的認定：以某醫學中心 1998 年住院病患為基礎之研究。中華職業醫學雜誌 8 (4): 171-176。

紀櫻珍、張偉斌、劉德明、許朝程、吳振龍 (2006) 醫院總額預算自主管理制度之效益分析：以臺北市立聯合醫院為例。北市醫學雜誌 3(5): 71-86。

財政部南區國稅局 (2009) 醫療機構設立類型不同，課稅方式也不同。http://www.mof.gov.tw/ct.asp?xItem=54030&ctNode=407。取用日期：2012 年 8 月 7 日。

張育嘉、黎伊帆、汪芳國、鄭守夏 (2006) 全民健保實施總額預算制度之初步影響評估：以牙醫與西醫基層為例。台灣公共衛生雜誌 25(2): 152-162。

張博雅 (1990) 全民健康保險時代公私立醫院扮演之角色。醫院 23: 209-210。

葉慶輝、羅任佩 (2004) 職業醫學與醫療服務投資之相關決策探討。中華職業醫學

雜誌 11(1): 117-126。

劉紹興 (1994) 台灣職業病面面觀與職業醫學之發展。中華職業醫學雜誌 1(2): 16-20。

鄭尊仁、王文正、王榮德 (1999) 某醫學中心職業病環境病門診 1987 至 1995 年間之個案分析。中華公共衛生雜誌 18(3): 222-227。

盧瑞芬、謝啟瑞 (2003) 台灣醫院產業的市場結構與發展趨勢分析。經濟論文叢刊 31(1): 107-153。

鍾佩樺、尤素芬、鄭雅文 (2009) 我國勞工健康檢查制度之現況與問題。台灣共衛生衛誌 28(2): 155-166。

鍾佩樺、黃三桂、錢慶文 (2004) 醫院總額浮動點值對地區醫院財務衝擊之研究。醫務管理期刊 5(2): 208-221。

簡銘宏、李蓓芬 (2006) 總額預算支付制度對西醫師執業行為之影響－以六所區域級以上醫院為例。醫院 39(4): 35-44。

羅紀琼、詹維玲 (2007) 醫院總額預算對費用單價與服務量的影響初探。台灣公共衛生雜誌 26(4): 261-269。

Brisacier, Anne-Claire (2009) Obstacles to the Notification of Occupational Cancer among Psyscians in France. Pp. 14-21. Paper presented at the International Conference on Industrial Risks, Labor and Public Health: An Interdisciplinary Analysis by Social Sciences and Epidemiology,Taipei, Taiwan.

Brown, Phil, Steve Kroll-Smith and Valerie J. Gunter (2000) Knowledge, Citizens, and Organizations: An Overview of Environments, Diseases, and Social Conflict. Pp. 9-28 in *Illness and the Environment: A Reader in Contested Medicine,* edited by Steve Kroll-Smith, Phil Brown and Valerie J. Gunter. New York: New York University Press.

Cheng, Shou-Hsia, Chi-Chen Chen and Wei-Ling Chang (2009) Hospital response to a global budget program under universal health insurance in Taiwan. *Health Policy* 92: 158-164.

Conrad, Peter (1992) Medicalization and Social Control. *Annual Review of Sociology* 16: 209-232.

Guo, Yue-Liang, Shao-Hsing Liou, Jung-Der Wang and Trong-Neng Wu (1999) Occupational Medicine in Taiwan. *International Archives of Occupational and Environmental Health* 72: 419-428.

Lie, Arve (2009) A new development for occupational health services in Norway. *Scandinavian Journal of Work, Environment & Health Supplements* 7: 48-52.

Liou, Shao-Hsing (1994) Occupational Disease Profile in Taiwan, Republic of China. *Industrial Health* 32(3) :107-118.

Nelkin, Dorothy (1985) Ethical conflicts in occupational medicine. Pp. 135-153 in *The Language of Risk,* edited by Dorothy Nelkin. Beverly Hills: Sage.

Rantanen, Jorma and Igor A. Fedotov (1998) Principles and Approaches in Occupational Health Services. Pp.1602-1618. in *Encyclopaedia of occupational health and safety,* edited by Luigi Parmeggiani. Geneva: International Labour Office.

第十二章
誰的職場健康促進？[1]

范國棟

　　近 20 年來，職場健康促進的理論與介入計畫受到國內產、官、學界的重視與推廣，但在實際的規劃與執行過程中，卻往往流於「由上而下」與個人層次的行為改變，並不符合世界衛生組織（World Health Organization，WHO）倡議的健康促進精神。

　　本章首先介紹國際職場健康促進的興起和發展，討論職場健康促進與傳統職業安全健康制度的差異；本章後半則比較國際與台灣在推動職場健康促進的實際經驗、成效與缺失。整體來說，台灣的職場健康促進缺乏以「充權」（empowerment）和「由下而上」的參與來凝聚勞工集體意識，並未提升勞工的自決能力；也使得職業健康促進大多流於形式。

　　場景：某政府機構洽公櫃檯，下午時分，各廣播系統突然傳來高分貝的音樂聲：「來，第8式，孔雀開屏！」

　　訪問：咦，怎麼突然還放這音樂，你們是要幹嘛？上班時間耶……

　　職員智傑（化名）：喔，那是因為國健局發文來，希望我們放音樂做什麼預防過勞操啊。還孔雀開屏咧……不過，我們處長一直在考慮不要再放了，就感覺沒什麼用啊。拜託，我上班上一半，手上還有一堆文，長官盯著要辦，事情都忙不完了，哪來這種閒功夫做操啊……吵都吵死了（苦笑）。

　　職員克銘（化名）：那是你心有雜念，我聽久也就習慣，當背景音了啦。唉呦，你不知道啦，這音樂每天固定時間會跳出來，辦公室有些常吸菸的（同事），一聽到這些音樂就說：「呼吸治療的時間到囉！」一夥人就跑出去吸菸了（語畢，眾人哈哈大笑）。（鄭峰齊，訪談記錄，2012/4/16）

　　職員宜安（化名）：上面長官今年要求各人事室配合，找公務員參加減重，要我們台安市[2]在活動期間內減下101噸的目標，活動名稱是「健康減重101，幸福台安一等一」。我們每個單位都被分配到減重幾公斤的業績目標。於是人事室就隨便拉辦公室裡的同事幫忙。但是，哪裡有人真的在減重啊？每個月我們上網登錄體重都是亂寫，一開始登記就寫個過重70公斤。然後下個月填寫就給他少個2公斤，再下個月填再少2公斤。不過，我們都很懷疑，這樣造假，到底是要做給誰看？（鄭峰齊，訪談記錄，2012/4/20）

一、前言

　　隨著健康促進運動在世界各國陸續推展，台灣學術界與實務界也跟著國際趨勢，在國內推動各種職場健康促進活動。近年來，政府與企業紛紛

訂定職場健康促進政策，並規劃員工健康介入計畫，涵蓋議題包括減重、菸害防制、體適能、運動、健康篩檢、壓力調適等等（陳芬苓 2005；勞工安全衛生研究所 2005；黃淑貞等 2009）。但員工的健康除了這些生活型態與個人健康行為的影響之外，也受到職場「物理環境」以及「社會環境」的影響，後者包括勞動條件、勞雇關係、人際互動關係等等。我們所投入的職場，對人的身心健康影響頗大，但可不是一個能讓人輕易改變的場域。

在 1845 年，恩格斯（Friedrich Engels）即發現，英國勞動者的疾病發生率和死亡率日益惡化，與剝削性的勞雇關係息息相關（恩格斯 1956）。百餘年來，「如何改善職場環境的安全健康以保護勞工？」不僅是勞工和雇主，也是專家學者與政府部門所關心的議題。如今，我們更關心的是，源自於公衛領域中的健康促進運動，到底為傳統的職業安全健康制度注入什麼新血？在台灣的社會脈絡中，職場健康促進政策與介入計畫的訂定，以及實際推動的經驗又是如何？

二、國際職場健康促進的概念與發展

（一）職業安全健康保護制度

早在 1847 年，羅道夫‧維蕭（Rudolf Virchow）調查普魯士（今德國北部）貧窮地區的斑疹傷寒疫情，指出「政治上的壓迫，才是貧窮與疫情不斷爆發的主因」。在十九世紀，歐洲社會展開一連串的公衛運動，試圖改善都市環境衛生、提升勞工工作與居住條件、提升窮人營養狀況等等，無不與提升弱勢民眾的健康權益有關（Laverack 2004）。

在健康促進運動興起以前，「勞動條件」與「作業環境的安全衛生」等傳統職業安全健康議題，一直是歐美國家的重頭戲。歐美勞工藉由勞工運動，爭取到團結權、爭議權、協商權[3]與勞動基準規範，甚至參與原本屬於資方經營權限的「廠場職業安全健康管理」。如 1972 年英國的「羅

本斯報告」（Robens report）就帶動歐美國家擴大勞工參與「廠場職安衛標準」的訂定與執行[4]（Great Britain. Committee on Safety and Health at Work 1972）。1977 年國際勞工組織通過「工作環境（空氣污染、噪音和振動）公約」，1990 年頒布工作場所化學毒物暴露範圍，2001 年再推出「職業安全健康管理系統指引」，皆強調勞工參與是工作現場的職安衛管理不可或缺的要件。在勞、資、政的三方角力下，歐美國家推動以下的職業安全健康保護體制：

　　1. 建立職業傷病補償制度：19 世紀末期德意志帝國通過《工傷事故保險法案》；英國通過《工人補償法》；法國頒布《工傷保險法》；義大利推動職業災害保險；美國也在 1909 到 1920 年間於 43 州實施《工人補償金法》。

　　2. 設立職業安全健康主管機關：如 1970 年美國頒布《職業安全衛生法》，並據此設置職業安全健康署與研究所；1974 年英國依《職場安全衛生法》（The Health and Safety at Work Act），設置衛生安全執行委員會；加拿大於 1978 年設置職業安全健康中心等。

　　3. 訂定環境作業的規範與稽核制度：頒布職場物理性、化學性和生物性危害暴露的容許值。如，美國依《職業安全衛生法》規定，增列職場毒物與有害物質暴露標準。

　　4. 建立勞工參與職安衛管理的機制：如 1974 年英國頒布《職場安全衛生法》，賦予勞工諮商權，亦即勞工有權獲取職安衛資訊，並檢視與稽核職場安全健康狀況；英國於 1977 年再頒布「職場安全代表與委員會規則」（Safety Representatives and Safety Committees Regulations），藉由工會指派代表參加企業職安衛事務的運作。

　　由上述發展可發現，藍領勞工是勞動保護政策的主要保護對象；政府為了穩定社會，要求企業主必須加強職場安全健康各項設施，負擔更多的營運成本，以降低勞工的職業傷災（Rosner and Markowitz 2003）。

（二）健康促進論述的出現與轉變

在 1970 年代中期，健康促進運動開始出現於歐美國家。此時期的主流公衛論述以個人層次的健康行為（如抽菸、飲食不當、不運動），作為疾病發生的解釋。最著名的例子為 1974 年加拿大衛生福利部長 Lalonde 發表的報告書；此報告書參考 McKeown 的論點，認為醫療科技並非人口增長與人類健康提升的關鍵（McKeown 1971），反之，其他非醫療因素，包括生活型態、環境品質，乃至於生物基因，才是決定人類健康的重要因素；報告書進一步闡述，這些非醫療因素中，個人的健康行為最為關鍵；針對個人健康行為進行的健康促進活動逐漸成為趨勢（Irvine et al. 2006）。

此時期國際上還有一股與之抗衡的公衛論述。早在 1950 年代，開發中國家就質疑以盛行於美國、以醫療生物科技為核心的健康照護，並認為此模式不適合後進弱勢國家的公衛發展；於是，以開發中國家為主的 WHO 會員國代表，在 1978 年於當時蘇聯的阿瑪阿塔（Alma-Ata）（今中亞哈薩克首都阿拉木圖）召開國際「基層健康照護」研討會，該會議的共識形成了「阿瑪阿塔宣言」（Alma Ata Declaration），強調「基層健康照護」（primary health care）的建立，才是體現 WHO 健康人權的重要策略（Litsios 2002）。

1986 年，西方已開發國家主導的渥太華（Ottawa）國際衛生會議，參考少數已開發國家的健康促進經驗，界定「健康促進」為「幫助人們具有控制並增進自身健康能力的過程（process of enabling people to increase control over, and to improve, their health）」，並提出「渥太華憲章」（Ottawa Charter）（WHO 1986）。該憲章不同於先前以「個人行為」為主軸的健康促進論述，轉而強調「充權」（empowerment）的重要性，也承認西方醫療模式對人類健康提升的有限性，進而強調「社會環境」對健康的影響；此憲章也獲得開發中國家的支持。

隨著時間的演進，健康促進的發展重點與方向逐漸轉變。WHO 於

1986年提出健康促進五大行動綱領，包括：1.訂定健康的公共政策；2.創造支持健康生活的環境；3.強化社區的行動參與；4.發展個人執行健康生活的技巧；5.調整健康服務的方向。隔年WHO積極推動「健康城市計畫」，鼓勵各國將前述五大行動綱領融入其中。

1988年，第二屆國際健康促進大會在澳洲的阿德雷德（Adelaide）召開，各國代表就如何「訂定健康的公共政策」進行討論。1991年，第三屆國際健康促進大會在瑞典Sundsvall召開，此時全球環境的急速惡化引發公眾關注，與會代表提出聲明，強調「勞動力的剝削與有害毒物的輸入與傾倒等因素造成的環境破壞，更容易危害窮國人民的健康」。WHO與各國專家也形成了以「場域方式」（settings approach）推動健康促進的共識。

1997年，第四屆大會在印尼雅加達（Jakarta）召開，會中對「引進新夥伴」形成共識，特別重視公私部門的伙伴關係（public-private partnership），認為可透過公私部門的合作，共同推動健康促進工作。2000年，第五屆大會在墨西哥市（Mexico city）召開，再次強調應對身處在不利環境的人民，訂定適當的健康促進政策或介入計畫。2005年，在泰國曼谷召開的國際健康促進大會中，與會代表們認為「渥太華憲章」已不足以因應全球化帶來的健康衝擊，因此提出「曼谷憲章」（Bangkok Chart），但觀察該憲章的內容，可發現偏重自由市場經濟論述。

回顧西方國家有關健康促進論述的發展，可發現健康促進的重點，從1970年代的個人生活形態，到1980年代之後的「民主充權」、「社會環境」、「環境生態」，轉變至21世紀以強調自由市場機制、支持私有化和勞動彈性化的「新自由主義」論述（Porter 2007）。

（三）職場健康促進運動

在此同時，歐美國家的產業結構也發生改變，製造業外移，而服務業比重逐漸增加，白領勞工所佔就業人口的比例也快速增加。由於藍領、白

領勞工之間的勞動型態有顯著差異，兩者罹患的職業傷病型態也有所不同，傳統職業安全健康架構下的照護策略，對白領勞工的健康預防效應不若藍領勞工。

以美國為例，由於醫療費用不斷上漲，大型企業員工因工傷病所衍生的企業醫療支出，成為越來越沈重的企業成本；相較於歐洲國家，美國缺乏普遍性的社會保險或公共醫療，且商業性的保險公司營利取向濃厚，在此脈絡下，美國的大型企業遂比其他西方國家或 WHO 更積極推動職場健康促進運動（Alexander 1988; Conrad 1988）。

美國大製藥廠 Johnson & Johnson 在 1979 年即開始推出 Live for Life 計畫，透過健康篩檢與生活型態改善等方案，並讓員工組成的小組，進行組織改造等健康促進介入活動。該公司在為期 5 年的介入後，發現介入組在「平均住院日」、「平均住院支出」等指標上，顯著優於對照組。之後，其他公司也提出類似的實證研究結果，指出職場健康促進計畫不僅能節省企業醫療開銷，也可提高員工的工作效率，為企業創造更大利潤（Bly et al. 1986）。

在上述的職場健康促進活動出現之前，事實上美國企業早就有「員工協助方案」（Employee Assistance Programs，EAPs）。EAPs 主要針對勞工酗酒問題而設計，因美國政府對職場酗酒問題的重視，提供不少補助，而受到企業主的支持。學者指出，美國不少掛名職場健康促進的計畫，其實是 EAPs；有不少職場健康促進計畫並不重視勞工充權，改而專注於個人健康行為的改善以及工作效率的提升（Chenoweth 2007）。只是不少 EAPs 的效益研究，因為方法學不嚴謹，而有科學證據薄弱的窘境（Arthur 2000）。概括來說，美式主流的職場健康促進是站在雇主立場，看重的是成本效益，而員工的身心健康乃是附帶的效益。

但相應於美國，歐陸工業先進國家較重視社會福利，自 1990 年代起，儘管缺乏企業管理階層的配合，幾個歐陸國家仍積極由工會系統發展出由下而上、主動參與的職場健康促進計畫，以因應傳統職業安全健康制度對

提升勞工健康的侷限性（Peltomäki et al. 2003）。

在新自由主義的衝擊下，WHO 在 1997 年提出「全球健康職場取徑」四原則——即健康促進、職業健康安全、人力資源管理以及永續發展。表面上似乎整合了健康促進與傳統職業安全衛生體系，但基於人力資源管理學派的健康促進，目標仍以提高生產力為主（Wilkinson 1998）；此類職場健康促進活動，不但鼓勵勞工要在工作時付出，還要提供額外的時間精力來改善職場狀況（Moody 1997）。面對就業市場的全球化，歐盟也只能在2005 年改版的「職場健康促進盧森堡宣言」中，呼籲「雇主應視員工為企業成功的必要因素，而非僅僅是成本因子」（European Union 2005）；在此同時，試圖整合傳統職業安全健康和職場健康促進的論述也在學界出現（Baker et al. 1996; Yassi 2005）。

西方國家的文獻指出，雖然都是以勞工為對象，但強調充權的「職場健康促進」展現出由內而外、由下而上的特質；而由勞、資、政三方角力而生的傳統職業安全健康制度，則傾向由外而內、由上而下的模式；兩者的發展時間、處理因子、資方負擔、取徑模式、角力關係和目標等，都有顯著不同（表 12-1）（Baker et al. 1996; Laverack 2004; Sorensen and Barbeau 2004; Yassi 2005）。

表 12-1　職場健康促進與傳統職業安全健康的比較

項　　目	職場健康促進	傳統職業安全健康
發展時間	1970 年代起	19 世紀起
對　　象	偏重白領員工	偏重藍領勞工
處理因子	健康政策、生活型態、支持環境、健康服務、社區參與	作業環境、醫療照護
資方投資	多以軟體成本提高生產效率	多以硬體成本降低職業傷災
取徑模式	強調員工參與和充權	著重法令制定和規範
計畫目標	促進員工的健康品質	降低員工職業傷病
特　　色	多為由下而上	多為由上而下

作者根據文獻回顧自行整理

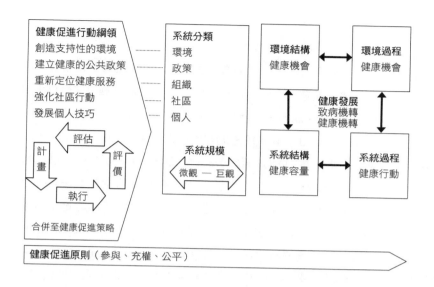

圖 12-1 強調參與、充權與公平的健康促進生態模式

（本圖翻譯自 Bauer et al. 2003）

（四）職場健康促進運動的多層次分析與介入

　　過去的職場健康促進所注重的疾病預防計畫，多半只根據流行病學資料來規劃，並未考量勞工真正的需求，同時也有方法學與效果評價上的缺失（Harden et al. 1999）。因此，當 1997 年 WHO 的雅加達健康職場聲明提出後，學術界也陸續發展出整合職場健康促進與職業安全健康的論述。其中，以具整合思維的「社會生態模式」（圖 12-1），較受歐美職場健康促進者所推崇（Bauer et al. 2003）。

　　所謂「社會生態模式」採「多層次觀點」，突破傳統只注重個人健康行動的作為，避免顧此失彼的單一面向實踐模式。本節就「政府決策」以及「企業和工會組織」這兩個層次來說明：

1. 政府決策

　　歐盟委員會要求會員國，除了鼓勵企業和工會推動職場健康促進，還要在政府規範的傳統職業安全健康監測指標之外，另增訂職場健康促進計畫的評價指標（Boedeker and Kreis 2003）。以北愛爾蘭為例，「公共衛生部」（Minister for Public Health）要求所屬的健康促進局和衛生安全局，必須針對職場健康制訂策略架構，同時修訂 1978 年的《勞動衛生安全法》（Health and Safety at Work Order）納入職場健康促進，符合歐盟對於職場健康促進的共識（Addley 1999）。又如澳大利亞政府藉由設置「職場健康促進國家指導委員會」（National Steering Committee on Health Promotion in the Workplace），整合不同層級政府單位的職掌與功能（Chu et al. 2000）。這些與政策決定有關的因素，不僅有助於職場健康促進在企業部門推展阻力的降低，也有助於社會大眾對職場健康促進的理解。

2. 企業與工會組織

　　由於人力資源管理論述和美式職場健康促進運動的發展，企業主對職場健康促進的態度已從憂心究竟要花多少錢，轉變為應該評選何種計畫才能增進勞工健康、減少企業的健康照護支出、提振員工生產力和為企業創造更大利潤（Alexander 1988; Hollander and Lengermann 1988）。但是，不同職掌的管理者仍可能在成本考量之外，受到個人態度與道德責任等因素，影響其執行職場健康促進計畫的意願（Downey and Sharp 2007）。因此，即便顧問公司推出更有成本效益的計畫，也可能因為不同層級主管的個人特質，而影響計畫的推動。

　　工會對職場健康促進的看法如果與雇主相左，也會降低雇主推動職場健康促進的成效。不論勞工或資方，都不容易單方面地推動健康促進計畫，甚至有些計畫還要因應員工屬性來設計。Sorensen 等人即發現，在美國 24

個工作場所進行的「WellWorks」計畫（Sorensen and Barbeau 2004），藍領與白領勞工就對職場健康促進的主題有不同偏好，藍領勞工重視作業環境毒物暴露狀況的改善，而白領勞工偏好飲食與體重控制等方案。

三、台灣的職場健康促進

（一）職場健康促進的發展

1987 年，「中華民國公共衛生學會」（今更名為台灣公共衛生學會）率先將「促進健康——實踐健康的生活」當作年會研討主題（李蘭 2001）。1989 年，行政院衛生署提出「健康是權利、保健是義務」的口號；隔年，健康促進相關計畫被納入行政院「建立台灣醫療網第二期計畫」；1993 年再以「國民保健計畫」之名獨立出來。

1991 年，勞委會與衛生署合辦三場「勞工健康促進推廣研習會」，為政府推動「職場健康促進」揭開序幕。不過，在 1990 年代時，國內健康促進計畫多半缺乏渥太華憲章所提的五大行動綱領，包括政府缺少政治意願、著重於規劃全民健保、相關計畫過度偏重個人責任（江東亮 1999）。以政府宣導的社區健康營造六大健康議題為例，承辦單位大多屬醫療機構，而執行策略也大多與醫療業務相關（黃松共、吳永鐘 2003）。由政府補助的職場健康活動，經常在政府補助資金結束後就告終了，很難看到勞工能自發地持續健康行為。

在健康促進被導入職場前，我國已先後在 1931 年實施《勞動（工廠）檢查法》、1974 年《勞工安全衛生法》、1984 年《勞基法》，以及在 2001 年頒布《職業災害勞工保護法》等法規，政府並規定企業公司應依其產業類別和規模僱請勞安人員、廠醫、廠護等執行職場安全健康工作。這些作為雖然與國外傳統職業安全衛生制度差異不大，可是，政府稽核前述作業的勞動檢查未受重視，且在人力編制有限的情況下，企業受檢率普遍偏低。

　　我國現行的勞工安全衛生法規中，「健康促進」一詞僅出現在《勞工健康保護規則》[5]。該規則只要求需設置醫療衛生單位的大型企業，需由醫護人員進行「勞工之健康教育、健康促進及衛生指導之策劃與實施」。與歐美國家相較，我國職場健康促進相關法令的位階明顯偏低。

　　近年來，台灣事業單位配合政府政策而推行「員工協助方案」（EAPs）。但回顧國內的 EAPs 經驗，仍是從企業營運角度出發，大多採心理諮商等方式，試圖透過員工心理輔導，或發展企業員工之間的社會支持網絡，以提高員工向心力與生產力（楊明磊 2003）。

（二）職場健康促進活動的類型

　　回顧國內的職場健康促進方案或活動，如果依推動單位來分，大抵可分成以下幾種類型：

1. 就特定議題或法規，由中央層級的機關推動：如國民健康局於 2003 年開始推動職場菸害防制工作，並自 2006 年起，成立北、中、南區職場健康促進暨菸害防制輔導中心。
2. 地方政府依其所需或配合中央所推動的計畫：如台北市政府衛生局的「五連環健康職場促進」，將職場健康促進規劃為五大執行方向，分別為「職場健康體能」、「職場菸害防制」、「職場心理健康」、「職場母乳哺育」與「職場健康飲食」；以及連續數年推動「健康職場自主認證」甄選活動（董貞吟等 2009）。
3. 產學合作（部分計畫有政府預算補助），針對特定產業、職場或生產線勞工所執行的計畫[6]：如查訪不同規模企業雇主與員工對職場健康促進的認知和期許（陳芬苓 2005），或改善電子產業女性作業員經痛問題的充權研究（張菊惠 2002）等計畫案。
4. 由事業單位勞安部門推動：事業單位在依法應執行的職安衛監測作業

（如員工例行健檢或勞工安全衛生教育時數），或在員工旅遊與其他活動，冠上職場健康促進字眼者（陳芬苓 2005）。

（三）推動職場健康促進的困境

整體來看，國內職場健康促進計畫多為政府主導、民間企業配合、勞工被動參與，呈現出由上而下的模式，且鮮少與傳統的職業安全健康整合。我們從多層次的視角檢視國內職場健康促進的推動經驗，發現有下述三個不同層次的困境必須克服：

1. 政策配套與整合的不足

首先，觀察已開發國家政府部門推動職場健康促進的經驗，不僅沒有輕忽既有勞安體系的運作，反而試圖整合勞安與衛生部門，以避免不同層級的政府組織發生各行其事、浪費資源的窘境（Addley 1999; Chu et al. 2000）。反觀台灣，由於缺乏法令統合，也未設置整合相關事務的專責單位，例如國民健康局委託的職場介入計畫，就曾在檳榔防制介入活動上遭遇各級政府不易整合的困境（莊弘毅 2008）。

其次，台灣產、官、學界在談職場健康促進成效時，經常忽略職業傷病補償制度的角色。以勞工力量不如歐洲的美國為例，美式職場健康促進計畫之所以能大張旗鼓地在國營和民營企業中推動，是因為雇主瞭解到此舉可為資方節省大筆的工傷補償與醫療保險費（Hollander and Lengermann 1988）。職場健康促進的成效，是否可成為調整職災保險費率的依據，是值得思索的政策方向。

政府若一直以道德勸說或經費補助作為誘因推動職場健康促進政策，必然難以達到持久的成效。反而流於消耗預算、浪費公帑、製造許多流於形式的成果報告。我們若想要推動更有效益的職場健康促進，首先應整合

修訂安衛法規，朝向跨部會合作，並妥善配置中央／地方權責；此外，應參照歐美經驗，強化職災補償體系的預防機制，促使企業願意自主地投資職場健康促進。

2. 計畫的介入與執行過程沒有充分考量勞雇關係

我國產、官、學界在依據政策訂定職場健康促進計畫時，經常認為只要在職業安全健康中融入健康促進觀念，即可「由預防導向轉為健康促進導向」（勞工安全衛生研究所 2005）。然而，當預防導向的職安衛體系覆蓋率及其運作仍有缺陷時，職場健康促進介入計畫就無法取代傳統職安衛。

以我國傳統職安衛體系為例，目前作為外控機制的安衛法規與稽核運作就存有諸多問題，例如檢查體系權責分散、人力不足、勞工參與機制不足等[7]。前述預防導向的職安衛體系的不足，容易讓職場健康促進介入計畫陷入事倍功半、熱鬧有餘、成效有限的窘境。

再者，從早期推動的職場體適能活動，到近年的菸害防制運動，我們經常見到管理階層由上而下地訂定活動方案，而員工難以參與決策或改變活動內容。例如，政府部門經常播放的健康操音樂，其成效為何？員工感受如何？決策者應該多作瞭解。產、官、學在制訂職場健康促進工作時，必須考慮勞工感受與職場中不對等的勞雇關係、場域內員工的勞動條件。

以加拿大為例，自 1990 年代開始，有幾個省份成立了由勞工管控的職業健康中心（occupational health centers）。探究其因，乃是由資方掌管的醫療服務（廠醫或廠護）無法滿足勞工需求，而促使工會組織結合立場相近的職安衛專業人士，建立了可提高勞工決策的機構（Yassi 1988）。

美式成本效益思維的職場健康促進模式逐漸滲入台灣，其執行過程大多傾向將員工的健康責任個人化、健康促進內容醫療化，甚至轉化成壓力管理，以遂行精實生產（lean production）、提升企業利潤。

　　從歷史的角度來看，傳統職安衛體系是在勞、資、政長期角力下，站在預防角度來保護勞動者健康的歷史產物。因此，當產、官、學在倡議職場健康促進，不管是從政策面或是執行面，無法不考量勞資關係。職場健康促進活動是否會引發不同程度碰撞？包括涉及勞資雙方利益的人力配置、勞動條件和薪資福利變動等議題，都是職場健康促進的推動者不能閃躲的問題。

3. 員工缺乏參與

　　學者指出，國內大型企業主支持職場健康促進計畫的原因包括：有益員工健康、提高生產 、提高士氣與精神和減少病假的損失等（陳芬苓2005）。不過，我們進一步檢視計畫內容，可發現許多職場健康促進的內容有不少是安衛法令規範的內容，即便有法令規範之外的活動，其推動方式大多也是「由上而下」或「偏向雇主觀點」的人力資源管理，而非「由下而上」或「顧及勞工觀點」的充權作為，並無法體現渥太華憲章倡議的充權精神。

　　官方出版的職場健康促進指導手冊也有類似觀點，例如，強調「職場健康促進計畫必須有高階長官支持，採用從上到下一條鞭的方式管理」（勞工安全衛生研究所 2005）。在台灣勞資角力場上總居於劣勢的勞工，若無資方支持，確實不易自主地推動職場健康計畫。

　　以過去國民健康局推動的職業健康整合服務計畫來看，大都偏重於傳統職業醫學專家診療、職業健康諮詢服務、建立網絡與服務品質提升工具研發等，其結果是捨棄了勞工在相關計畫中參與和充權的機會。儘管，仍有少數自詡強調勞工充權的政府或其委辦計畫，然所採取的模式仍多是由上而下的模式。

　　較例外的是，「採用充權觀點建構以減輕經痛為目標的互助團體」的介入研究；該研究關注電子工廠藍白領女工的職場經痛問題，研究者與身

處不同工序的作業員，以月經日記之類的意識覺醒設計，引導飽受經痛困擾的職場女工進行自我檢視和相互對話，同時與傳統職業安全健康領域中的廠護進行對話，最終將企業由上到下提供單套服務的模式，轉變為能覺察不同屬性員工間的異質性需求（張菊惠 2002）。

在台灣，鮮少聽到勞工團體或是參加介入計畫的勞工，主動地透過各種管道對產、官、學的職場健康促進方案提出批判。我們也很少看到學者專家主動結合勞工團體，試圖展現勞學同盟的政策影響力（Reich and Goldman 1984），更少見如 1980 年代加拿大勞工管理職業健康中心的經驗。

四、討論與建議

職場健康促進已是國際潮流；然而，基於國情、職場性質、企業規模以及產業發展脈絡的不同，各職場在促進員工健康方面的做法也有所差異（Conrad 1988; Harden et al. 1999; 李蘭 2001）。從歐美傳統職業安全健康體系，到美式企業利潤思維的職業健康促進的擴散，反映出新自由主義對職場健康促進影響的逐漸加深。我們不難看出國際職場健康促進論述的演變，不僅有其社會脈絡，也反映出勞、資、政在不同階段的消長。作為全球職場健康促進推動者的世界衛生組織，也是依國際政經角力的結果在訂定政策；台灣在面對各國經驗或 WHO 所倡議的國際衛生論述，不應不加思考地全盤移植接納。

儘管具有勞工充權意識的職場健康促進計畫不易推動，但歐美整合傳統職業衛生與職場健康促進的經驗顯示，藉由多層次社會生態取徑與鼓勵勞工／工會參與，並能與資方部分利益有所交集（至少不要全面衝突），仍舊證明充權式勞工的職場健康促進確實有實踐的價值（Baker et al. 1996; Bauer et al. 2003; Sorensen and Barbeau 2004）。歐美政府雖然不是主動地，至少仍被動地顧及工會力量，而提升職場健康促進的法令位階，並試圖改善組織與配套機制（Boedeker and Kreis 2003; European Union 2005）。對於

台灣推動職場健康促進的方向，筆者提出以下建議。

首先，作為職場健康促進主角的勞工大眾，應積極透過工會或勞工團體，主動關心職場健康議題，尤其應重視職場勞雇關係與社會致病原因，避免將健康問題視為個人問題。主動集結力量並與資方對話和折衝的過程，即是勞工充權的過程。唯有透過勞工集體力量，由下而上地推動職場健康促進，才有可能落實真正的職場健康促進活動。

其次，就政府角色而言，應考量勞資關係的不對等，修改相關勞動法規，使工作者能在職業安全健康議題與其他勞動權益問題上，能與資方積極對話。政府亦有必要強化跨院部會合作，訂定能結合職業安全健康既有機制的健康促進方案。另外，應避免一再推出針對個人行為、與雇主責任無關、且流於口號的活動，例如「全國職場要動動，健康減重逗陣來——全國企業減重 120 噸」等。當然更重要的是，政府是否只考慮大企業利益，是最關鍵的問題。

就事業單位而言，除了利用職場健康促進以提高生產力和強化企業形象，也應將員工視為企業發展的「成功要素」。勞資雙方若能對「職安衛體系」與「健康促進計畫」凝聚共識，不僅雇主可以遵守安衛法規，提供員工健康環境與健康照護，員工也能在計畫推動過程中，自覺健康的重要，並主動採取健康行動，降低資方的營運成本。

至於學界則可作為勞、資、政合作的潤滑劑，若能強化社會生態視角與員工參與，設計和評估具有充權勞工作法的計畫，必然有助於職業健康促進活動的正面發展。在勞工教育和社會參與部分，我們也建議在學生進入職場前，就應強化職業安全健康的概念。

我們期許國內各界在推動職場健康促進時，能建立更多對話平台，以建立共識，如此才能落實具有勞工充權觀念與作法的職場健康促進計畫，以提升工作者的身心健康。

註解

1. 本文改寫自：范國棟、李蘭 (2008) 職場健康促進 —— 國際與台灣經驗之比較。
    台灣公共衛生雜誌 27(4): 271-281。
2. 在此以化名隱去該都市真實名稱。
3. 組織工會或加入工會的「團結權」；與雇主交涉有關勞動條件，並訂立勞動
    協約的「協商權」；勞工以罷工、怠工、圍堵等各種團體行動，對資方施壓
    的「爭議權」。這三種權利即為勞動基本權。
4. 曾擔任全國礦業工會主席的羅本斯（英國工會運動者暨政治家），於 1970 至
    72 年參與英國政府的工作安全與衛生委員會，並提出「工作安全與衛生」報
    告 —— 即 Robens Report。該報告注意到英國職業傷病下降速度之所以緩慢，
    乃在於職安衛體系的運作缺乏政治意願，以及相關立法和政策的零亂鎖碎。
    該報告建議英國政府應以一個統合的框架，取代當時行政與立法部門的單項
    職安衛業務的思維／施為，而且這個統合的框架必須涵蓋所有行業和所有勞
    動者。
5. 該規則乃依《勞工安全衛生法》訂定，僅為行政命令之位階。
6. 在政府研究資料庫（GRB 智慧搜尋系統）中，以「健康促進」為查詢字串，
    發現 662 筆研究案；若以「職場健康」查詢，則有 58 筆委託計畫。在全國博
    碩士論文資訊網中，於摘要欄以「健康促進」查詢，則有 827 篇研究；若以
    「職場健康」查詢，則有 57 篇；改以「職場健康促進」查詢，尚有 33 篇。在
    CEPS 思博網暨 CETD 中文電子學位論文服務整合資料庫，以「職場健康」進
    行簡易查詢，則出現 84 篇論文（最後查詢時間：2012 年 8 月 20 日）。
7. 參見本書第 3 章、第 4 章與第 5 章的討論。

參考文獻

江東亮 (1999) 醫療保健政策：台灣經驗。台北：巨流。

李蘭 (2001) 從衛生教育到健康促進。台灣公共衛生雜誌 20(1): 1-4。

恩格斯（Friedrich Von Engels）(1956) 英國工人階級狀況。北京：人民出版社。

張菊惠 (2002) 充權導向之職場經痛行動研究。台北：國立台灣大學衛生政策與管
　　理研究所博士論文。

莊弘毅 (2008) 職場健康促進暨菸害防制輔導中心計畫——97 年度成果報告。台北：
　　行政院國民健康局。

陳芬苓 (2005) 企業規模與實施職場健康促進之調查研究。台灣管理學刊 5(1): 149-
　　168。

勞工安全衛生研究所 (2005) 職場健康促進計畫指引——營造健康工作環境。台北：
　　行政院勞工委員會勞工安全衛生研究所。

黃松共、吳永鐘 (2003) 台灣地區社區健康營造中心運作現況之初探——以兩梯次
　　159 家社區健康營造中心為例。醫務管理期刊 4: 13-38。

黃淑貞、徐美玲、洪文綺、盧俊吉、陳秋蓉、游力竹 (2009) 金融保險業主管與員
　　工健康行為之初探。勞工安全衛生研究季刊 17(3): 371-384。

楊明磊 (2003) 幫忙還是幫倒忙？——員工協助方案中諮商師的定位衝突與因應。輔導季刊 39: 62-68。

董貞吟、張家榕、陳美嬿、王雅玲 (2009) 臺北市不同規模職場健康促進執行成效評估。工業安全衛生 235: 19-34。

Addley, Ken (1999) Developing programmes to achieve a healthy society: creating healthy workplaces in Northern Ireland. *Occupational Medicine* 49: 325-330.

Alexander, Jacqui (1988) The ideological construction of risk: an analysis of corporate health promotion programs in the 1980s. *Social Science and Medicine* 26(5): 559-567.

Arthur, Andrew R. (2000) Employee assistance programmes: the emperor's new clothes of stress management? *British Journal of Guidance & Counselling* 28(4): 549-559.

Baker, Elizabeth, Barbara A. Israel and Susan Schurman (1996) The integrated model: implications for worksite health promotion and occupational health and safety practice. *Health Education & Behavior* 23(2): 175-190.

Bauer, Georg, John Kenneth Davies, Jurgen Pelikan, Horst Noack, Ursel Broesskamp, Chloe Hill and EUHPID Consortium (2003) Advancing a theoretical model for public health and health promotion indicator development: proposal from the EUHPID consortium. *European Journal of Public Health* 13(3): 107-113.

Bly, Janet L., Robert C. Jones and Jean E. Richardson (1986) Impact of worksite health promotion on health care costs and utilization. Evaluation of Johnson & Johnson's Live for Life program. *The Journal of American Medical association* 256(23): 3235-3240.

Boedeker, Wolfgang and Julia Kreis (2003) Work-related health monitoring in Europe from a public health perspective. *European Journal of Public Health* 13(3): 91-94.

Chenoweth, David H. (2007) *Worksite health promotion*. Champaign, IL: Human Kinetics.

Chu, Cordia, Gregor Breucker, Neil Harris, Andrea Stitzel, Xingfa Gan, Xueqi Gu and Sophie Dwyer (2000) *Health-promoting workplaces-international settings development. Health Promotion International* 15(2): 155-167.

Conrad, Peter (1988) Worksite health promotion: the social context. *Social Science and Medicine* 26(5): 485-489.

Downey, Angela M. and David J. Sharp (2007) Why do managers allocate resources to workplace health promotion programmes in countries with national health coverage? *Health Promotion International* 22(2): 102-111.

European Union, (E.U.) (2005) The Luxembourg Declaration on Workplace Health Promotion in the European Union. 網 址：http://www.enwhp.org/fileadmin/downloads/Luxembourg_Declaration_June2005_final.pdf。取用日期：2007 年 6 月 28 日。

Great Britain. Committee on Safety and Health at Work, Alfred Robens (Baron Robens) (1972) *Safety and Health at Work. Report of the Committee 1970-72.* London: H.M. Stationery Off.

Harden, Angela, Greet Peersman, Sandy Oliver, Melanie Mauthner and Ann Oakley (1999) A systematic review of the effectiveness of health promotion interventions in the workplace. *Occupational Medicine* 49(8): 540-548.

Hollander, Roberta B. and Joseph J. Lengermann (1988) Corporate characteristics and worksite health promotion programs: survey findings from Fortune 500 companies. *Social Science and Medicine* 26(5): 491-501.

Irvine, Linda, Lawrie Elliott, Hilary Wallace and Iain K Crombie (2006) A review of major influences on current public health policy in developed countries in the second half of the 20th century. *The Journal of the Royal Society for the Promotion of Health* 126(2): 73-78.

Laverack, Glenn (2004) *Health Promotion Practice-Power & Empowerment*. London: SAGE.

Litsios, Socrates (2002) The long and difficult road to Alma-Ata: a personal reflection. *International Journal of Health Services* 32(4): 709-732.

McKeown, Thomas (1971) A Historical Appraisal of the Medical Task. Pp. 29-55 in *Medical History and Medical Care: A Symposium of Perspectives*, edited by Gordon McLachlan and Thomas McKeown. New York: Oxford University Press.

Moody, Kim (1997) *Workers in a Lean World: Unions in the International Economy*. New York: Verso.

Peltomäki, Päivi, Mauri Johansson, Wolfgang Ahrens, Maria Sala, Catharina Wesseling, Freddy Brenes, Carme Font, Kaj Husman, Gemma Janer, Tarja Kallas-Tarpila, Manolis Kogevinas, Minna Loponen, Maria Dolors Solé, Jürgen Tempel, Kaisa Vasama-Neuvonen and Timo Partanen (2003) Social context for workplace health promotion: feasibility considerations in Costa Rica, Finland, Germany, Spain and Sweden. *Health Promotion International* 18(2): 115-126.

Porter, Christine (2007) Ottawa to Bangkok: changing health promotion discourse. *Health Promotion International* 22(1): 72-79.

Reich, Michael R. and Rose H. Goldman (1984) Italian occupational health: concepts, conflicts, implications. *American Journal of Public Health* 74(9): 1031-1041.

Rosner, David and Gerald Markowitz (2003) The struggle over employee benefits: the role of labor in influencing modern health policy. *The Milbank Quarterly* 81(1): 45-73.

Sorensen, Glorian and Elizabeth Barbeau (2004) Steps to a Healthier US Workforce: Integrating Occupational Health and Safety and Worksite Health Promotion: State of the Science. Commissioned paper for The National Institute of Occupational Safety and Health: Steps to a Healthier US Workforce Symposium. 網址：http:// www.cdc.gov/niosh/worklife/steps/pdfs/NIOSH%20integration%20ms_post-symp%20revision_trckd%20done.pdf。取用日期：2008 年 6 月 28 日。

WHO, (World Health Organization) (1986) *Ottawa Charter for Health Promotion*. Geneva: World Health Organization.

Wilkinson, Adrian (1998) Empowerment: theory and practice. *Personnel Review* 27(1): 40-56.

Yassi, Annalee (1988) The development of worker-controlled occupational health centers in Canada. *American Journal of Public Health* 78(6): 689-693.

——(2005) Health promotion in the workplace - the merging of the paradigms. *Methods of Information in Medicine* 44(2): 278-284.

第五篇

工作壓力與職場過勞問題

第十三章
日本過勞職災的認定爭議與政策因應 [1]

鄭雅文、吳宣蓓、翁裕峰

　　「過勞死」一詞源自日本。早在 1970 年代,日本過勞職災爭議即已層出不窮,日本政府針對職場過勞問題,陸續頒布許多法令政策。在台灣,晚近過勞猝死的案例也不時出現,勞委會在社會壓力之下,多次修訂過勞職災認定指引。近年來勞委會推動《勞工安全衛生法》的修法,也擬參考日本以及其他國家的經驗,新增有關輪班、夜班、長時間工作等工作過度負荷的預防條款。由於台灣對於過勞問題的政策因應,參考日本經驗處頗多,因此我們有必要深入瞭解日本過勞政策的發展歷程與內容。本章首先回顧日本過勞職災認定爭議的演變歷程,接著描述日本歷年來過勞職災的認定狀況以及預防政策,最後,我們比較國際經驗,討論日本過勞政策的特色與限制。

　　新一畢業於日本頗具聲望的大學，畢業後即進入豐田集團擔任研發部工程師。某日下午，三十多歲的新一突然在公司昏倒，送醫急救診斷為腦出血，一週後不治死亡。新一在發病之前除了疲累之外，身體並沒什麼異狀，定期的員工健康檢查報告也一切正常，沒有心腦血管病史。但他的妻子廣美說，新一經常在早上七點之前就出門，半夜才回家，發病前一個月中，新一有三分之二以上的工作天超時工作，平均每天工作 12 小時；工作步調緊湊，時常為了準備會議資料而心力交瘁……。[2]

一、前言

　　西方國家早在 1960 年代即有研究指出，工時過長、工作負荷過大，會增加急性心肌梗塞的罹病風險。許多流行病學研究也發現，長期工作壓力大的人易罹患高血壓、心血管疾病、肩頸背部肌肉酸痛、免疫機能下降、呼吸道疾病、胃腸潰瘍、不孕症等身體症狀，也較有憂鬱、睡眠品質低落、長期的疲勞等身心症狀（Theorell 2000）。美國職業安全衛生署曾推估，在所有職業災害中，有高達 60-80% 的案例與工作者過度疲累有關（Hurrell and Murphy 1996; U.S. NIOSH 1999）。

　　然而，工作過度而導致猝死的極端案例，乃是出現在 1970 年代經濟發展陷入停滯的日本（Nishiyama and Johnson 1997）。自 1970 年代以來，日本過勞職災爭議即已層出不窮，日本政府針對職場過勞問題，陸續頒布許多法令政策。之後，「過勞死」現象也蔓延至韓國、台灣與香港等地。

　　在台灣，由於過勞猝死案例不時出現，勞委會在社會壓力之下，多次修訂過勞職災認定指引（參見本書第 14 章）。台灣對於過勞問題的政策因應，大多參考日本經驗；本章首先回顧日本過勞職災認定爭議的發展歷程，接著描述日本歷年來過勞職災的認定狀況，以及日本政府對過勞問題採取的預防策略；最後我們比較國際經驗，討論日本過勞政策的特色與限制。

二、日本就業狀況的變化

　　日本在戰後經濟高速發展時期，勞動市場為充分就業狀態，企業聘僱員工大多採終身聘僱制，強調為組織犧牲奉獻的團隊合作精神。致力於精簡人力物力、以最小經營成本達到最高工作效率的管理模式，亦為日本企業特色。但日本在 1970 年代中期經歷能源危機，經濟發展速度趨緩，結束戰後以來的高經濟成長；1990 年代以後，面對日元升值與泡沫經濟崩潰，更出現長期性的經濟蕭條，終身聘僱制快速瓦解，不安定就業模式也日益盛行。

　　根據厚生勞動省的統計，日本自 1976 年以後失業率開始攀升，於1990 年前後短暫下降後，再度呈明顯上升趨勢；近年來男女性失業率約為5% 左右（MoHLW 2010a）。若對照日本、韓國與台灣的失業率變化趨勢，可發現此三地的失業率變化趨勢十分雷同，皆在 1995 年之後大幅攀升（圖13-1）。

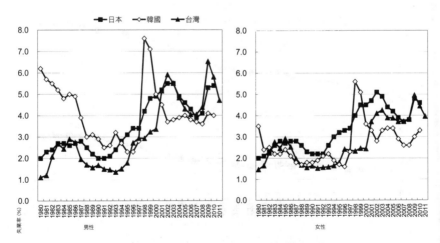

圖 13-1　日本、韓國與台灣的男女性失業率之趨勢變化（1980-2011 年）

資料來源：日本國厚生勞動省；台灣勞委會；韓國 Korea Statistical Information Service。本圖由作者繪製

在工時方面，日本受僱者每週工時 60 小時或以上的比率，近年來雖然已顯著下降，但在 2010 年仍有 14.6% 左右的男性受僱者與 3.8% 的女性受僱者每週工時在 60 小時或以上（MoHLW 2010a）；日本長工時工作者的比率仍遠高於歐美工業先進國家（Iwasaki et al. 2006; Ogura 2009）。

日本勞動統計將受僱者區分為「企業主管級受僱者」、「正式僱用者」與「非正式僱用者」等三大類。所謂的「非正式僱用者」（非正規の職員、從業員；non-regular staff）包括：「部分時間工作者」（part-time workers）、「派遣工作者」（dispatched workers from temporary labour agency）以及「契約、承攬或其他」（contract, entrusted employees or other）等類型。由圖 13-2 的資料可發現，1980 年代以來，日本「非正式僱用者」的比例逐年攀升，尤其在女性受僱者中，「非正式僱用者」所佔比率已超過正式僱用者；而根據日本政府 2004 年發布的統計資料，「非正式僱用者」薪資平均僅有正式僱用者薪資的 50.4%（Kanai 2008; Kondo and Oh 2010）。

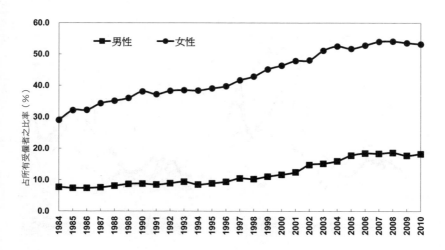

圖 13-2　日本受僱者中「非正式僱用」所佔比率之變化趨勢：依性別區分

註：「非正式僱用者」包括：部分時間工作者、臨時工作者、派遣工作者、契約、承攬或其他類型工作者
資料來源：日本國總務省統計局政策統括官統計研修所 http://www.stat.go.jp/data/roudou/longtime/03roudou. htm；本圖由作者繪製

在「非正式僱用者」族群中，包含近來備受爭議的「派遣工作者」。此族群在 1986 年《勞動派遣法》正式實施之後快速增加，至 2008 年達最高峰時，全日本總共有 140 萬名派遣員工（MoHLW 2010a）。低薪、低工作前景且勞動條件低落的「勤勞貧困層」（working poor）日益增加，甚至淪為居無定所的遊民與「網咖難民」，處於貧窮與飢餓狀態的處境，引起社會高度關注（湯淺誠 2010）。

整體而言，日本在近二十年來失業率攀升、不穩定就業模式增加、貧富差距持續惡化，自殺死亡率也大幅上升。尤其在 1997 至 1998 年間經歷金融風暴後，自殺死亡率更大幅提高。特別是 45 至 64 歲的壯年男性為自殺死亡率最高的族群[3]（每十萬人口 50 人）（MoIAC 2011），與台灣及其他國家自殺死亡率以老年族群最高的情況，有顯著的不同（Kaga et al. 2009; Kondo and Oh 2010）。相關研究也指出，日本失業率的變動幾乎與男性自殺死亡率的變化趨勢幾近一致（Inoue et al. 2007; Chang et al. 2009）。

三、日本過勞職災認定爭議的發展

（一）職業引起的心腦血管疾病

日本在 1950 年代，就已出現促發心腦血管疾病或猝死的個案家屬尋求職災補償的認定爭議，政府為了處理此類職災補償請求，於 1961 年頒布《中樞神經及循環系統疾病之業務上外認定基準》。該基準採「災害主義」法理；也就是說，限定個案在發病之前必須能證明曾經發生強度夠強、與業務相關，且能證明異於平常業務的突發性災害事件（楊雅萍 2007）。有關日本過勞職災相關事件與政策的歷史發展，可參見表 13-1。

表 13-1　日本過勞職災相關事件與政策的歷史發展

年份	事件與政策因應
1947	制定頒布《勞動基準法》、《勞動者災害補償保險法》、《失業保險法》。
1959	制定頒布《最低薪資法》。
1961	勞動省頒布《中樞神經及循環系統疾病之業務上・外認定基準》，採「災害主義」。
1972	制定頒布《勞動安全衛生法》。
1973	頒布《公害健康被害補償法》；指定污染地區的居民且罹患指定疾病者，不問個別因果關係，一律認定為公害病患，給予補償。 國際間爆發第一次能源危機。
1978	上畑鉄之丞（Uehata Tetsunojo）教授發表「過勞死」案例報告。
1981	法界、醫界與受災者家屬團體成立「大阪急性死等勞災認定連絡會」。
1982	上畑教授等人出版《過勞死》一書。
1985	國會通過《勞動派遣法》，1986 年施行。
1987	勞動省頒布《腦血管疾病與虛血性心疾病等之認定基準》，採「過重負荷主義」，發病前一週內的「過重負荷」引發疾病，可被認定為職災。 修訂《勞動基準法》，法定工時由每週 48 小時下修為每週 40 小時。
1988/6	民間人士成立「過勞死辯護團全國聯絡會議」，設「過勞死 110」電話諮詢專線。
1995/2	勞動省修訂《腦血管疾病與虛血性心疾病等（除起因於負傷者外）之認定基準》，承認「長期疲勞蓄積」（發病前一週之前的業務負荷）為「過重負荷」。
1996/1	認定基準追加「因心律不整而導致的猝死」為對象疾病。
1996	修訂《勞動安全衛生法》，規定雇主應定期為勞工實施健康檢查，並進行健康管理，以降低腦心臟疾病風險。
1997/10	「過勞死辯護團全國聯絡會議」要求政府訂定精神疾病職災補償認定標準。
1998	修訂《勞動基準法》第 36 條（36 協定），雇主與勞工代表協定後，可令勞工從事加班或假日工作，但勞動省對超時工作訂有上限及加班費規定。
1999/9	勞動省頒布《關於因心理負荷的精神障礙的業務上・外之判斷指針》，確認「對象疾病」為 ICD-10 F0-F4 之精神疾病；必須在發病前六個月間有業務相關的強烈心理負荷，並能排除業務以外的心理負荷與個人因素。另頒布「自殺職災」之判斷原則。

表 13-1　日本過勞職災相關事件與政策的歷史發展（續）

年份	事件與政策因應
2000	勞動省頒布《職場心理健康促進指針》。
2001/9	「過勞死辯護團全國聯絡會議」要求政府修訂心腦疾病（過勞死）認定標準。
2001/12	厚生勞動省（2001 年厚生省與勞動省合併）修訂《腦血管疾病與虛血性心疾病等（除起因於負傷者外）之認定基準》；將「過重負荷」分為三類，包括：（1）發病前一天內的「異常事件」；（2）發病前一週內的「短期間過重負荷」；（3）「長時間過重負荷」，以發病前六個月業務負荷作為考量。
2002/2	厚生勞動省頒布《防止因過重勞動導致健康障害之綜合對策》，勸導雇主減少時間外勞動、提供特別休假、落實健康管理。
2003/5	厚生勞動省頒布《減少不支薪加班之宣導措施指針》，勸導雇主減少不支薪加班。
2005	厚生勞動省修訂《勞動安全衛生法》，規定雇主必須安排醫師對每月超時工作超過 100 小時的員工作健康管理；2006 年施行。
2006/10	頒布施行《自殺對策基本法》。
2007	頒布《自殺綜合對策大綱》。
2007/12	訂定《工作生活平衡憲章》。
2009/4	厚生勞動省修訂《關於因心理負荷的精神障害的業務上・外之判斷指針》。
2009/9	眾議院選舉，長期執政的自民黨敗選；民主黨政府宣布將修補社會安全機制、限制不安定雇用、改善貧富差距問題。
2010	在「職業病種類表」增列「腦、心臟疾病」、「精神障害疾病」；在此之前為「其他明顯為業務起因的疾病」。
2011/12	修訂《關於因心理負荷的精神障害的業務上・外之判斷指針》。

本表由作者自行整理

至 1970 年代，工作者因工作勞累而發生猝死的案例層出不窮，其中不乏正值青壯年的企業高階主管，在沒有任何疾病徵兆之下猝死，「災害主義」法理逐漸受到質疑。1978 年，上畑鉄之丞（Uehata Tetsunojo）教授於日本工業衛生學會年會報告 17 例「過勞死」醫學報告，引起社會關注（Nishiyama and Johnson 1997）。

1981 年，法界、醫界人士以及受災勞工家屬聯合組成了「大阪急性死等勞災認定連絡會」；1982 年，上畑教授與該組織其他兩位醫師共同出版了《過勞死》一書，自此「過勞死」一詞成為家喻戶曉的名詞。1988 年，由律師組成的民間組織「過勞死辯護團全國連絡會議」（The National Defense Counsel for Victims of Karoshi）成立，該組織並設置「過勞死 110 番」專線，提供受災者家屬法律諮詢服務（Nishiyama and Johnson 1997）[4]。

在此時期，法院也作出多起判定勞動省敗訴的判決（「國側敗訴」），否定了勞動省於 1961 年頒布的認定基準，認為過勞職災的認定不應限於災害事故，而且不應過度強調醫學上的因果關係證明（楊雅萍 2007）。在 1987 年之前，勞動省的職災統計並未區分此類職災，但學者推估，在 1970 年代即有約 100 件的過勞死個案通過認定而獲職災補償（Nishiyama and Johnson 1997）。

在民意壓力下，日本勞動省於 1987 年重新訂定《職業引起的心腦血管疾病認定指引》。此次修訂的主要突破是，承認發病前一週內發生的「過重負荷」可被視為是致病成因，而非僅限於突發性事故災害；勞動省並明確定義心腦疾病的類型，且將之從職災補償統計中獨立出來。同年，日本政府亦修訂《勞基法》，將法定工時由每週 48 小時下修為 40 小時。

上述認定指引在 1995、1996 及 2001 年陸續修訂，逐步放寬有關「過重負荷」的定義；推動力量主要來自受災者家屬、辯護律師以及勞工權益倡議團體，法院判決則扮演關鍵角色。

以沿用至今的 2001 年認定基準為例，其修訂主要源自於兩件於 2000 年 7 月由法院宣判的「國側敗訴」案例。該兩例皆為職業駕駛腦出血死亡

事件，當時的認定標準只著眼於一週內的「過重負荷」，勞動監督署依據該指引判定為一般事故（非職災），但家屬不服而提出行政訴訟。主要的爭議諸如：「過重負荷」如何判斷？司機待命時間是否納入「過重負荷」考量？個案已有的心腦血管危險因子如何考量？等等。法院認為，職業駕駛長期處於精神緊張狀況、勤務不規則、待命時間長且暴露於寒冷天氣，雖屬日常業務常態，但疾病的發生確與長期工作負荷有關，因此認定為職災（MoHLW 2001；楊雅萍 2007；松丸正 2010）。

　　「過勞死辯護團全國連絡會議」在綜合多起法院判決後，於 2001 年 9 月提出意見書，要求政府修訂心腦血管疾病認定指引。厚生勞動省（2001 年厚生省與勞動省合併）隨即成立專家委員會，針對工時與其他工作負荷造成的身心危害進行系統性的文獻分析，並於同年 12 月頒布修訂指引（MoHLW 2001; 楊雅萍 2007; Weathers 2009）。

　　2001 年認定指引的主要突破在於承認「長期過重負荷」亦可能是導致心腦血管疾病的因素。根據此指引，「過重負荷」區分為三類，包括：（1）發病前一天內的「異常突發事件」；（2）發病前一週內的「短期間過重負荷」；（3）發病前「長時間過重負荷」。所謂「過重負荷」的定義包括：發病前 1 個月內加班時數超過 100 小時、發病之前 2-6 個月內每月平均加班時數超過 80 小時，以及發病之前 1-6 個月每月平均加班時數超過 45 小時。此外，工時之外的其他工作負荷，如出差頻繁、不規則工作時段、夜間工作、輪班工作、溫度環境不當、噪音、時差，以及造成精神緊張的日常工作業務，也被納入考量範圍。

（二）職業引起的精神疾病

　　有關職業引起的精神疾病（精神障害），東京地方法院在 1996 年作出日本第一例肯定過勞自殺的判決（東京電通事件）。該案例為一名廣播公司男性員工，在 1991 年於自宅自殺身亡；東京地方法院於 1996 年判定，

該工作者工時過長且業務繁重，罹患憂鬱症而自殺屬職災。該判例與之後陸續多起法院判例，衝擊勞動省原本持保守態度的職災認定政策。

「過勞死辯護團全國連絡會議」在 1997 年提出意見書，要求政府訂定精神疾病的職災認定指引；勞動省因而在 1999 年頒布《關於因心理負荷的精神障害的業務上外判斷指針》。勞動省同時亦頒布《由精神障害導致自殺認定基準》，明訂當事人若因憂鬱症狀而導致心神喪失，其自殺行為不應以工作者「故意」為由，而不予認定（MoHLW 2011）。厚生勞動省另於 2005 年頒布《性騷擾而導致的精神障害認定基準》；2008 年頒布《因上司嘲弄而導致的精神障害認定基準》。《關於因心理負荷的精神障害的業務上外判斷指針》中有關職場心理負荷的來源與強度，則在 2008 年 8 月、2009 年 4 月以及 2011 年 12 月數度修訂，對於工作負荷的認定方式越來越繁複，也越來越依賴工時等量化指標。

（三）司法訴訟對職災認定的影響

根據勞動省過去公布的資料，在 1989 至 2000 年間總共有 192 件有關心腦血管疾病職災認定的行政訴訟判決（平均每年 16 例），其中勞動省勝訴者有 147 例，佔 77% 左右。在 2000 年之後，日本政府不再公布上述統計資料，但根據「過勞死辯護團全國連絡會議」的統計，近年來政府勝訴比率已降至 30 至 40% 左右（松丸正 2010）。

近年兩起法院判決，更對日本社會輿論造成重大影響。其一為 2007 年 11 月名古屋地方法院的判決，法院認定豐田汽車公司的 30 歲員工內野健一（Uchino Kenichi）於 2002 年猝死屬過勞職災。此案例的主要爭議在於如何界定「超時工作」？若員工必須在下班後參與品管圈活動、員工訓練、撰寫報告等活動，是否納入工時計算？此訴訟過程中，也發生政府勞動檢查員不當接受豐田公司款待的爭議（Jobin 2009; Weathers 2009）。其二為 2008 年 1 月東京地方法院的判決，法院認定麥當勞速食連鎖店的 47 歲店

長高野廣志（Takano Hiroshi）於 2005 年發生中風屬於職災，且公司未支付各分店經理加班費，屬違法行為。此案例的主要爭議在於，麥當勞分店的「店長」是否屬管理職而不能依《勞基法》請領加班費（Weathers 2009; Weathers 2010）。

上述兩個判決，一為日本重要的汽車公司，一為資本雄厚的跨國企業。除了企業被迫付出高額的賠償金之外，政府勞動檢查部門的作為，也受到社會輿論的批評。

四、日本過勞職災認定個案的統計狀況

「職災」包含「職業災害事故」與「職業病」。西方先進國家在 19 世紀後期建立職災補償制度，為最早出現的社會安全制度。世界大多數國家採社會保險，職災保險的保費由雇主全額負擔，並視為是雇主社會責任的履行（王嘉琪等 2009；林依瑩等 2009）。

在日本，由勞雇雙方分攤保費的職災保險建立於 1922 年。戰後於 1948 年重新制定頒布的《勞動者災害補償保險法》（Workers' Compensation Insurance Act），改由雇主全額負擔保費；除了農林漁牧單位受僱人數少於 5 人的單位之外，民間部門的所有受僱者均強制納保（林依瑩等 2009）。

日本職災保險給付資料，包括歷年申請件數、認定件數、申請者與通過認定者人口學特質、工作狀況等詳細資訊，均定期公布在厚生勞動省勞動基準局的網頁[5]。在「職業病」方面，日本在 1970 年代每年皆有 2-3 萬例職業病，1980 年後補償件數逐年下降，至 2009 年有 7,471 件職業病獲認定。

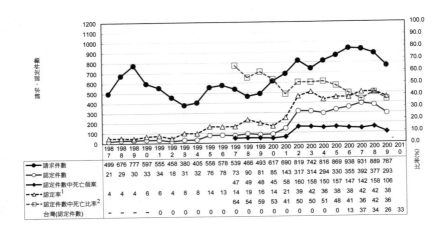

	1987	1988	1989	1990	1991	1992	1993	1994	1995	1996	1997	1998	1999	2000	2001	2002	2003	2004	2005	2006	2007	2008	2009	2010
請求件數	499	676	777	597	555	458	380	405	558	578	539	466	493	617	690	819	742	816	869	938	992	889	767	
認定件數	21	29	30	33	34	18	31	32	76	78	90	81	85	143	317	314	294	330	355	392	377	293		
認定件數中死亡個案										47	49	48	45	58	160	158	150	157	147	142	158	106		
認定率[1]	4	4	4	6	6	4	8	8	14	13	14	19	16	14	21	39	42	36	38	38	42	42	38	
認定件數中死亡比率[2]										64	54	59	53	41	50	50	51	48	41	36	42	36		
台灣(認定件數)	-	-	0	0	0	0	0	0	0	0	0	0	0	0	0	0	0	0	13	37	34	26	33	

圖 13-3　日本「腦、心臟疾患」（過勞死）之職災補償狀況

1：認定率＝（認定件數 / 請求件數）x100%

2：認定件數中死亡比率＝（認定件數中死亡個案 / 認定件數）x100%

註：1997 年以前之請求件數包含外因引起的心腦血管疾病；認定件數均為排除外因的心腦血管疾病；1997
　　年以前無死亡個案數之資料。

資料來源：日本國厚生勞動省勞動基準局勞災補償部、行政院勞工委員會；作者繪製

在「職業心腦血管疾病」方面，日本在 1987 年之後開始統計。圖
13-3 顯示，通過認定的件數逐年上升，尤其在 1995 年認定指引修訂之後，
認定率從 10% 以下提昇至 13-19%。2001 年 12 月厚生勞動省放寬「過重
負荷」定義後，認定率更大幅提昇。近幾年每年通過認定的件數大約 300-
400 件，認定率約 36-42%。認定通過案例中屬死亡個案的比例，也從 1997
年的 64% 下降至 2009 年的 36%；換言之，非致死性案例所佔比例有上升
趨勢。

另一方面，職業精神疾病的申請件數在 1998 年之後上升速度也十分
快速，至 2009 年已有超過 1,000 件的申請案例（見圖 13-4）。在 2007 至
2009 年間，通過認定的案例每年平均有 257 件（通過率 20-30％），其中
包括每年約 70 件的自殺死亡案例，佔所有職業精神疾病認定個案的 27%
（MoHLW 2010b）。

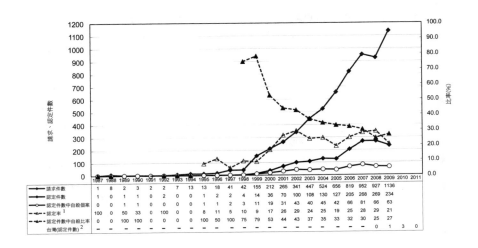

圖13-4　日本「精神障害」之職災補償狀況

1. 認定率 =（認定件數／請求件數）×100%
2. 認定件數中自殺比率 =（認定件數中自殺個案／認定件數）×100%
資料來源：日本國厚生勞動省勞動基準局勞災補償部、行政院勞工委員會；作者繪製

　　我們進一步分析這些通過職災認定的個案之性別、年齡、產業類別、職業類別，以及發病前一個月加班時間的分布狀況。如表13-2所示，「非外因引起職業心腦血管疾病」的通過認定案例以男性居多（95%），並以50-59歲中高齡年齡層案例最多（40%）。若以產業類別區分，以運輸業案例最多（26%）；以職業類別區分，則以運輸與通信工作者所佔比率最高（25%）。在加班時數方面，發病前一個月加班時數在100小時以上的比率佔52%，加班時數在80-99小時的案例有37%。

表 13-2　日本「非外因引起職業心腦血管疾病」與職業「精神障害」認定案例統計

		職業心腦血管疾病		職業精神障害	
		人數	(%)	人數	(%)
性別	總計（2002 年）	317	(100.0)	100	(100.0)
	男	301	(95.0)	76	(76.0)
	女	16	(5.0)	24	(24.0)
年齡分布	總計（2002-2009 年）[1]	2,672	(100.0)	1,547	(100.0)
	＜ 30	109	(4.1)	377	(24.4)
	30 ~ ＜ 39	433	(16.2)	517	(33.4)
	40 ~ ＜ 49	771	(28.9)	345	(22.3)
	50 ~ ＜ 59	1,057	(39.6)	237	(15.3)
	≥ 60	300	(11.2)	71	(4.6)
產業類別	總計（2003~2009 年）	2,365	(100.0)	1,341	(100.0)
	製造業	367	(15.6)	276	(20.6)
	營造業	255	(10.8)	142	(10.6)
	運輸業	620	(26.3)	125	(9.3)
	批發及零售業	414	(17.6)	192	(14.3)
	金融保險、教育研究業	60	(2.6)	92	(6.9)
	保健衛生業	63	(2.7)	144	(10.7)
	資訊通信業	67	(2.8)	73	(5.4)
	飲食宿泊業	146	(6.2)	64	(4.8)
	農林漁礦業	18	(0.8)	8	(0.6)
	其他	355	(15.1)	225	(16.8)
職業類別	總計（2002-2009 年）[1]	2,672	(100.0)	1,547	(100.0)
	專門技術職	388	(14.5)	429	(27.7)
	管理職	433	(16.2)	167	(10.8)
	事務職	303	(11.3)	244	(15.8)
	販賣職	271	(10.1)	160	(10.3)
	服務	206	(7.7)	122	(7.9)
	運輸、通信從事	663	(24.8)	120	(7.8)
	技能職	319	(11.9)	278	(18.0)
	其他	87	(3.3)	27	(1.7)

表 13-2　日本「非外因引起職業心腦血管疾病」與職業「精神障害」認定案例統計（續）

		職業心腦血管疾病		職業精神障害	
		人數	(%)	人數	(%)
	總計（2008~2009 年）	670	(100.0)	503	(100.0)
	<60	3	(0.4)	115	(22.9)
	60~79	38	(5.7)	23	(4.6)
發病前一個 月加班時間 （小時）[2]	80~99	250	(37.3)	34	(6.8)
	100~119	179	(26.7)	55	(10.9)
	120~139	79	(11.8)	44	(8.7)
	140~159	50	(7.5)	21	(4.2)
	≧ 160	42	(6.3)	29	(5.8)
	其他[3]	29	(4.3)	182	(36.2)

1：2004 年統計資料少 2 人，因此加總人數為 2670 人。
2：日本法定正常工時為每週 40 小時；台灣法定正常工時為兩週 84 小時。
3：以工時之外的工作因素作為「過重負荷」之認定依據，包括異常事件、其他業務因素等。
本表由作者整理

　　在職業精神疾病方面，仍以男性居多（76%），但以 30-39 歲年輕族群所佔比率最高（33%）；在產業與職業類型方面，以製造業（21%）及專門技術職工作者（28%）所佔比率較高。在工時分布方面，發病前一個月加班時數在 100 小時以上所佔比率為 30%；以工時之外因素作為「過重負荷」認定依據的案例，則有 36%。

　　職業傷病低估的問題世界各國皆然；相較於西方先進國家（如丹麥：98/10 萬保險人口，2005）與韓國（54.95/10 萬保險人口，2010），日本的職業病補償率並不高（14.19/10 萬保險人口，2009），但仍比台灣的職業病補償率高出甚多（5.88/10 萬保險人口，2010）。日本學者指出，申請職業病認定的過程繁複，申請者必須備妥工時、業務內容等紀錄，認定過程往往曠日廢時（Kondo and Oh 2010）；但實際的低估程度，以及哪些族群被低估，尚無正式文獻資料。

五、日本政府針對職場過勞問題的預防策略

除了逐步放寬過勞職災的認定標準，日本政府也提出職場過勞預防策略。例如，勞動省在 1995 年修訂心腦血管疾病認定基準之後，隨即於 1996 年修訂《勞動安全衛生法》，規定雇主應落實健康檢查與健康管理，以降低心腦血管疾病的罹病風險；1999 年頒布精神疾病認定基準之後，2000 年隨即頒布《職場心理健康促進指針》（參見表 13-1）。

2000 年之後，日本的總體經濟指標雖然逐漸復甦，但自殺、過勞、貧窮問題仍不斷浮現，受到社會強烈關注。2002 年 2 月厚生勞動省頒布《防止因過重勞動導致健康障害之綜合對策》（Comprehensive Program for the Prevention of Health Impairment Due to Overwork）[6]，以教育宣導方式，建議雇主應降低員工超時工作時數、提供休假、落實員工健康檢查、安排醫師對工時過長的員工作指導與健檢；同時也以手冊單張等方式，向員工宣導疲勞自我檢查、職災補償等訊息。

厚生勞動省接著在 2003 年頒布《減少不支薪加班之宣導措施指針》；在 2005 年再次修訂《勞動安全衛生法》[7]，規定雇主必須安排醫師（含產業醫、一般醫生、牙醫等）對每月超時工作超過 100 小時的「高風險勞動者」提供面談指導，若醫師認為有必要，員工就需接受醫學檢查與健康諮詢；該修訂並要求雇主對其他「因過勞而感到疲憊、焦慮」的員工，或工時超過各職場規範的員工，提供健康管理措施（Iwasaki et al. 2006; JICOSH 2006）。

然而，每月超時工作達 100 小時，已達厚生勞動省 2001 年心腦血管疾病認定指引中對於「過度勞動負荷」的定義。要求雇主對如此高度勞動負荷或已然超過其他工時規範的工作者作健康管理，意味著日本政府對工時問題的消極態度，亦即，政府不願意積極降低工時，反而採健康管理方式，試圖降低過勞疾病的發生。

針對居高不下的自殺問題，2006 年日本政府施行《自殺對策基本法》，

內閣甚至設立特別機關——「自殺綜合對策會議」，頒布《自殺綜合對策大綱》，也似乎未能減緩自殺問題。日本政府也在 2007 年頒布《工作生活平衡憲章》，試圖改善工時過長、工作不穩定，以及生育率過低等問題，該憲章明訂具體的政策目標，包括降低工時過長的人數、降低兼職等不穩定就業型態的比率。

　　2009 年 9 月民主黨取代了長期執政的自民黨，新政府宣布將致力於強化社會保護機制，包括對失業者與貧窮者的保護，並限制不安定僱用（Weathers 2009; Kondo and Oh 2010; 邱祈豪 2010）。

六、日本過勞政策的特色與限制

　　從本章的回顧可發現，日本政府有關過勞職災認定指引的修訂，可說是在一連串的司法訴訟判例與民間壓力之下，被迫前進的。日本的律師團體、醫界人士與民間團體，不時挑戰政府行政部門的裁決，在認定指引的修訂過程中扮演相當積極的角色（楊雅萍 2007; Weathers 2009; Weathers 2010）。

　　如前所提，國際流行病學文獻已確認工作壓力會引起許多身心理疾病，包括心血管疾病、肩頸背部肌肉酸痛、免疫機能下降、呼吸道疾病、胃腸潰瘍、不孕症、焦慮、憂鬱與其他身心症狀。但壓力疾病能否被認定為職災、如何認定，各國作法卻有高度的歧異性。

　　在歐美國家，心血管疾病為主要死因，心血管疾病死亡率也遠高過大多數東亞國家；西方國家有關工作壓力與心血管疾病的流行病學研究，可稱是汗牛充棟，並確認了許多工作壓力源為重要的心血管疾病致病因子。然而，西方國家並未將工作壓力引起的心因性猝死或心腦血管疾病，納入職業病給付的範圍；目前僅有日本、韓國與台灣認定此類疾病為職業病，呈現獨特的東亞文化現象。此現象可能是由於東亞國家工作者的工作壓力與工時過長問題特別嚴重，而在西方社會，不眠不休的操勞狀況極為罕見，

也被勞動法律嚴格禁止。另一個解釋是，西方社會的心血管疾病較普遍，而工作壓力造成的影響，可能不如飲食行為、肥胖、抽菸、遺傳等危險因子來得顯著。

但相反的，不少西方國家很早就將工作壓力引起的心理疾病，納入職災補償的範圍，如憂鬱症、焦慮症、創傷後症候群（Post-traumatic stress disorders）等等。雖然這些心理疾病未被正式納入「職業疾病種類表」，但實際運作上，只要符合合理的工作因果相關性，即有可能被認定（Lippel 1999; U'ren and U'Ren 1999; Tisza et al. 2003; Keegel et al. 2009; Guthrie et al. 2010）。例如，澳洲職災保險局在 2004 年一年間，即認定了 8,260 件工作壓力引起的職業心理疾病（Keegel et al. 2009; Guthrie et al. 2010）；加拿大的魁北克省在 2007 年一年間，有 1,228 件心理壓力引起的傷病案例（stress claims）通過職災補償認定[8]。被認定的工作壓力事件包括：經歷或目睹暴力事件、被主管或同事惡意排擠或威脅、受到歧視、騷擾或不當待遇、工作量過大、責任壓力過大等等。甚至有個案因面臨組織改造，同事離職而職缺未替補，導致工作量大增，診斷為憂鬱症，被認定為職業病。但也有少數西方國家，如德國，至今仍未有心理疾病被認定為職業病的情況。

值得注意的是，西方國家的職災認定程序，著重於個案本身的職場工作狀況，而不直接引用流行病學證據。因為，流行病學原本就是以「群體」作為研究單位，不論是「相對危險性」（relative ratio）或「絕對危險性」（attributable risk），都是以「群體」作為計算單位；也就是說，流行病學的科學證據僅能預測群體之間的風險差異，但對於「個體」的疾病預測性或解釋力，是相當有限的。要藉由流行病學證據，證明「工作因素」與「非工作因素」在單一疾病個案的風險貢獻度是不可能的。

在國際間，以「推斷」（presumption of cause）作為職業病認定依據的例子相當普遍；「職業疾病種類表」本身，即是為了簡化認定程序，而發展出來的推斷認定制度。大多數西方國家除了採用「疾病種類表」之外，也同時採用「開放制度」（open system）[9]，以個案疾病的發生狀況判

斷其「工作相關性」；在一些國家，高風險職業族群所好發的疾病，如消防隊員的肺部疾病與心血管疾病，也被概括承認為職業傷病（LaDou 2011; Lippel 2012）。在日本，早年政府為了因應層出不窮的公害事件[10]，而於1973年頒布的《公害健康被害補償法》，也採推斷認定，亦即對居住於指定污染區域一定時間以上且罹患指定疾病的居民，不問個別因果關係，一律推斷為公害病患。相較之下，日本對於過勞疾病的職業病認定，卻採取相當嚴格的因果審查，不僅認定標準越來越繁瑣，僅承認沒有「其他工作之外的危險因子」（例如高血壓、糖尿病）的個案；在「工作負荷」的認定上，也十分依賴工時等量化指標；雖也考慮工時之外的工作壓力源，但由於後者難以量化，在實務上仍以工時長短作為主要依據（如表13-2所示）。

　　在預防策略方面，日本近年來多次修訂《勞動安全衛生法》，針對高工時與過勞問題，推動許多職場健康管理、健康促進與工時管理措施。但相較於西方國家，日本較少積極介入勞動條件與職場工作狀況。反之，西方國家如丹麥、瑞典、澳洲與加拿大魁北克等地，已將「職場社會心理危害」納入勞動檢查的範圍，內容包括「工作負荷」、「工作控制」、「夜班與值班安排」、「騷擾」、「霸凌」、「歧視」、「職場暴力」等面向（Johnstone et al. 2011; Rasmussen et al. 2011）。

　　日本職場過勞問題自1980年代以來受到社會關注，政府也陸續推動各種修法與預防方案，但似乎成效相當有限。超時工作的人數仍多，且勤奮工作卻仍陷入貧窮的「窮忙族」不減反增，貧富差距也不斷惡化。從日本的經驗看來，顯然要對抗職場過勞問題，不能單單透過職災補償或認定基準的改革，也不能只依賴員工健康管理，而必須更重視職場工作環境的改善。

　　不過，即便有上述限制，日本政府的政策因應仍有許多值得借鏡之處。例如，日本厚生勞動省勞動基準局所屬的「勞災補償部」，在其網頁上提供相當完整的統計資料，包括申請者與通過認定者的年齡、職業、勞動狀

況分布等等訊息，其專業性與公開性值得學習。

反觀台灣，主管職災補償給付的勞保局至今仍未能揭露相關資訊，完全無法瞭解台灣到底有多少職業傷病申請案件，也無法瞭解申請者及通過認定者的年齡、性別、職業類型、工作型態等狀況，更無法得知通過認定與否的原因。我們建議，職業傷病認定機制與程序需要公開透明，相關統計資料也應定期對外公布，以利外部監督。

台灣應參考日本經驗，檢討當前的職災補償認定標準，並針對工時過長與健康管理部分，修改相關法規。但我們也應留意日本過勞政策的問題與缺失，並應參考西方先進國家的經驗，以建立更好的規範與制度。

註解

1. 本章改寫自：鄭雅文、吳宣蓓、翁裕峰 (2011) 過勞職災的認定爭議與政策因應：日本經驗對台灣的啟示。台灣公共衛生雜誌 30(4): 301-315。
2. 參考資料：李洙德 (1999) 日本過勞死。勞工之友 585: 14-17；Weathers and North, 2009。
3. 若依性別進行分析，日本男性自殺死亡率由 1990 年的每十萬人口 21.6 人，上升至 2008 年的每十萬人口 34.7 人。
4. 該中心網址：http://karoshi.jp/index.html。
5. 厚生勞動省勞動基準局網頁：http://www.mhlw.go.jp/stf/houdou/bukyoku/roudou.html。
6. 其後經歷法律修改，於 2006 年 3 月訂定新的綜合對策，2008 年 3 月修訂部分內容。
7. 2006 年 4 月實施。
8. Professor Katherine Lippel, University of Ottawa. Precarious employment and workers' compensation claims for disability attributed to work-related mental health problem. 台大公衛學院專題演講，2009/5/19。
9. 除了瑞典之外的歐盟國家（LaDou 2011）。
10. 日本四大公害事件：1957 年「水俁病」（有機汞中毒）、1957 年「痛痛病」（鎘中毒）、1961 年「四日市哮喘病」（空氣污染）與 1961 年的多氯連苯事件（食物中毒）。

參考文獻

王嘉琪、鄭雅文、王榮德、郭育良 (2009) 職災補償制度的發展與台灣制度現況。台灣公共衛生雜誌 28(1): 1-15。

松丸正 (2010) 過労死過労自殺問題にどう取り組むか（過勞死與過勞自殺問題的因應）。安全センター情報 12: 日本全國勞動安全衛生中心（Japan Occupational Safety and Health Resource Center）。

林依瑩、鄭雅文、王榮德 (2009) 職業災害補償制度之國際比較及台灣制度之改革方向。台灣公共衛生雜誌 28(6): 459-474。

邱祈豪 (2010) 2008 年日本勞動派遣法草案及派遣實態之研究。台灣勞動評論 2(1): 63-91。

湯淺誠 原著，蕭秋梅譯 (2010) 反貧困──逃出溜滑梯的社會。台北：早安財經。

楊雅萍 (2007) 過勞死之職業災害認定制度之形成與發展──臺灣法制與日本法制之比較。台北：國立台灣大學法律學研究所碩士論文。

Chang, Shu-Sen, David Gunnell, Jonathan A. C. Sterne, Tsung-Hsueh Lu and Andrew T. A. Cheng (2009) Was the economic crisis 1997-1998 responsible for rising suicide rates in East/Southeast Asia? A time-trend analysis for Japan, Hong Kong, South Korea, Taiwan, Singapore and Thailand. *Social Science & Medicine* 68(7): 1322-1331.

Guthrie, Rob, Marina Ciccarelli and Angela Babic (2010) Work-related stress in Australia: The effects of legislative interventions and the cost of treatment. *International Journal of Law And Psychiatry* 33(2): 101-115.

Hurrell, Joseph J. and Lawrence R. Murphy (1996) Occupational stress intervention. *American Journal of Industrial Medicine* 29(4): 338-341.

Inoue, Ken, Hisashi Tanii, Hisanobu Kaiya, Shuntaro Abe, Yukika Nishimura, Mina Masaki, Yuji Okazaki, Masayuki Nata and Tatsushige Fukunaga (2007) The correlation between unemployment and suicide rates in Japan between 1978 and 2004. *Legal Medicine* 9(3): 139-142.

Iwasaki, Kenji, Masaya Takahashi and Akinori Nakata (2006) Health problems due to long working hours in Japan: working hours, workers' compensation (Karoshi), and preventive measures. *Industrial Health* 44(4): 537-540.

JICOSH, (Japan International Center for Occupational Safety and Health) (2006) Industrial Safety and Health Law (Amendments: Law No. 25 of May 31, 2006). Japan: Japan International Center for Occupational Safety and Health.

Jobin, Paul (2009) From musculoskeletal disorders to karoshi: bad work or overwork? Toyota in France and Japan as an example. Working Paper, International Conference on Industrial Risks, Labor and Public Health.Taipei, Taiwan.

Johnstone, Richard, Michael Quinlan and Maria McNamara (2011) OHS inspectors and psychosocial risk factors: Evidence from Australia. *Safety Science* 49(4): 547-557.

Kaga, Makiko, Tadashi Takeshima and Toshihiko Matsumoto (2009) Suicide and its prevention in Japan. *Legal Medicine* 11 (Supplement 1): S18-S21.

Kanai, Atsuko (2008) "Karoshi (Work to Death)" in Japan. *Journal of Business Ethics* 84: 209-216.

Keegel, Tessa, Aleck Ostry and Anthony D. LaMontagne (2009) Job strain exposures vs. stress-related workers' compensation claims in Victoria, Australia: Developing a public health response to job stress. *Journal of Public Health Policy* 30(1): 17-39.

Kondo, Naoki and Juhwan Oh (2010) Suicide and karoshi (death from overwork) during the recent economic crises in Japan: the impacts, mechanisms and political responses. *Journal of Epidemiololgy and Community Health* 64(8) :649-650.

LaDou, Joseph (2011) The European influence on workers' compensation reform in the United States. *Environmental Health* 10: 103-112.

Lippel, Katherine (1999) Workers' compensation and stress-gender and access to compensation. *International Journal of Law And Psychiatry* 22(1): 79-89.

——(2012) Preserving workers' dignity in workers' compensation systems: An international perspective. *American Journal of Industrial Medicine* 55(6): 519-536.

MoHLW, (日本厚生労働省) (2001)「脳・心臓疾患の認定基準に関する専門検討会」の検討結果 (方針) について (有關腦心臟疾病認定基準專門檢討會)。網址： http://www.mhlw.go.jp/houdou/0111/h1115-2.html。取用日期：2011 年 4 月 26 日。

—— (2010a) Longterm trends in employment status. 網址： http://www.stat.go.jp/data/roudou/longtime/03roudou.htm。取用日期：2011 年 1 月 19 日。

——(2010b) 平成 2 1 年度における脳・心臓疾患及び精神障害等に係る労災補償状況について (Statistics of the compensation for industrial accidents by cardiac, cerebral and mental illnesses) 。 網 址： http://www.mhlw.go.jp/stf/houdou/2r98520000006kgm.html。取用日期：2011 年 4 月 26 日。

—— (2011) 精神障害等の労災補償について (精神疾病與其他相關疾病之職災補償認定基準)。網址： http://www.mhlw.go.jp/bunya/roudoukijun/rousaihoken04/090316.html。取用日期：2011 年 4 月 26 日。

MoIAC, (Ministry of Internal Affairs and Communications, Japan) (2011) *Japan Statistical Year book 2011: Death rate by cause of death*. Tokyo: Ministry of Internal Affairs and Communications: Statistics Bureau.

Nishiyama, Katsuo and Jeffrey V. Johnson (1997) Karoshi- death from overwork: occupational health consequences of Japanese production management. *International Journal of Health Services* 27(4): 625-641.

Ogura, Kazuya (2009) Long Working Hours in Japan. *The Japanese Economy* 36(2): 23-45.

Rasmussen, Mette Bøgehus, Tom Hansen and Klaus T. Nielsen (2011) New tools and strategies for the inspection of the psychosocial working environment: The experience of the Danish Working Environment Authority. *Safety Science* 49(4): 565-574.

Theorell, Töres (2000) Working conditions and health. Pp. 95-117 in *Social epidemiology,* edited by Lisa F. Berkman and Ichiro Kawachi. New York: Oxford University Press.

Tisza, Sharon M., Joseph R. III Mottl and Daryl B. Matthews (2003) Current trends in workers' compensation stress claims. *Current Opinion in Psychiatry* 16(5): 571-574.

U'ren, Richard and Matthew U'Ren (1999) Workers' compensation, mental health claims, and political economy. *International Journal of Law And Psychiatry* 22(5-6): 451-471.

U.S. NIOSH, (National Institute of Occupational Safety and Health) (1999) Stress at Work. 網址：http://www.cdc.gov/niosh/topics/stress/。取用日期：2012 年 8 月 10 日。

Weathers, Charles (2009) Overtime activists take on corporate titans: Toyato, McDonald's and Japan's work hour controversy. *Pacific Affairs* 82(4): 615-636.

—— (2010) The Rising Voice of Japan's Community Unions. Pp. 67-83 in *Civic Engagement in Contemporary Japan,* edited by Henk Vinken, Yuko Nishimura, Bruce L. J. White and Masayuki Deguchi. Springer: New York.

第十四章
台灣職場疲勞的政策因應與問題[1]

鄭雅文

何以平均工時逐年下降的東亞國家，過勞案例卻越來越多？何以工時偏低的西方社會，工作壓力問題也日益嚴重？何謂「過勞」？如何認定為「職業傷病」？如何預防工作壓力與職場疲勞問題？其他國家採取哪些政策來因應？本章扼要回顧台灣職場疲勞問題的發展過程與政府因應方式，接著介紹職場疲勞問題的社會脈絡與致病因素，並介紹西方國家對「職場社會心理危害」的政策因應，最後筆者對台灣政策方向提出一些建議。

　　知名飲料企業金車公司，遭送貨駕駛指控……物流駕駛哭紅雙眼，拿出營運日報表投訴公司，用不到最低薪資（基本工資）標準的 12,000 元底薪聘用，導致每個人必須用超時工作，來換取趟次、績效獎金和夜間津貼，才能拿到合理薪水，每天都得上班 18 個小時以上，累到直接在高速公路上發生車禍，還是得繼續工作。投訴駕駛表示：「反正公司回應就是很高傲：『你有本事你就去告。』」（TVBS-N 新聞，2012 年 7 月 12 日）

　　「我哥哥長時間在醫院工作，忙得暈頭轉向，怕家人擔心總說還好，他是被操死的！」高雄醫學大學林姓實習醫生的妹妹泣不成聲地說，哥哥 25 日負責值夜班、26 日接著上整天班，27 日被發現在浴室倒下，急救無效宣告死亡之前，他已連續工作高達 36 小時。（立報，2011 年 5 月 5 日）

　　巧育（化名）為某大型保健食品公司的作業員，工作中需搬舉重物，且時常加班，長期有肌肉酸痛問題。2002 年過年期間，因連續加班多天，且時常做到半夜，手臂疼痛問題惡化，就醫後發現有「腕隧道症候群」及手部肱肌損傷。（王嘉琪，訪談紀錄，2007/5/28）

　　淑華（化名）現年 60 多歲，為某服飾公司的專櫃人員，主要收入來自銷售業績；在此公司工作已有 7 年，期間被調動工作地點 8 次。2011 年底，公司要求她調至另一個業績較差的門市工作，但淑華擔心影響退休金，也擔心工作適應，不願配合。不過公司仍然強勢要求淑華不得拒絕，讓她在即將退休之際，只能在配合調度或自願離職間作抉擇。淑華詢問勞工局，但勞工局告訴她最好配合公司人事安排。協調過程中，淑華出現焦慮、失眠與其他身心症狀……。（陳怡欣，訪談紀錄，2012/2/29）

一、前言

　　在台灣，賣力工作與長時間加班是職場常態；「積勞成疾」、「鞠躬盡瘁」的人物也時常聽聞，並成為被傳頌的職場典範。但自 1990 年代以來，疑似「過勞死」案例不時被媒體披露；這類以心因性猝死、心肌梗塞、腦中風為主的案例，橫跨各個社會階層，涵括客運司機、保全人員、員警、業務員、工程師、醫師、大學教授、政府高階主管、立法委員、企業主管、公務員等職業族群，時常成為媒體焦點。

　　環顧國際，在工時偏長的日本與韓國，過勞猝死案例自 1980 年代以來即已層出不窮，在 1990 年代後期以來，日本更出現越來越多的「職業精神疾病」與「過勞自殺」案例。在法國，雖然工時偏低、工會強大，相對其他國家，勞動規範也較為完善，但自 2006 年以來，也接連發生多起令國際社會注目的職場自殺事件。2010 年上半年，發生在中國深圳富士康龍華廠的連環自殺事件，造成 10 多名年輕員工死亡，凸顯作為世界工廠的中國，職場中潛藏的心理健康問題。

　　何以平均工時逐年下降的東亞國家，過勞相關案例卻越來越多？何謂「過勞」？如何認定「過勞導致的職業傷病」？如何預防工作壓力與職場疲勞問題？本章扼要回顧台灣職場疲勞問題的發展過程與政府因應方式，接著介紹職場疲勞問題的社會脈絡與致病因素，並介紹西方國家對「職場社會心理危害」的政策因應，最後，對台灣政策方向提出一些建議。

二、職場過勞問題的政策因應

　　台灣在 1984 年頒布《勞動基準法》，成為規範職場最低勞動條件的母法。1987 年 8 月，原隸屬內政部的「勞工司」升格改制為「勞工委員會」。同在 1987 年，日本勞動省頒布《腦血管疾病與虛血性心疾病等之認定基準》，其後數年間，日本腦心疾病的職災請求個案快速增加，受到台灣媒

體的關注。

　　台灣自 1990 年之後，過勞問題逐漸成為重要的公共議題。本節就過勞職災的認定、勞動檢查的介入，以及職場健康管理等三個面向，分別回顧政府對職場疲勞問題的政策因應；重要事件與政策發展歷程，可參見表 14-1。

表 14-1　台灣過勞職災相關事件與政策的歷史發展

年份	事件與政策因應
1991	• 勞委會修正發布《勞工保險被保險人因執行職務而致傷害審查準則》，明列「工作當場促發」、「與作業有相當因果關係」為職業病認定要件。 • 同年，勞委會公布《職業引起急性循環系統疾病診斷認定基準》。
1993	• 經濟部長江炳坤累倒、立委吳耀寬腦溢血猝逝；之後媒體陸續報導檢察官、法官、教授、保警、司機、業務員等工作者疑似過勞死案件。
1995	• 全民健保施行。
1997	• 2 月，勞委會修訂頒布《勞工保險被保險人因執行職務而致傷害審查準則》，增列以下職業病認定要件：「於勞工保險職業病種類表規定適用職業範圍從事工作，而罹患表列疾病者」、「經行政院勞工委員會職業疾病鑑定委員會鑑定為執行職務所致者」、「下班應經途中促發疾病，而該項疾病之促發與作業有相當因果關係者」。 • 亞洲金融風暴；日本、韓國與台灣的失業率開始大幅攀升。
1998	• 10 月，勞委會修訂《職業引起急性循環系統疾病診斷認定基準》。
1999	• 《失業保險法》頒佈施行。
2000	• 3 月，總統選舉；5 月，民進黨執政。 • 7 月，台北市勞工局（局長鄭村棋）主持的「職業病認定委員會」認定北市公車處劉姓司機發生中風屬職業病，為全國首例。 • 立法院通過《勞動基準法》修訂，法定工時由每週 48 小時改為雙週 84 小時。
2001	• 7 月，政府召開「經濟發展諮詢委員會」。
2002	• 2 月，媒體報導交通大學 3 位青壯年教授因過勞猝逝。 • 工傷團體多次抗議；立委高明見先生多次針對過勞問題提出質詢。 • 勞委會委託「中華民國環境職業醫學會」研擬過勞職業病認定之量化指標。

表 14-1　台灣過勞職災相關事件與政策的歷史發展（續）

年份	事件與政策因應
2003/1	• 勞委會修訂《職業引起急性循環系統疾病診斷認定基準》，增列「發病前 1 個月加班超過 100 小時」、「發病前 6 個月內，每月超過 80 小時」以及「發病前 24 小時內，發生明顯超乎平日工作負荷之異常狀況」、「工作特殊壓力超過 50% 機率者」等界定方式。
2004	• 勞工團體持續抗議過勞職災認定過於嚴苛，並質疑職業病通報偏低。 • 12 月，勞委會再度修訂《職業引起急性循環系統疾病診斷認定基準》，增列工時以外的工作過重負荷之界定方式。
2008	• 勞委會擴大實施勞動條件專案檢查；第一次對醫療院所進行勞動條件檢查。 • 勞委會將「創傷後壓力症候群」列入勞保「職業病種類表」。
2009	• 勞委會修訂《勞工保險被保險人因執行職務而致傷害審查準則》，增列精神疾病可視為職業病之規定（第 21 條之 1）。 • 勞委會頒布《工作相關心理壓力事件引起精神疾病認定參考指引》。
2010	• 8 月，勞委會與教育部共同進行首次建教生專案勞動檢查，發現違法比率高達 74%，與工時相關的違法比率達 26%。 • 9 月，南亞公司徐姓工程師家屬召開記者會，抗議過勞職災認定過於嚴苛。 • 10 月，台大醫院一名醫師疑似過勞猝逝，另一名醫師在昏倒後急救挽回；統聯司機於國道開車時突發心肌梗塞猝逝。 • 12/17，勞委會修訂認定指引，更名為《職業促發腦血管及心臟疾病（外傷導致者除外）之認定參考指引》，修訂過重負荷的工時界定，並刪除「工作特殊壓力超過百分之五十機率者」等文字。 • 12/25，新北市、台中縣市、台南縣市、高雄縣市合併升格為直轄市，積極爭取勞動檢查權及就業服務權。
2011	• 1 月，勞委會修訂公布《勞工健康保護規則》，增列健康管理相關規範。 • 2~3 月，發生多起科技業工程師、保全員疑似工時過長而猝死案例。 • 3/10，勞委會宣布於九大職業病防治中心設置「過勞門診」。 • 4/12，勞委會公布第四次醫療院所勞動檢查結果，發現被抽查的 50 家公私立地區醫院中，違法比率為 32%，大多與違反工時規定有關。 • 4/20，醫療改革基金會召開「血汗醫院評鑑結果」記者會。

表 14-1　台灣過勞職災相關事件與政策的歷史發展（續）

年份	事件與政策因應
2011	• 4/27，成大醫院林姓實習醫師在連續工作後猝死於宿舍中；醫師工時過長問題，以及實習生身份是否可獲職災補償，受到關注。 • 5/1 勞動節遊行，工時過勞問題成為主軸。 • 6/29，立法院三讀通過《勞基法》修正案，違反工時的罰鍰額度從新台幣 6 千到 6 萬元，調高至 2 萬到 30 萬元，並可公布違法事業單位名單。 • 7 月，勞委會啟動「掃 A 勞動條件檢查」，針對八大行業進行勞動檢查。 • 7 月，新北市勞工局針對有招收建教生的事業單位，實施專案勞動檢查，發現 13 家建教合作廠商中有 7 家違法。 • 8/9，勞委會修訂《勞工保險被保險人因執行職務而致傷病審查準則》，職業病認定要件刪除「作業中」及「工作當場促發」等文字。
2011	• 8/25，高市勞工局公布勞動檢查結果，並處罰高雄長庚、家樂福等事業單位。 • 8/29，台北市勞工局公布建教生勞動檢查結果，發現 29 家公司有 11 家違法。 • 9 月，新北市勞工局公布暑期工讀生勞動檢查報告，發現有四成業者違規，其中以「未發加班費」最普遍，其他為「未置備出勤紀錄」、「超時工作」、「未達基本工資」及「未給例假休息」。 • 9 月，台北市勞工局查獲華信航空在一年內三次違反工時規定。 • 9 月，《勞工安全衛生法》修正案送立法院，但未完成三讀。 • 10 月，台塑六輕 29 歲張姓監工因面對工安事故不斷，配合公司政策推動改革卻未獲主管支持，疑因壓力過大而在廠區自殺。
2012	• 1 月，台中市保全人員疑似過勞死。 • 2/8，監察院針對責任制變成從業者隱性加班問題，對勞委會提出糾正案。 • 3/29，勞委會公布上年度「掃 A 勞動條件檢查」檢查結果，共計檢查 11,413 廠次，違反重點檢查項目比例為 30.7%。 • 10 月，台塑六輕張姓監工疑因工作壓力過大自殺一案，經勞委會職業病鑑定委員會判定與執行職務有關，可獲職災補償。此為工作壓力導致自殺獲職災補償的首例。 • 11 月，《勞工安全衛生法》修正案再度送立法院。 • 12 月，立法院三讀通過《高級中等學校建教合作實施及建教生權益保障法》，明確規範建教生的勞動條件保障、受訓時間上限（不得超過 8 小時，每兩週受訓總時數不得超過 80 小時）、禁止夜間工作與職業傷病補償準用《勞基法》等規定。

本表由作者自行整理

（一）過勞職災的職業病認定

1991 年 6 月，勞委會修正發布《勞工保險被保險人因執行職務而致傷害審查準則》，明列「工作當場促發」、「與作業有相當因果關係」為職業病認定要件。

同在 1991 年，勞委會也參考日本認定指引，頒布《職業引起急性循環系統疾病診斷認定基準》。此認定指引的內容基本上是引用日本 1986 年的認定基準，以發病前一週的工時作為「過重負荷」的判斷依據。

在 1993 年前後，陸續有多位名人與專業人士發生猝死或心腦疾病猝發事件，受到媒體的廣泛報導。從此之後，疑似「過勞死」案例不斷被媒體揭露，職業身分涵括各行各業，包括企業主管、教授、醫師、報社編輯、公務員、業務員、卡車司機等，過勞問題成為社會關注的議題。

過勞疾病的職業病認定爭議，主要出現在罹病勞工或家屬向勞保局申請勞保職災給付，或欲依《勞基法》要求雇主給予職災補償時。根據勞保程序，當勞工懷疑罹患有職業病時，須先經醫師開立診斷書，再由勞工直接向勞保局提出申請。若勞雇任一方對職業病認定有異議，則經由行政救濟程序[2]，轉交勞委會「職業疾病鑑定委員會」鑑定。由於心腦血管疾病並不屬於「勞保職業病種類表」所列舉的職業病，因此往往需透過職業病鑑定程序，來判斷是否「因工作當場促發疾病」並「與作業有相當因果關係」。

面對越來越多的過勞爭議，勞委會於 1997 年修訂《勞工保險被保險人因執行職務而致傷害審查準則》，增列以下職業病認定要件：「於勞工保險職業病種類表規定適用職業範圍從事工作，而罹患表列疾病者」、「經行政院勞工委員會職業疾病鑑定委員會鑑定為執行職務所致者」、「下班應經途中促發疾病，而該項疾病之促發與作業有相當因果關係者」。

1998 年，勞委會修訂《職業引起急性循環系統疾病診斷認定基準》，此次修訂仍參考日本 1995-96 年的修訂，主要修訂包括：除了「發病前一

週之內」的過重負荷外，也承認「發病前一週之前」的過重負荷，但勞工
必須提出證據，證明有「超乎尋常工作的特殊壓力」的存在。具體依據包
括，「死亡之前 24 小時仍繼續不斷工作，或死亡前一星期每天工作超過
16 小時以上」；「工作時間」指需經過刷卡、登記、報備或主管支持或其
他合理證明等，並且認定與工作相關之範圍所耗用的時間」；或其他壓力
誘因也可被考慮，但必須是曾在醫學報告上被認可，足以引起疾病促發的
壓力誘因。

　　台灣 1998 年的認定指引，比日本 1996 年的認定指引更為嚴苛。例如，
日本的認定指引未曾出現過「發病或死亡之前 24 小時連續不斷工作」、「前
一星期每天工作超過 16 小時以上」等明顯違反勞動基準的字句 [3]。

　　在 1997 年之後，受到全球經濟波動與亞洲金融風暴的影響，台灣、
日本與韓國等地的失業率皆逐漸攀升。2002 年前後，台灣失業問題嚴重，
過勞案例不斷出現。長期協助職災勞工的「工作傷害人協會」，藉著幾個
案例凸顯職業病認定制度的不合理；當時的立法委員，同時也是神經外科
教授的高明見先生，也多次於立法院，針對過勞疾病的職業病認定問題，
對勞委會提出質詢。

　　在社會壓力下，勞委會於 2003 年 1 月修訂認定基準，主要修訂內容為：
增列「長期過重負荷」的認定要件，包括「發病當日往前推算 1 個月，其
加班時間超過 100 小時」、「發病日往前推 2 至 6 個月，每月加班超過 80
小時者」、「以每週 48 小時或兩週 84 小時工時以外之時數來計算加班時
數，在發病日前 1 至 6 個月間，每月加班超過 45 小時以上」、「工作場
所促發的疾病之特殊壓力，與其自身體質、危險因子相比，由質與量考量
工作特殊壓力超過百分之五十機率者」等 [4]。此認定基準在 2004 年 12 月
再度修訂，增列工時以外的工作特質，如不規律工作、出差、輪班或夜班、
噪音等作為判定依據。

　　對照日本 2001 年的認定指引，可發現勞委會 2003-2004 年的修訂，可
說是日本認定指引的翻譯版，但相較之下依舊更加嚴格。台灣認定指引對

於「長期工作過重」的定義雖採同樣的超時工作時數來計算，卻未考慮到兩國對於正常工時的界定並不相同（日本為每週 40 小時，台灣為兩週 84 小時；亦即，台灣工作者的正常工時，每個月比日本多出 8 小時）。

2008 年，在勞工團體與職業醫學人士的訴求下，勞委會將「創傷後壓力症候群」（Post-Traumatic Stress Disorder, PTSD）列入勞保「職業病種類表」；並於 2009 年修法將精神疾病納入職業病認定範圍[5]。同年，勞委會也頒布《工作相關心理壓力事件引起精神疾病認定參考指引》；該指引也是翻譯自日本於 1999 年頒布的《關於因心理負荷的精神障害的業務上、外之判斷指針》。

2010 年年初，南亞科技公司的 29 歲徐姓工程師在家猝死，家屬認為是工作過度所致；當年 9 月，家屬在爭取勞保職業病認定被駁回後，由勞工團體與立法委員協助，召開記者會向勞委會抗議。2010 年 12 月，勞委會修訂並更名指引為《職業促發腦血管及心臟疾病（外傷導致者除外）之認定參考指引》，刪除「工作特殊壓力超過百分之五十機率者」等文字，並下修「長期過重負荷」的工時界定。從每月加班工時從 100 小時下修為 92 小時，前 2 至 6 月的加班工時從 80 小時下修為 72 小時，前 1 至 6 月的加班工時 45 小時下修為 37 小時。2011 年 8 月，勞委會修訂認定準則，進一步放寬，不限定工作者必須在「作業中」及「工作當場促發」等條件下才可被認定為職業病[6]。

2011 年 10 月，29 歲任職於台塑六輕的張姓監工，因面對廠內工安事故不斷，配合公司政策推動改革卻不獲主管支持，而在廠區自殺。經過漫長的救濟程序，隔年 10 月，勞委會職業病鑑定委員會審查，判定其自殺與「執行職務有關」，為首宗因工作壓力導致自殺獲得職災補償的案例。2012 年 12 月，立法院三讀通過《高級中等學校建教合作實施及建教生權益保障法》，明文規範建教生受訓、休息時間、職災補償保障等規定。

（二）勞動檢查的介入

自 2008 年，勞委會開始擴大實施勞動條件檢查，工時與過勞問題成為勞動檢查的重點。例如，勞委會在 2008 年首次對醫療院所進行勞動條件檢查[7]；2010 年 8 月，首次與教育部合作，進行建教生專案勞動檢查，抽檢 51 家有招收建教生的事業單位，發現有 38 家違法（74%），違法情形包括：未與建教生簽訂書面訓練契約、未將書面訓練契約送主管機關備查、未依規定給例假日、超時工作、國定假日未放假，與工時相關的違法比率達 26%。

2010 年徐姓工程師猝死事件，引發各界關注高科技業違反《勞基法》、濫用「責任制」的問題。勞委會在民意壓力下，在 2010 年 10 月針對 30 家大型高科技公司進行專案勞動檢查，結果發現有高達 80% 的公司違反《勞基法》工時規定，包括超時工作、未依法給予加班費、加班費僅以底薪而未以實際薪資做計算單位、違法使用「責任制」等等。

在 2010 年下半年至 2011 年上半年，陸續發生多起疑似過勞猝死案例，包括台大醫師、統聯客運司機、宏達電工程師、保全人員、實習醫師等等。2011 年 6 月底，立法院三讀通過《勞基法》修正案，提高違反工時的罰鍰額度[8]。

2011 年 7 月，勞委會針對八大行業啟動「掃 A 勞動條件專案檢查」。截至當年年底，違法比例為 30.7%；其中以「超時工作超過法令規定」所佔比例最高，佔 27.2%，其次為「加班未給加班費」，佔 26.6%[9]。這些結果可發現，台灣雇主違法行為相當普遍。

（三）職場健康促進與健康管理

為了因應日益嚴重的失業與職場疲勞問題，政府推出不少職場健康促進計畫。例如，衛生署國民健康局發展的「職場健康促進推動指引」（行政院

表 14-2　《勞工安全衛生法》（2011 年行政院草案）有關「職場過勞」的規範內容

條次	內容（摘錄）
第 6 條第 2 項	雇主對下列事項，應妥為規劃並採取必要安全衛生之措施，以保護勞工身心健康：（略）……；重複性作業引起之危害預防；輪班、夜班、長時間工作等異常工作負荷促發疾病之預防；勞動場所暴力之預防；（略）；其他為保護勞工身心健康之事項。
第 20 條	雇主於僱用勞工時，應施行體格檢查；對在職勞工應施行下列健康檢查（略）……。前項醫療機構對於健康檢查之結果，應依規定之通報內容與方式通報中央主管機關備查。但一般健康檢查結果之通報，以指定項目發現異常者為限。 註：行政院提案說明中，所謂「一般檢查指定項目」包括血液檢查發現三高（高血壓、高血脂、高血糖），因屬職業促發腦心血管疾病（過勞疾病）之高風險群，應依規定通報。
第 21 條	雇主依前條體格檢查發現應僱勞工不適於從事某種工作時，不得僱用其從事該項工作。健康檢查發現勞工有異常情形時，應由醫護人員提供其健康指導；經醫師健康評估結果，不能適應原有工作者，應參採醫師之建議，變更其作業場所，更換其工作，縮短其工作時間，並採取健康管理措施。
第 22 條	事業單位勞工人數在五十人以上者，應僱用或特約醫護人員，辦理健康管理、職業病預防及健康促進等勞工健康保護事項。

註：行政院提案說明中，健康促進包括勞工健康、衛生教育、指導、癌症篩選、三高預防、工作壓力舒緩等身心健康促進措施。2012 年 11 月行政院再度提出修正案，相關條文內容與精神並未有太大更動。
資料來源：中華民國行政院 2011，作者自行整理

衛生署國民健康局 2007）、勞委會在 2009 年推動的「立即關心計畫」[10]，以及 2010 年委託中華民國職業環境醫學會辦理的「職場過勞預防宣導會」[11]。

2011 年 1 月，勞委會修訂公布《勞工健康保護規則》。有關過勞問題的健康管理，新增第 8 條「……雇主應使醫護人員會同勞工安全衛生及相關部門人員訪視現場，辦理下列事項：……調查勞工健康情形與作業之關連性，並對健康高風險勞工進行健康風險評估，採取必要之預防及健康促進措施。」（行政院勞工委員會 2011）。為回應社會爭議，勞委會也從 2011 年 3 月起，在 9 家職業病防治中心設置「過勞門診」，提供「過勞高風險勞工」健康風險評估以及過勞預防建議（行政院勞工委員會 2012b）。

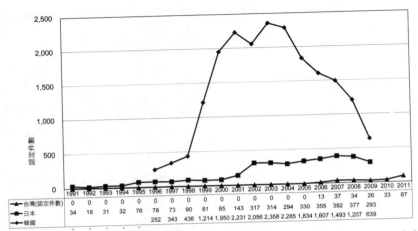

	1991	1992	1993	1994	1995	1996	1997	1998	1999	2000	2001	2002	2003	2004	2005	2006	2007	2008	2009	2010	2011
台灣(認定件數)	0	0	0	0	0	0	0	0	0	0	0	0	0	0	13	37	34	26	33		87
日本	34	18	31	32	76	78	73	90	81	85	143	317	314	294	330	355	392	377	293		
韓國						252	343	436	1,214	1,950	2,231	2,056	2,358	2,285	1,834	1,607	1,493	1,207	639		

圖 14-1　台灣、日本與韓國的職業引起心腦血管疾病補償件數（1991-2011 年）

資料來源：台灣勞委會；日本厚生勞動省；韓國 KOSHA

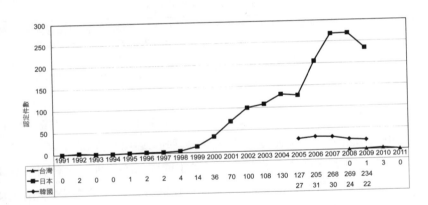

	1991	1992	1993	1994	1995	1996	1997	1998	1999	2000	2001	2002	2003	2004	2005	2006	2007	2008	2009	2010	2011
台灣																		0	1	3	0
日本	0	2	0	0	1	2	2	4	14	36	70	100	108	130	127	205	268	269	234		
韓國															27	31	30	24	22		

圖 14-2　台灣、日本與韓國的職業精神疾病補償件數（1991-2011 年）

資料來源：台灣勞委會；日本厚生勞動省；韓國 KOSHA

　　2011 年，勞委會推動《勞工安全衛生法》修法，行政院版草案於該年 9 月通過行政院院會送立法院，但未通過三讀程序，目前仍持續推動中。該草案有關職場過勞問題的政策因應，整理如表 14-2。

三、台灣職場過勞政策的問題

從上節的回顧可發現，近年來政府對於職場過勞問題的政策因應相當頻繁。整體來說，2010 年之前的政策因應，大多圍繞在勞保職災補償的認定範圍，並逐步放寬「過度負荷」的認定方式；近一兩年來，則開始重視勞動檢查以及健康管理等預防策略。不過，政府政策因應有許多問題值得檢討。

在過勞職業病的認定方式方面，我們可發現，勞委會歷年來頒布的認定指引，幾乎完全是以日本的指引作為範本，但指引內容與實際操作上，相較於日本以及採用相似指引的韓國，台灣又嚴格了許多。

如圖 14-1 所示，日本近年來職業心腦血管疾病的補償件數每年大約有 300 件，通過認定的比率佔申請者的 40％左右；韓國在 1995 年頒布認定指引後，補償件數快速上升，至 2003 年達高峰 [12]。反觀台灣，雖在 1991 年即頒定心腦血管疾病的職業病認定指引，但一直遲至 2006 年，勞保局才開始有通過認定的案例。

在職業精神疾病方面，如圖 14-2 所示，日本近年平均每年有 260 件案通過認定，認定率在 20~30％ 之間。韓國在 2005 年將精神疾病納入職災補償範圍，該年即出現個案；近年來，韓國平均每年約有 27 件職業精神疾病案例得到職災補償。反觀台灣，至 2011 年年底為止，勞保局僅認定 4 件職業精神疾病。

對於上述過勞職業病的勞保認定補償，台灣到底有多少人申請？通過率為何？通過認定者的疾病類型為何？「工作相關性」的判斷方式為何？勞保局至今仍未公布任何分析，也未提供任何統計數據。

在「工作相關性」判斷上，台灣的職業病認定由職業醫學人士主導，而職業醫學界相當重視流行病學的因果推論。然而，流行病學以「族群」為研究對象，所有的因果關係計算或推論，皆須以「族群」作為單位才有意義；要在個別疾病個案上，量化「工作因素」與「非工作因素」的「可

歸因風險率」並不可能（Rose 1992）。雖然勞委會在 2010 年 12 月修訂認定指引，已刪除「工作場所促發的疾病之特殊壓力與其自身體質、危險因子相比，由質與量考量工作特殊壓力超過百分之五十機率者」等文字，改以「定型化原則」，但職業醫學界仍普遍以「相對風險 >2」作為判斷個案疾病「工作相關性」的依據。

有關職場過勞疾病的類型，勞委會一直以心腦血管疾病為主軸，不論是職業病認定，或是職場健康管理，都鮮少重視心腦血管疾病以外的壓力疾病。由於壓力引起的疾病是多元的，若僅以心腦血管疾病為職業病認定對象，很容易排除心血管疾病風險較低的族群（如停經以前的女性、年輕族群），也容易忽視非急性猝發的慢性疾病，如高血壓、代謝症候群、肌肉骨骼疾病、免疫系統疾病、生殖系統疾病等，以及焦慮、憂鬱、倦怠、疲勞、睡眠問題等身心症。

在勞動檢查方面，可發現勞檢部門以《勞基法》工時相關規範，作為介入職場過勞問題的重點；在過勞職業病認定中，工時也一直是「過重負荷」的主要判斷依據。但工時並不是唯一的工作壓力來源，除了工時之外，還應考慮哪些「職場社會心理危害」（psychosocial hazards in the workplace）？筆者將在本章下一節闡述。

在職場健康促進與健康管理方面，我們可發現政府部門推動的「職場健康促進」計畫，大多聚焦於個人行為的調整，如運動、飲食、減重、戒菸、壓力管理，或是採健康檢查、癌症篩檢等醫療介入策略，並未重視職場中不利於工作者身心健康的社會致病因素，也無視職場中不對等的勞雇關係，更缺乏由下而上的勞工參與機制。

2011 年 1 月，勞委會修訂《勞工健康保護規則》，要求雇主調查勞工健康與作業的關連性，對輪班、超時、中高齡、三高、過重負荷、身心障礙者等「健康高風險勞工」進行健康風險評估，並採「必要之預防及健康促進措施」。在 2011 年提出的《勞工安全衛生法》修法草案中，也規定雇主應監測員工的血壓、血脂與血糖指數，並將異常者通報至中央主管機

關（行政院草案第 20 條）；對不能適應原有工作者，則應參考醫師建議，變更其工作（行政院草案第 21 條）。勞委會修法說明對「健康促進」內容的闡述，仍以個人健康指導、疾病篩檢為主。

　　在工會力量普遍薄弱（或根本未組產業工會）的台灣，雇主會對「健康高風險勞工」採取什麼樣的「必要之預防與健康促進措施」？這些健康管理策略，是否能真正保障工作者的健康權與工作權？是否會侵犯個人隱私？或有就業歧視之虞？可想見的是，在缺乏勞工參與的狀況下，由政府、雇主與醫療單位擬訂的職場健康管理方案，很可能仍會以個人化與醫療化的方式，來處理工作者的職場疲勞與壓力疾病問題；對公司內部不適當的勞動狀況或制度設計，則難有檢討改進的空間。

　　至於由勞委會經費補助的「過勞門診」，其定位為何？成效如何？多少「高風險勞工」主動求診？求診者屬那一類疾病？診間醫師提供過勞勞工什麼樣的「風險評估」或「預防建議」？是否有可能介入職場並改善公司內不當的制度或工作狀況？這些議題，未來亦需要進一步檢討。

四、職場疲勞問題的社會成因

（一）政策層次的「社會致病因素」

　　除了工時，還有哪些「職場社會心理危害」，是導致職場疲勞問題的原因？事實上，職場疲勞問題的癥結，往往來自於不當的勞動政策、威權式的管理模式，以及不對等的勞雇關係。政策層次的「社會致病因素」，乃是最上游的致病成因，也是最能被操縱或介入的變項。譬如，護理人力配置的不足，是導致護理人員工作負荷過大、無法充分休息的主因，但護理人力的配置受到醫療政策規範，是在政策層面上可具體介入的。又例如，彈性化的人事聘僱方式，包括外包、派遣、臨時聘僱，是造成工作者越來越缺乏就業保障的主因，政府理應建立規範，以保障受僱者的就業安全，

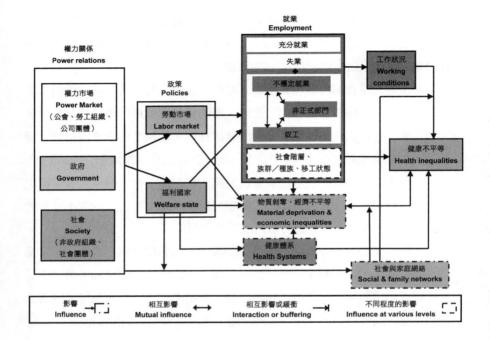

圖 14-3　職業健康不平等的社會致病因素:權力關係、政策與就業狀況

資料來源:Benach et al. 2007

但目前卻反而大力鼓勵「人力派遣業」,將之列為重點發展產業,政府部門更率先使用許多派遣員工,作為降低政府人事成本的手段。

　　根據「世界衛生組織」發表的報告書,職場健康不平等的社會成因,可從「權力關係」、「政策」、「就業狀況」與「工作狀況」等面向來檢視,如圖 14-3 所示(Benach et al. 2007)。

　　所謂「權力關係」牽涉「權力市場」、「政府」與「公民社會」間的角力,這些角力決定了公共政策的走向。權力市場中的雇主團體,傾向於支持自由放任的經濟政策,反對政府管制;而代表勞工利益的工會組織,則支持勞動保護與社會福利政策。

　　相較於歐美國家或日韓等東亞鄰國,台灣的工會組織率低落,難以與

雇主團體抗衡。另一方面，政府部門與雇主互相唱和，訂定出符合雇主利益的政策，卻是屢見不鮮。以違反《勞基法》的「無薪假」為例，當時的行政院長甚至曾發言以「諾貝爾獎的發明」來讚揚違法業者。另以外勞政策為例，2012 年 3 月，代表資方利益的立委，提案要求修改《勞基法》，主張外勞薪資與基本工資脫勾，由市場機制決定。此政策主張，本質上為了節省雇主人力成本；同時就勞工角度而言，大量仰賴低薪外籍勞工，必然衝擊國內勞動條件，更可能壓低本國籍勞工的薪資福利水準。

　　長期失業、低薪、窮忙、無薪假、貧富差距惡化，鋪陳出台灣工作者過勞問題的社會脈絡。導致職場疲勞問題的政策因素，在 2011 年出版的《崩世代》一書，有清楚的說明（林宗弘等 2011）。

（二）組織層次的「社會致病因素」

　　長久以來，工作壓力流行病學研究關注的「職場社會心理危害」或稱為「工作壓力源」，大多聚焦在作業層次的工作特質，如工時、工作負荷、工作零碎且缺乏多樣性、工作缺乏自主性、工作缺乏保障等面向。如美國學者 Karasek 開發的「控制－負荷－支持模型」一直受到流行病學研究者的重視。歐盟國家的職場健康調查，尤其重視「工作負荷」的評估，包括在服務業工作者中相當普遍的「情緒負荷」，與管理階層普遍存在的「認知負荷」、「責任負荷」等。

　　近年來，隨著社會流行病學的發展，工作壓力流行病學領域逐漸納入組織層面的工作壓力源，包括契約關係、就業保障、薪資型態、職場正義等面向（如表 14-3），以下僅就幾個主題舉例說明[13]。

1. 不穩定的僱用型態

　　近二十年來，諸如臨時工作（temporary work）、部分工時工作（part-

表 14-3　職場社會心理危害之類型與指標內容

類型	指標內容
就業狀態（employment conditions）	
契約與薪資	契約型態、薪資、福利與績效考核機制
就業保障 （employment security）	工作保障、經濟收入保障、勞動市場就業機會
職涯發展 （career development）	升遷機會、訓練
工作本身之內容與特質（job characteristics and nature of work）	
工作控制 （job control）	工作技能（skill discretion）：缺乏多樣性、重複性工作、零碎或無意義工作、缺乏技能
	決策自主權（decision autonomy）：自主性、參與權
工作負荷 （job demands）	工作量、工作步調、情緒負荷、認知負荷、體力負荷、時間壓力
工作時間 （work duration and time）	長工時、輪班工作、夜班工作
職場社會與組織特質（social and organizational context of work）	
社會人際關係 （social and interpersonal relationships）	主管社會支持、管理品質
	同事社會支持、社會互動關係
組織正義 （organizational justice）	分配正義、程序正義、訊息正義、人際正義
工作角色 （work role）	角色模糊、角色衝突、工作責任
暴力及霸凌 （violence and bullying）	身體暴力、言語羞辱、欺凌或惡意排擠、性騷擾
歧視（discrimination）	性別、年齡、國籍、種族、宗教、失能、性向
工作與家庭衝突 （work and family conflict）	在家工作、電傳工作、工作家庭衝突

作者自繪

time work)、暫時性工作（contingent work）、外包（subcontractors）、人力派遣或租聘工（dispatched work or employee leasing）等彈性人力聘僱模式日益盛行。相較於全職、長期聘僱、受僱於同一雇主且受勞動法規定義與規範的「典型聘僱模式」，這類不穩定聘僱模式可統稱為「不安定僱用模式」（precarious employment）。這類工作的特質包括工作缺乏保障（job insecurity）、低薪、缺乏工作福利或勞動保護、缺乏控制感等。

不論從國際上或是我國政府統計資料來看，不安定僱用的工作者人數皆有逐年上升的趨勢。例如，在歐盟 27 國的調查中，「臨時性受僱者」（temporary employees）佔所有受僱者的比例，從 2000 年的 11.6% 上升至 2011 年的 14%（Eurostat 2012）。在台灣，2008 年從事部分時間、臨時性或人力派遣工作者共計 65 萬人，佔全體就業者的 6.24%，至 2011 年上升至 69 萬人，佔全體就業者的 6.5%（行政院主計處 2011）。王佳雯等人的研究報告則發現，台灣受僱者約有 21% 屬不安定僱用，比率遠高於歐盟國家（王佳雯等 2011; Eurostat 2012）。

歐美國家已有不少研究指出，不安定僱用模式是重要的職場健康危害。王佳雯等人分析台灣受僱者調查資料，也發現不安定僱用模式的受僱者，在許多健康面向，確實處於弱勢地位（王佳雯等 2011）。其中，「勞動派遣」是各種不安定僱用模式中最需要關注的議題[14]。勞動派遣的盛行，往往也導致勞動條件與職場安全健康問題的普遍惡化。2008 年前後發生全球性的金融海嘯，國際勞工組織出版報告就指出，臨時或派遣工作者在經濟危機中，往往最先失去工作，也最容易產生身心健康問題（ILO 2009）。湯淺誠在《反貧困：逃出溜滑梯的社會》一書中，即詳細紀錄了日本派遣勞工努力工作，卻仍然無法擺脫貧窮的困境（湯淺誠 2010）。

2. 薪資型態

薪資型態亦為重要的工作壓力源。近年來，企業管理者在薪資管理上

採取各種績效制度鼓勵員工，並藉以降低人事成本。從工作者的角度而言，浮動薪資制度可能讓工作者感受到「薪水高低操之在我」的控制感，因此能主動積極地投入工作。但低底薪或無底薪的薪資結構，時常是勞動階級過度勞動的因素。除了工作負荷可能增加之外，「浮動薪資」也意味著經濟收入缺乏保障，更進一步強化競爭壓力，尤其是以個人績效表現為依據的薪資制度，經常伴隨著同事之間的競爭，不利於工作者之間的互動關係與社會連結。這些因素，都可能是影響工作者身心健康的重要因素（葉婉榆等 2008）。台灣的受僱者調查研究亦顯示，「浮動薪資工作者」（floating wage workers）的職場疲勞指數，顯著高於「固定薪資者」（fixed wage workers）與「按件計酬者」（piece-rate workers）（Yeh et al. 2009）。

3. 職場正義

　　最近國際間已有不少流行病學研究指出，「職場正義」（workplace justice）或稱為「組織正義」（organizational justice），對工作者身心壓力疾病、工作滿意度、倦勤、離職等問題，有顯著的預測性（Donovan et al. 1998; Elovainio et al. 2002; Elovainio et al. 2009）。

　　「組織正義」包含「分配正義」（distributive justice）、「程序正義」（procedural justice）、「互動正義」（inter-relational justice）等面向（Moorman 1991; Donovan et al. 1998; Colquitt 2001）。「分配正義」關注薪資福利、升遷機會、各種資源的分配是否公正；「程序正義」意指決策過程是否公開民主，利害關係人是否能實質參與決策，並能影響決策；「互動正義」則關注人際互動關係，例如，決策者或管理者是否考量部屬員工的觀點，並能以合理、公正、誠實與有禮的態度處理相關事務，以及決策者或管理者對決策程序、執行方式或結果，能否提供清楚透明的解釋（Kivimäki et al. 2004）。

　　台灣勞委會在 2007 年實施的受僱者調查即納入「職場正義」量表。

研究結果顯示，「職場正義」對工作者的疲勞狀態與身心壓力問題，有非常高度的預測性，顯示組織內部勞雇關係的重要性（李佩蓉 2007）。

五、政策建議

針對工作壓力問題，西方國家採取的策略包括：擴大勞動規範、落實勞動檢查、強化工會制衡、鼓勵勞工通報等等（Lippel and Quinlan 2011）。在工會力量薄弱、又缺乏國家介入保護的台灣，我們如何預防「職場社會心理危害」呢？筆者認為，將關注的焦點從「個人」轉向「職場」，從事後的「認定與補償」轉向「預防」，是需要踏出的第一步。以下針對職場疲勞相關政策，提出一些建議。

（一）工時規範應加以檢討並具體落實

「工時」影響工作者身心健康甚劇，是各國勞動保護規範中重要的主題。我國《勞基法》亦有工時規範，但從勞檢的結果可發現，台灣事業單位違法問題相當普遍。原因之一，與政府長期以來的消極不作為有密切關係。

在罰則方面，台灣不論是《勞基法》與《勞工安全衛生法》，罰則過輕早已是眾所皆知的事實。反觀其他國家，雇主若違反勞動條件或安全衛生規範，會被處以相當重的處罰。以美國、日本與韓國為例，違反工時、休息、休假日、加班費等相關規範的事業單位，除了罰鍰之外，也可能被處以刑罰 [15]；在韓國，雇主若違反《職業安全健康法》「健康管理措施」（health measures）之規定，也可能被處以刑罰 [16]。先進國家的企業遵守勞動法規，並不僅是出自企業良知，事實上，政府法律的嚴格規範與確實執行，才是促成企業守法文化的最重要機制。相較於國際經驗，台灣勞動法規罰則過輕，不足以對事業單位形成足夠的壓力，亦難以鼓勵優質企業。

2011 年 6 月《勞基法》修訂加重罰則 [17]，但實際落實狀況，仍有待觀察。依據《勞工安全衛生法》，雇主如果未提供安全的工作環境而導致勞工死亡或傷害，乃刑法普通殺人罪與普通傷害罪的加重類型。筆者建議，若發現雇主違法，且能證明工作者因雇主違法行為導致傷亡，應對雇主處以重罰。

在法規落實方面，除了強化勞動檢查，也應強化勞工參與機制，例如，應落實《勞基法》中既有的勞資協商機制，並可設置通報機制、檢舉獎金等。有關《勞基法》第 84 條之一（即責任制工作）的適用範圍，也應該加以檢討，並制定協商工時的合理上限。

（二）強化「職場社會心理危害」管理

「工時」無法完整反應勞動負荷狀況，因此除了工時，也應考慮納入其他「職場社會心理危害」的規範。譬如，不少歐洲國家以及澳洲、加拿大等地，已將「霸凌」（bullying）、「暴力」（violence）、「精神騷擾」（psychological harassment）、「不當的工作組織」（poor work organization）等危害納入勞動檢查的範圍。部分國家如丹麥、澳洲、英國等，更針對工作負荷、職場霸凌、暴力、重複性工作等危害，訂有具體的評估方法與管理規範（Johnstone et al. 2011; Leka et al. 2011; Lippel and Quinlan 2011; Rasmussen et al. 2011）。

在《勞基法》基本規範尚無法充分落實的台灣，討論「職場社會心理危害」的規範，是否不切實際？筆者認為仍有必要，尤其在「職場正義」低落的工作場所，以及處於職場弱勢的工作族群，「職場霸凌」與「不當勞動行為」時有所聞，也確實足以構成不可忽視的精神壓力與身心健康危害。

目前《安衛法》規範內容仍以工業部門的健康危害為主，缺乏身心健康規範。反觀國際經驗，大多數國家訂有「一般責任條款」（general duty clause or common clause），要求雇主應保障員工在職場中的身心健康，而不僅止於防範職業災害事故或職業病而已。至於如何在法規中規範「職場社會心理危害」，並能以公權力加以監督，尚需要更多本國案例與跨領域研究。

（三）《勞基法》與《勞工安全衛生法》應適用所有受僱者

綜觀國際趨勢，大多數先進國家將所有受僱者納入勞動規範的範圍，反觀台灣，《勞工安全衛生法》與《勞基法》的適用範圍各不相同，兩者皆未涵蓋所有受僱者。尤其《勞工安全衛生法》規範的工作者，推估有534萬人，僅佔2011年台灣就業者1070萬人的五成左右（行政院勞工委員會 2012a），涵蓋率遠遠落後國際水準，也不符合國際公約呼籲的一體適用原則。目前未被涵括的族群，除了許多服務業工作者之外，也包括自營、承包、間接聘僱的派遣工作者、軍公教人員、不具勞工身分但實際投入工作的志工、實習生、兼職學生等[18]。

（四）強化組織層面的職場健康調查，避免個人化的職場健康監測

在西方國家，政府定期進行的大型職業健康調查，內容涵括工作自主性、決策參與、勞工參與度、職場正義、程序民主、工作意義感、自我價值感等主題[19]。不少實證研究指出，正向的職場社會關係，有助於提升員工身心健康，並能促進積極的社會參與行為。建議勞委會除了應監督最基本勞動條件的落實，定期進行勞動條件的調查之外，或許也可將正面的「工作品質」納入職場調查或職場健康促進方案，以鼓勵重視工作品質與員工身心健康的優質企業。

職場健康促進與健康管理，應重視由下而上的勞工參與機制，且應避免個人化的介入措施；針對個人健康風險的評估，更需要謹慎考慮個人隱私或就業歧視問題。勞委會2011年草擬的《勞工安全衛生法》草案中，

規定雇主應監測員工的血壓、血脂與血糖指數，將異常者通報至中央主管機關；主管機關也可「指定特定對象」，例如從事特定作業勞工可能是罹患職業疾病的「高風險群」，進行健檢並將結果通報，應沒有必要。

（五）過勞職業疾病的認定

　　有關過勞疾病的職業傷病認定，各國作法差異頗大，但少有國家如日本一般，訂定如此繁瑣複雜的因果認定指引。台灣對過勞疾病的職業病認定指引，太過依賴日本經驗，不僅缺乏台灣本土案例或本土流行病學資料，也缺乏國際視野。如前文已提及，目前台灣的認定指引忽視其他壓力疾病，且在認定上採保守的流行病學推論，加上職業病認定審查的焦點時常放在個人，例如體質是否虛弱、是否有其他身／心理疾病、是否有家族史、為何其他人沒發病而你／妳比較特別等等。在這樣的認定過程中，職場健康問題往往被個人化，導致罹病勞工必須概括承受職場健康風險。建議有必要參考更多國際經驗，並且呼應在地脈絡，擬訂更能保障工作者的職業病認定方式。

　　此外，政府勞動政策亦應檢討，盡量鼓勵或強化勞工充權參與安全衛生決策；限制不安定僱用模式，或強化不安定僱用者的勞動保護機制。台灣過去的經濟成長快速，長期以來犧牲環境品質，也忽視工作者身心健康與家庭、社會安全需求。這種發展模式勢必難以永續，也不應再複製。

註解

1.　本文部分內容改寫以下文章：鄭雅文 (2011) 過勞死的問題出在哪？台灣職業安全健康制度總體檢。勞動者雜誌 160: 17-26；鄭雅文 (2011) 職場疲勞問題的因應策略。新社會政策雙月刊 15: 24-29；鄭雅文、葉婉榆、林宜平 (2007) 台灣職場疲勞問題的社會性。台灣公共衛生雜誌 26(4): 251-253。
2.　向勞保爭議審議委員會提出爭議審議，若仍有疑義則再向勞委會訴願審議委

員會提起訴願，由職業病鑑定委員會進行鑑定。有關認定流程請參見本書第 9 章的討論。

3. 不過這類字句在 2010 年 12 月的修訂中已刪除。

4. 2010 年 12 月修訂工時界定方式，並刪除「工作特殊壓力超過百分之五十機率者」等文字。

5. 《勞工保險被保險人因執行職務而致傷病審查準則》增列第 21 條之 1「勞保被保險人罹患精神疾病，而該項疾病與執行職務有相當因果關係者，視為職業病」。

6. 《勞工保險被保險人因執行職務而致傷病審查準則》原第 21 條條文「被保險人於作業中，因工作當場促發疾病，而該項疾病之促發與作業有相當因果關係者，視為職業病」，簡化為「被保險人疾病之促發或惡化與作業有相當因果關係者，視為職業病」。

7. 醫療保健服務業在 1998 年即納入《勞動基準法》適用範圍，但醫師被排除在外。

8. 從新台幣 6 千到 6 萬元，調高至 2 萬到 30 萬元，並得公布違法事業單位名單。

9. 勞委會於民國 100 年公布「勞工工作與生活平衡調查」報告，發現「超時加班」、「未支付加班費」違法比例較高的八大行業為：「金融保險業」、「資訊通訊傳播業」、「醫療保健及社會工作服務業」、「藝術、娛樂及休閒服務業」、「專業、科學及技術服務業」、「住宿餐飲業」、「製造業」及「運輸、倉儲及通信業」。勞委會於 2011 年下半年，動員全國各勞動檢查機構及地方勞工行政主管機關，擴大執行勞動條件檢查 (行政院勞工委員會 2012c)。

10. 「立即關心計畫」於 2009 年 4 月開始推動，內容包括「心靈加油列車」、「勞工抒壓健康網站」、「心靈關懷站」、「就業補給站」。參見勞委會網頁：http://www.cla.gov.tw/cgi-bin/Message/MM_msg_control?mode=viewnews&ts=49ed3d6a:3e80&theme （查詢日期：2012/3/29）

11. 「職場過勞預防宣導會」內容，參見勞委會勞工安全衛生研究所網頁：http://www.iosh.gov.tw/Publish.aspx?cnid=12&P=1899 （查詢日期：2012/3/29）

12. 韓國在 2004 年後認定件數大幅減少，與認定方式的修訂有關，也與心腦血管高風險勞工的健康管理措施有關。

13. 國際間「職場社會心理危害」調查監測主題與調查方式，可參見：王佳雯、鄭雅文、李諭昇、徐儆暉 (2010) 職場社會心理危害調查監測制度之國際概況。台灣公共衛生雜誌 29(6): 551-560。

14. 所謂的「勞動派遣」，乃是由「要派單位」（user enterprises）、「派遣公司」（employment agencies）、「派遣工作者」（agency workers/dispatch workers）形成三角關係。工作者先與派遣公司簽訂勞雇契約，再由派遣公司派至要派單位任職；派遣公司與要派單位簽訂商業契約，並向要派公司收取服務費。要派單位使用派遣人力的主要目的，是為了降低人力成本，並規避勞動法令規範的雇主責任。

15. 美國《公平勞動標準法》（Fair Labor Standards Act），處 1 萬美金或 6 個月以下有期徒刑；日本《労働基準法》第 119 條，處個 6 月以下拘役或罰金；韓國

《勞動基準法》第 110 條，處 2 年以下徒刑或罰金。

16. 韓國《職業安全健康法》第 24-(2) 條「健康管理措施」（2010.06.04 修訂），
    處 5 年以下徒刑或罰金。

17. 違反工時規範的罰鍰額度調高至 2 萬到 30 萬元，主管機關並可公布違法事業
    單位名單。

18. 2012 年 12 月通過的《建教生權益保障法》，明確規範建教生的勞動條件保障
    （受訓津貼、受訓工作時間上限、假期規定、禁止夜間工作），職業傷病補
    償準用《勞基法》、《職災勞工保護法》等規定。

19. 例 如， 歐 盟 推 動 的 European Foundation for the Improvement of Living and
    Working Conditions. 參見網頁資訊：http://www.eurofound.europa.eu/surveys/
    index.htm；美 國 National Institute for Occupational Safety and Health, Quality of
    Work Life Survey http://www.cdc.gov/niosh/topics/stress/qwlquest.html 。取用日期：
    2012 年 4 月 1 日。

參考文獻

中華民國行政院 (2011) 《勞工安全衛生法》草案與修正說明。網址：http://www.
    ey.gov.tw/ct.asp?xItem=83930&ctNode=2294&mp=1 。取用日期：2012 年 4 月
    2 日。

王佳雯、鄭雅文、李諭昇、徐儆暉 (2010) 職場社會心理危害調查監測制度之國際
    概況。台灣公共衛生雜誌 29(6): 551-560。

王佳雯、鄭雅文、徐儆暉 (2011) 不安定僱用模式與受僱者健康之相關。台灣公共
    衛生雜誌 30(3): 217-227。

行政院主計處 (2011) 100 年人力運用調查報告。台北：行政院主計處。

行政院勞工委員會 (2011) 勞工健康保護規則修正總說明。網址：http://www.cla-
    performance.org.tw/data/news043A03.PDF 。取用日期：2012 年 3 月 31 日。

—— (2012a) 中華民國 100 年勞動檢查年報。台北：行政院勞工委員會。

——(2012b) 強化過勞防治，保障職業災害勞工權益。網址： http://www.cla.gov.tw/
    cgi-bin/siteMaker/SM_theme?page=4e12da54。取用日期：2012 年 3 月 31 日。

—— (2012c) 勞委會公布「掃 A 勞動條件檢查」檢查結果。網址：http://www.cla.
    gov.tw/cgi-bin/Message/MM_msg_control?mode=viewnews&ts=4f73c58c:6e7b&t
    heme=&layout= 。取用日期：2012 年 3 月 31 日。

行政院衛生署國民健康局 (2007) 職場健康促進推動指引。台北：行政院衛生署國
    民健康局。

李佩蓉 (2007)「就業保障」、「職場正義」與受僱者疲勞：量表信效度分析與調
    查研究。台北：國立台灣大學衛生政策與管理研究所碩士論文。

林宗弘、洪敬舒、李健鴻、王兆慶、張烽益 (2011) 崩世代——財團化、貧窮化與
    少子化的危機。台北：台灣勞工陣線協會。

湯淺誠著、蕭秋梅譯 (2010) 反貧困——逃出溜滑梯的社會。台北：早安財經。

葉婉榆、鄭雅文、陳秋蓉 (2008)「功勞」、「苦勞」與「疲勞」──浮動薪資下工作者的工作壓力與疲勞問題。勞工安全衛生簡訊 92: 2-3。

Benach, Joan, Carles Muntaner and Vilma Santana (2007) *Final report of the Economic Conditions Knowledge Network - Employment conditions and health inequalities.* Geneva: WHO.

Colquitt, Jason A. (2001) On the dimensionality of organizational justice: a construct validation of a measure. *Journal of Applied Psychology* 86(3): 386-400.

Donovan, Michelle A., Fritz Dragsow and Liberty J. Munson (1998) The perceptions of fair interpersonal treatment scale: development and validation of a measure of interpersonal treatment in the workplace. *Journal of Applied Psychology* 83(5): 683-692.

Elovainio, Marko, Jane E. Ferrie, David Gimeno, Roberto De Vogli, Martin Shipley, Eric J. Brunner, Meena Kumari, Jussi Vahtera, Michael G. Marmot and Mika Kivimäki (2009) Organizational justice and sleeping problems: The Whitehall II study. *Psychosomatic Medicine* 71(3): 334-340.

Elovainio, Marko, Mika Kivimäki and Jussi Vahtera (2002) Organizational justice: evidence of a new psychosocial predictor of health. *American Journal of Public Health* 92(1): 105-108.

Eurostat (2012) Temporary employees as percentage of the total number of employees for a given sex and age group (%). 網址：http://appsso.eurostat.ec.europa.eu/nui/show.do?dataset=lfsa_etpga&lang=en。取用日期：2012 年 8 月 10 日。

ILO, (International Labour Organization) (2009) ILO conventions.

Johnstone, Richard, Michael Quinlan and Maria McNamara (2011) OHS inspectors and psychosocial risk factors: Evidence from Australia. *Safety Science* 49(4): 547-557.

Kivimäki, Mika, Jane E. Ferrie, Jenny Head, Martin J. Shipley, Jussi Vahtera and Michael G. Marmot (2004) Organizational justice and changes in justice as predictors of employee health: the Whitehall II study. *Journal of Epidemiology and Community Health* 58: 931-937.

Leka, Stavroula, Aditya Jain, Sergio Iavicoli, Maarit Vartia and Michael Ertel (2011) The role of policy for the management of psychosocial risks at the workplace in the European Union. *Safety Science* 49(4): 558-564.

Lippel, Katherine and Michael Quinlan (2011) Regulation of psychosocial risk factors at work: An international overview. *Safety Science* 49(4): 543-546.

Moorman, Robert H. (1991) Relationship between organizational justice and organizational citizenship behaviors: do fairness perceptions influence employee citizenship? *Journal of Applied Psychology* 76(6): 845-855.

Rasmussen, Mette Bøgehus, Tom Hansen and Klaus T. Nielsen (2011) New tools and strategies for the inspection of the psychosocial working environment: The experience of the Danish Working Environment Authority. *Safety Science* 49(4):

565-574.

Rose, Geoffrey (1992) *The Strategy of Preventive Medicine.* New York Oxford University Press.

Yeh, Wan-Yu, Yawen Cheng and Chiou-Jung Chen (2009) Social patterns of pay systems and their associations with psychosocial job characteristics and burnout among paid employees in Taiwan. *Social Science and Medicine* 68(8): 1407-1415.

第十五章
工時的規範與變遷：
國際經驗與台灣現況 [1]

吳宣蓓、鄭雅文

　　東亞國家的平均工時一向遠高於西方國家，國家對工時的規範也較放任寬鬆。近年來社會大眾關注職場過勞問題，其中工時即為核心焦點。本章以工時為主軸，我們首先扼要介紹國際間有關工時的規範與治理類型，並比較歐美、日、韓與台灣在工時的歷史變遷趨勢；接著我們探討台灣工時管理的制度現況與問題，並對政策介入方向提出一些建議。

　　欣穎今年 19 歲，剛從高中畢業。父親因為受金融風暴的影響，被裁員而失業；欣穎因此決定暫時放棄繼續升學的夢想，在一間連鎖飲料店擔任店員，賺錢幫忙家計。從她第一天上班以來，每天工作 12 小時，卻沒有加班費，月薪也只有 18K。三個月後，欣穎忍不住向店長抱怨工時過長。店長卻告訴她，如果不想做可以馬上辭職，需要這份工作的人還很多……。（參考資料：批踢踢 ServiceInfo 板）

　　5 月初，雪隧才發生客運追撞的火燒車意外，沒想到才隔 1 個月，又發生國道客運司機打瞌睡追撞事故！一位長期疲勞駕駛的司機，跳出來控訴，接連肇事，主要就是因為工時實在太長；由於客運司機底薪低，必須靠多跑趟數來加成，因此大多數都選單班制，也就是 1 個司機配 1 台車……駕駛每天早上 7 點後，晚上 11 點才下班，長達 16 小時的上班時間中，有 13 小時在握方向盤，一天等於除了開車、就是在睡覺……。投訴司機自拍影片：「我是跑單班，可以說一整天都在開車，每天排這種班，司機晚上睡不到 5 小時，實在是拿客人的生命安全開玩笑。」（TVBS-N 新聞，2012 年 7 月 3 日）

　　子亮今年 32 歲，大學機械系畢業後就進入了人人欽羨的外商科技公司擔任工程師，負責客戶端機台的維修和零件更換。他的正常上班時間是上午 9 點到下午 6 點，每三週值一次假日班，每次 12 小時。不過子亮真正的工作時間卻不僅如此。他需要負責 30 到 40 台機器，而且 24 小時都要 on call 待命，一旦機器發生故障，就得立即前往客戶處維修機台。尤其最近公司引進的新機型故障率高，常常一進去就工作到下一位同事接班才能休息，中間沒有時間吃飯和休息，下班時往往已經午夜 12 點，時常隨便買便利商店的食物解決一餐。除了工作繁忙，子亮也需要面對客戶的抱怨與催促，並有被投訴的壓力。由於長期忙於工作，缺乏休閒與社交生活，子亮老覺得身心疲憊，放假時只想待在家裡睡覺。今年的健檢報告顯示，

子亮有高膽固醇、高三酸甘油脂、肥胖等問題；醫生建議他要有良好的飲食與運動習慣，但他沒有時間，也覺得力不從心……。（吳宣蓓，訪談紀錄，2011）

一、前言

　　環顧東亞國家，工作者工時過長的問題十分普遍。台灣自 1980 年代中期之後，平均工時已逐年下降，但至今工作者的平均工時仍遠高於歐美工業先進國家，也高過「過勞大國」的日本。

　　歸納國內外研究，工時過長對工作者身心健康的負面影響，主要透過兩個致病途徑。其一，工時過長且長期處在緊張的情緒中，體內交感神經系統會持續活化，造成多種荷爾蒙分泌狀況的改變，包括腎上腺素（epinepherine）上升（導致血壓提高、血糖上升、甘油脂上升、肌肉緊繃）、腎上腺皮質醇（cortisol）上升（產生免疫抑制作用）、性荷爾蒙下降（導致性慾與性功能減退）。其二，工時過長容易剝奪運動、休閒、社交與家庭生活，並容易逐漸養成飲食不正常、飲用含咖啡因飲料、抽菸習慣等問題。

　　流行病學實證研究也顯示，工時過長與許多疾病的罹病風險有關，包括心肌梗塞、高血壓、糖尿病、肥胖、肌肉骨骼疾病、睡眠障礙、憂鬱、疲勞與其他身心症狀（Nakanishi et al. 2001; Liu and Tanaka 2002; Iwasaki et al. 2006; Park et al. 2010）；也有不少研究指出，工作疏失及職災事故的發生，與工作者工時過長、過度疲憊有密切的關連（Dembe et al. 2005）。

　　此外，不正常的工時（如夜間工作、輪班工作）違反人體生理時鐘，不僅影響睡眠而使工作者更加疲憊，更會造成內分泌系統的改變。研究顯示，輪班工作者的心血管疾病、糖尿病與代謝症候群（metabolic syndrome）罹病風險，顯著高於正常工時工作者（Szosland 2010）；研究也指出輪班會影響女性荷爾蒙分泌與生殖系統運作，進一步造成經期混

亂、易流產，甚至罹患乳癌風險等（Messing 1997; Costa 2003; Hansen and
Lassen 2012）。在醫療照顧工作者中，輪班也容易造成事故災害與醫療錯
誤行為的發生（Barger et al. 2005; Keller 2009）。

　　但導致工作者工作壓力的原因非常多，「工作時間」僅反映「勞動長
度」與「工作時段」，並無法反應工作者整體的勞動負荷。在國際工作壓
力流行病學領域中，我們可發現來自歐美等西方國家的研究，大多關注
工時之外的工作壓力源；近年來，歐盟國家、英國、加拿大、澳洲等國
陸續推動「職場社會心理危害」的大規模職場健康調查，調查內容雖必定
涵蓋工時，但卻更著重在其他面向，如工作控制、工作步調、情緒負荷、
職場暴力、職場霸凌、就業保障、組織正義等社會心理危害（王佳雯等
2010）。

　　相較之下，以「工時」為主軸的工作壓力流行病學研究則大多來自東
亞國家，如日本與韓國。何以如此？我們認為，與東亞國家平均工時遠高
於西方國家，且工時的管理較放任寬鬆有關。文章開頭的例子常是各行各
業中許多工作者的處境。要防範台灣職場過勞問題，需先積極落實工時的
規範、強化工時管理。本章先扼要介紹國際間有關工時的規範與變遷趨勢，
接著探討台灣有關工時管理的制度現況與問題，並提出一些政策建議。

二、工時的規範

　　西方社會對工時的關注，可追溯至 18 世紀工業革命開展之時。當時
生產效率大幅提升，勞動條件卻日益惡化；勞工必須長時間工作，才能賺
取足以餬口的薪資。隨著勞工運動的發展，工時的限制，成為勞工運動的
主要訴求。

（一）國際公約

　　「國際勞工組織」（International Labour Organization）於 1919 年成立，同年即頒布不少國際公約。ILO 的第一號公約即是《工作時數（工業）公約》。該公約要求簽署國讓工業部門工作者，每日工時不超過 8 小時、每週工時不超過 48 小時。

　　1921 年，ILO 頒布《週休（工業）工約》，要求雇主應讓勞工每週至少有一天休息日；1935 年，ILO 頒布《每週四十小時公約》，將工時上限修改為每週 40 小時。ILO 有關工時的主要公約，請參見表 15-1。

表 15-1　國際勞工組織有關工時的主要公約

號	公約名稱（發布年份）	規範內容	簽署國數（比例）
C1	Hours of Work (Industry) Convention (1919)	工業部門工時公約，每天 8 小時、每週 48 小時	51 (28%)
C14	Weekly Rest (Industry) Convention (1921)	工業部門每 7 天應有至少 1 天（24 小時）為休息時間	119 (65%)
C30	Hours of Work (Commerce and Offices) Convention (1930)	商業及事務部門工時公約，每天 8 小時、每週 48 小時	28 (15%)
C47	Forty-Hour Week Convention (1935)	工作時間應減少至每週 40 小時	15 (8%)
C52	Holidays with Pay Convention (1936)	在同一單位連續服務 1 年後，每年應享有給薪休假	39 (21%)
C101	Holidays with Pay (Agriculture) Convention (1952)	於同一個農業事業單位連續服務 1 年後，每年應享有給薪休假	34 (19%)
C106	Weekly Rest (Commerce and Offices) Convention (1957)	商業及事務部門每 7 天應有至少 1 天（24 小時）為休息時間	63 (34%)
C132	Holidays with Pay Convention (Revised) (1970)	修訂帶薪休假（C52）公約	36 (20%)

資料來源：ILO，http://www.ilo.org/ilolex/english/index.htm；搜尋時間：2012 年 3 月 27 日。作者自行整理

聯合國大會在 1966 年通過《經濟、社會和文化權利國際公約》，其中第 7 條也明訂，締約國應確保人人均享有公正和良好的工作條件，應確保工作者有休息、閒暇和工作時間的合理限制，並提供定期給薪休假以及公共假日報酬。國際公約針對工時明文規範，目的在於確保勞動人權，讓工作者維持工作和生活之間的平衡，避免因工時過長，而影響身心健康與正常社會生活。台灣也在 2009 年通過《公民與政治權利國際公約及經濟社會文化權力國際公約施行法》（簡稱《兩公約施行法》），成為國內相關法規及行政措施改進檢討的規範 [2]。

（二）工時的治理模式（Working time regime）

產業結構以及國家對工時規範的強弱程度，是影響工時分布的重要因素。根據國際勞工組織的報告書，各國的工時治理類型與工時分布狀況大致可分為以下幾種類型（Lee et al. 2007）。

在類型一（圖 15-1，實線），工時受到國家高度管制，因此大部分工作者的工時集中於「法定工時」，此類型以法國為代表。類型二亦屬「強規範型」（圖 15-1，虛線），工作者的工作時間少有超過「法定工時」，但工會另外透過「集體協商」（collective bargaining）[3]，為工會會員爭取更好的勞動條件，因此在「法定工時」之下，會呈現多個工時聚集（multiple peaks），此類型以德國、奧地利為代表。如果「集體協商」的結果適用於全體工作者（包含未加入工會組織的工作者），則工時的分布狀況與類型一類似，以丹麥為代表。在類型一與類型二中，工作型態皆以全職工作為主，部分工時工作受到限制。

在類型三與類型四中，部分工時工作較為普遍，但類型三（圖 15-2，實線）的工時受到國家嚴格規範，此類型以荷蘭、比利時為代表。類型四（圖 15-2，虛線）則屬弱規範型，工時規範缺乏有效落實，甚至沒有工時規範（如美國未設有工時上限），因此工時分布並沒有明顯的聚集現象，以日本、英國、美國為代表。

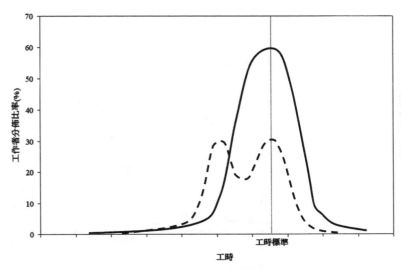

圖 15-1　以全職工作為主，且工時規範嚴格的國家之工時分布

類型一（實線）：以統一的法定工時為標準
類型二（虛線）：法定工時之外，另透過「集體協商」協議工時

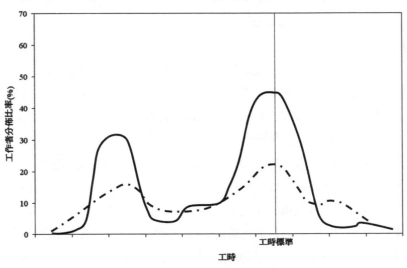

圖 15-2　部分工時工作普遍的高收入國家之工時分布

類型三（實線）：工時規範嚴格
類型四（虛線）：工時規範未落實（或沒有工時規範）

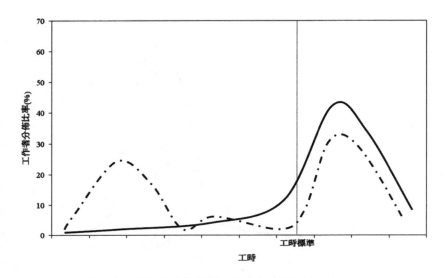

圖 15-3　超時工作普遍的新興工業化國家之工時分布

類型五（實線）：超時工作為普遍現象
類型六（虛線）：超時工作為普遍現象，但同時有許多工作處在工時不足的低度就業狀況

以上圖表皆由陳怡欣協助繪製；參考資料 Lee et al. 2007

　　第五、六類型通常出現在新興工業化或低收入國家，整體而言，平均工時較長，超時工作的現象普遍。在類型五（圖 15-3，實線），長工時工作為普遍現象，成為職場文化的一環，而國家的工時規範薄弱，或是未被有效落實；此類型以韓國為代表。

　　第六類型（圖 15-3，虛線）亦屬高工時國家，但工時呈現兩極化分布，亦即，許多工作者超時工作，但同時卻有許多人處在工時不足的低度就業狀況，或根本缺乏就業機會（失業）；能擁有正常工時的工作者反而是少數族群。類型六在低收入且缺乏勞動規範的落後國家相當普遍。在台灣，政府單位與許多事業單位大幅精簡人力，造成正職工作者一人當好幾人用，被裁掉的人員則成為兼職的臨時工，也將使我們的工時分布落入此類型。

（三）各國工時管理概況

　　各國勞動法令對於工時的規範不一，但大致有「法定正常工時」、「法定最高工時」、「超時工作上限」、「超時工作薪資計算方式」、「集體協商工時」等內容。我們搜尋各國政府網頁與相關文獻，整理於表 15-2。

　　從表 15-2 的資料可發現，大多數國家的「法定正常工時」訂為每週 40 小時或以下；「正常工時」之外的「超時工時」上限，各國規定不一；「超時薪資」的計算，大約在正常薪資的 1.1-2.5 倍之間。

　　但也有一些國家僅訂定「最高工時」而無「正常工時」規定，如荷蘭、德國、英國和丹麥；這些國家也因此沒有「超時薪資」的配套規範。大多數國家的「法定最高工時」每週介於 44-60 小時之間，每日介於 8-14 小時之間。只有美國未訂定任何「法定最高工時」或「超時上限」。台灣目前《勞基法》規定的「正常工時」為兩週 84 小時[4]，高於其他國家。

　　從表 15-2 也可發現，除了日本之外，大多數先進國家的「集體協商工時」，低於「法定正常工時」；也就是說，政府法令訂定了最低標準勞動規範，而工會則透過集體協商權，向資方爭取更優渥的勞動條件（陳正良 2010）。在西方工業先進國家，集體協商的工時範圍大約介於每週 34-44 小時之間；韓國與台灣的勞資協商工時，則缺乏正式的統計數據。

　　在罰則方面，受限於資料的取得性，僅列出少數國家的情形。可發現在美國、日本與韓國，違反工時規範、休息、休假日、加班費等相關規定的事業單位，除了罰鍰之外，也可能對公司負責人處以徒刑[5]。台灣目前尚無追究刑責，僅處以事業單位行政罰款。

　　近年來，歐洲國家開始重視「工作與家庭平衡」（work-family balance），以避免工作干擾家庭，並確保家庭責任的公平分攤。其中最具有代表性的國家為荷蘭；荷蘭在 2000 年制定《工作時間調整法》（Adjustment of Working Hour Act），讓工作者得以在不抵觸公司利益的前提之下，自行調整或減少工作時間，雇主必須予以充分尊重（Baaijens and

表 15-2　　工時規範的國際比較

國家	法律 (最新修訂)	法定工時				平均工時上限	超時上限	超時薪資	集體協商正常工時	違反工時或工資法罰則
		每週正常	每週最高	每日正常	每日最高					
法國	Labour Code (2009)	35	48	無	10	無	220 時/年	1.1-1.5 倍	39	na
德國	Hours of Work Act (2006)	無	48 a	無	8	無	無	無	35-39	na
丹麥	Holiday Act (2004)	無	48 b	無	13 b	48 小時/四個月	無	無	37-37.5	na
芬蘭	Working Hours Act (2005)	40	48	8	無	無	138 時/4 月；250 時/年	前兩小時 1.5 倍；之後 2 倍	37.5-40	na
挪威	Working Environment Act (2009)	40	50	9	無	48 小時/八週	25 時/4週；200時/年	1.4 倍	37.5	na
荷蘭	Working Time Act (2009)	無	60	無	12	55 小時/四週 48 小時/十六週	無	無	36-38	na
比利時	Labour Act (2009)	38	50	8	11	無	3時/日；12時/週	工作日 1.5 倍；週日與國定假日 2 倍	38	na
英國	Working Time Regulations (2009)	無	48	無	無	48 小時/十七週	無	無	34-40	na
加拿大	Canada Labour Code (2009)	40	48	8	無	無	8 時/週	1.5 倍	35-40	1 萬加幣
美國	Fair Labor Standards Act (2009)	40	無	無	無	無	無	1.5 倍	35-40	1 萬美金；6 個月以下有期徒刑
日本	勞動基準法 (Labour Standards Act, 2006)	40	變形工時另訂	8	變形工時另訂	無	45 時/月；360 時/年（36 協定）	1.25-2.5 倍	40-44	30 萬日圓；6 個月以下有期徒刑

表 15-2　工時規範的國際比較（續）

國家	法律（最新修訂）	法定工時				平均工時上限	超時上限	超時薪資	集體協商正常工時	違反工時或工資法罰則
		每週正常	每週最高	每日正常	每日最高					
韓國	勞動基準法 (Labor Standards Act, 2011)	40	52	8	無	無	12 時／週	1.5 倍		1000 萬韓元；2年以下有期徒刑
台灣	勞動基準法 (Labor Standards Act, 2011)	雙週84	48	8	12	無	4 時／日46 時／月	前兩小時 1.33倍；後兩小時1.66 倍		2-30 萬新台幣

資料來源：ILO Database of Conditions of Work and Employment Laws〔www.ilo.org/travdatabase，更新至 2009 年〕；日本、韓國資料參考該國政府網頁。作者自行整理。
註 1：na 為未取得資料。
註 2：a 從每天最高工時限制和每週至少休息一天進行推算；b 從超時工作與休息時間限制進行推算。此 表只呈現一般性規範，未呈現特殊規定，如婦女、青少年、特殊行業、特殊事由等其他規範。

Schippers 2003）。這項政策大幅提高荷蘭的女性勞動參與率，也造成「部分工時者」（part-time workers）佔勞動人口的比例遠高過其他歐美國家（Lee et al. 2007）。由於部分工時可能使僱用關係變得不穩定，荷蘭政府為了保障「部分工時者」權益，也同時推動「彈性安全」制度，例如將職業年金、國民年金等工作福利保障，擴及到部分工時工作者（李碧涵、賴俊帆 2009）。

三、各國工時的變遷：實證數據

　　西方國家對於工時的監測開始於 19 世紀後期，一開始是以製造業全職工作者為調查對象（Whaples 2001）；1970 年代之後，工業先進國家陸續建立全國性的工時統計（OECD 1998; OECD 2004）。從圖 15-4 資料可發現，在 1915 年之前，歐美國家的每週平均工時大約在 55 小時以上，至 2010 年則大多降到每週 40 小時以下。

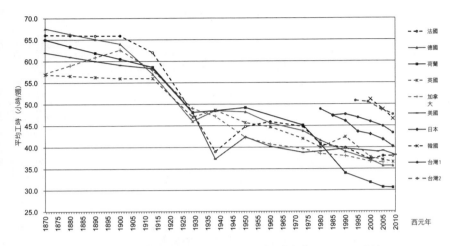

圖 15-4　各國「每週平均工時」歷史變遷圖（1870-2010 年）

註 1：1870-1990 年歐美國家的調查對象為非農業的全職就業者。

註 2：早期歐美國家非農業全職就業者（full-time production workers）的平均工時，資料來源為歷史學者 Huberman 的研究（Huberman 2004）；2000、2005、2009 年法國、德國、荷蘭、英國、加拿大和韓國的資料來自 OECD 網站，調查母群體是全體就業者主要工作的每週平均工時。〔http://stats.oecd.org/index.aspx?〕（取用日期：2012 年 1 月 14 日）。

註 3：美國的資料來自美國勞工統計局的 CPS 調查（Current Population Survey），調查母群體是全體就業者，每週平均工時。〔http://www.bls.gov/cps/cps_aa2003.htm〕（取用日期：2012 年 1 月 14 日）。

註 4：日本的資料來源為日本厚生勞動省的人力資源調查（Labour Force Survey），調查母群體為 15 歲以上的非農業受僱者，每週平均工作時數。〔http://www.stat.go.jp/english/data/chouki/19.htm〕（取用日期：2012 年 1 月 14 日）。

註 5：台灣 1 的資料來源是人力資源調查，母群體為 20-65 歲之全體就業者，上週工作時數；台灣 2 的資料來源是台灣社會變遷基本調查，母群體是 20-65 歲之全體就業者，上週工作時數。

作者自行繪製

　　進一步觀察各時期的工時變化，可發現西方國家平均工時明顯下降的趨勢，發生在 1915 年至 1930 年之間，此時期也是國際勞工組織成立，工時相關國際公約陸續頒布的時期。第二次世界大戰（1939-45 年）結束後到 1970 年左右，西方國家經濟快速成長，平均工時大約在每週 40-50 小時之間，在 1990 年之後則大都下降至每週 40 小時以下。另一方面，我們也可注意到，荷蘭的平均工時下降趨勢顯著，目前是歐洲國家中平均工時最短的國家。東亞國家包括日本、韓國與台灣，平均工時則遠高於西方國家。雖然各國工時統計的調查對象與測量方式不一，可能無法直接比較，但圖

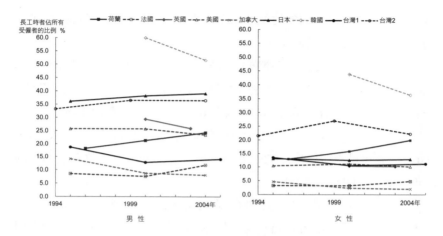

圖 15-5　各國受僱者長工時比例（1994-2005 年）

註：台灣 1 資料是來自主計總處「人力資源調查」，母群體為 20-65 歲的全體就業者，測量上週工作時數，統計數據由本文作者自行分析；台灣 2 資料來自中研院「台灣社會變遷基本調查」，母群體是 20-65 歲的全體就業者，測量上週工作時數，統計數據由本文作者自行分析。

資料來源：國際勞工組織統計資料庫〔http://laborsta.ilo.org/STP/guest〕〔取用日期：2012 年 1 月 14 日〕；
　　　　　作者自行繪製

15-4 的數據仍能概略呈現各國長期以來的工時變化趨勢。

　　何以各國平均工時皆呈現下降趨勢，但工作壓力問題卻似乎日益嚴重？可能的原因包括：其一，西方國家在 1980 年代以來推動去管制政策，導致勞動條件逐漸惡化；其二，新興工業化國家紛紛加入國際勞動分工體系，全球化帶來競爭壓力越來越大。

　　然而，以服務業為主的產業型態，可能讓工作者的工作時間越來越不受限，也使傳統的打卡制度，越來越無法呈現工作者真正投入工作的時間。如在家工作、兼職工作、部分時間工作、待命時間、通勤時間等等，大都未完整計入工時統計；值得注意的是，隨著此類工作日益盛行，工時統計也有可能被低估。

　　平均工時也不易呈現工時的分布以及兩極化趨勢。為了回應此問題，我們比較各國長工時受僱者（≧ 49 小時／週）佔所有受僱者的比例。如圖 15-5 所示，在 1994 年到 2005 年間，除了韓國、加拿大和英國男性之外，

其他國家長工時受僱者的比例並未明顯下降，而荷蘭長工時受僱者的比例，反而呈現明顯上升趨勢。

各國平均工時呈現下降趨勢，但是長工時者的比例卻未明顯減少。這說明了平均工時的下降，可能是因為部分工時者的增加，而非長工時的工作者減少。研究指出，在 1980 年代至 2000 年間，大多數的工業化國家長時間工作者的比例增加，同時短時間勞動者的比例也在增加（Messenger 2004）。低度就業與超時工作並存，成為工時問題的「雙重挑戰」（double challenges）（OECD 1998）。

在台灣，由主計總處進行的「人力資源調查」顯示，在 1980 年至 2009 年間，全體就業者每週平均工時從 48.9 小時下降至 43.4 小時；而中研院進行的「台灣社會變遷基本調查」資料顯示，在 1994 年至 2009 年間，就業者每週平均工時從 50.8 小時下降為 47.6 小時。兩個調查結果皆顯示平均工時在下降，但「台灣社會變遷基本調查」的資料，卻比「人力資源調查」資料高出 4 個小時[6]。在長工時工作者所佔比率方面，「人力資源調查」顯示，在 2005 年男女性受僱者每週工作 ≧ 49 小時的比例分別為 14.1% 和 11.3%；但「台灣社會變遷基本調查」顯示每週工作 ≧ 49 小時的受僱者比率為男性 36.5%、女性 22.3%，比前者高出甚多。由於工時的定義與調查方式並不統一，造成不同研究的結果難以相互比較；台灣「人力資源調查」和「台灣社會變遷基本調查」結果相距甚大，即反應此限制。

四、台灣工時管理的現況與問題

《勞基法》於 1984 年制定公布，有關工時規範的修訂過程，可見表 15-3。

在 1996 年之前，《勞基法》一直僅適用於工業部門。直到 1996 年擴大適用範圍至服務業，並且新增第 84-1 條「工作時間可另行約定」的條文。第 84-1 條立法原意在於考量一些工作者的工作性質特殊，如急診室、開刀

表 15-3　《勞基法》有關工時規範的修訂過程

時間	內容（摘錄）
1984/8/1	• 首次公布實施，全文共 86 條。 • 適用範圍：農林漁牧業、礦業及土石採取業、製造業、營造業、水電煤氣業、運輸倉儲及通信業、大眾傳播業、其他經中央主管機關指定之事業。 • 正常工時（第 30 條）：每日不得超過 8 小時，每週總時數不得超過 48 小時。 • 超時工作（第 32 條）：應經工會或勞工同意，並報請當地主管機關核備；男工每天不超過 3 小時，每月不超過 46 小時；女工每天不超過 2 小時，每月不超過 24 小時。特殊行業可將每日超時工時延長至 4 小時。
1996/12/27	• 擴大適用範圍（修訂第 3 條）。 • 正常工作得變更（增訂第 30-1 條）：經工會或勞工半數以上同意，工時得依下列原則變更；四週內正常工時分配於其他工作日之時數，每日不得超過 2 小時、當日正常工時達 10 小時者其延長之工時不得超過 2 小時、二週內至少有二日例假休息、女性勞工夜間工作雇主應提供完善安全衛生設施。 • 工作時間可另行約定（增訂第 84-1 條）：監督、管理人員或責任制專業人員、監視性或間歇性之工作及其他性質特殊之工作者，得由勞雇雙方另行約定其工作時間、例假、休假及女性夜間工作。
1998/5/13	• 正常工作得變更（修訂第 30-1 條）：女性勞工「除妊娠或哺乳期間者外」，於夜間工作，雇主應提供完善安全衛生設施。
2000/6/28	• 正常工作縮短為每週平均 42 小時（修訂第 30 條）
2002/12/25	• 變形工時（修訂第 30 條）：經勞資會議同意後，得將其二週內二日之正常工作時數，分配於其他工作日；正常工作時間，得將八週內之正常工作時數加以分配。 • 超時工作（修訂第 32 條）：雇主延長勞工之工作時間連同正常工作時間，一日不得超過 12 小時，一個月不得超過 46 小時。 • 修訂女工工作時間，配合《性別工作平等法》之修訂（修訂第 49 條）：雇主經工會同意(或勞資會議)同意，且符合各款規定者，得使女工於午後 10 時至翌晨 6 時之時間內工作。 • 罰則（修訂第 77、79 條）：違反第 49 條第 3 項規定者，處 6 個月以下有期徒刑、拘役或併科 2 萬元以下罰金；違反第 49 條第 5 項規定者，處 1 萬元以上 5 萬元以下罰鍰(未改善得連續處罰)。
2011/6/29	• 罰則修訂，處罰額度提高：違反第 30 條規定者，處新臺幣 2 萬元以上 30 萬元以下罰鍰。

作者自行整理

房醫護人員或飛航人員等，難以全面適用工時規定，因而訂定此條文加以排除[7]。該條所指可另行約定的工作類型包括「監督、管理人員及責任制專業人員」、「監視性或間歇性工作」、「其他性質特殊之工作」，但仍須由中央主管機關核定公告。另行約定的勞動契約須由勞雇雙方議訂，內容應明訂每月最高工時、加班給付標準、例假、休假等等，且必須向公司所在地的地方主管機關核備後才能實施。

　　《勞基法》第 84-1 條類似於西方國家的集體協商工時。不過，台灣目前工會組織率低且力量不足，由勞工與雇主的協商結果，幾乎是在資方的利益下擬訂出來，往往成為變相壓榨勞方的手段（陳正良 2010）。此條文本身與執行面的問題包括：（1）中央主管機關的核定方式缺乏清楚依據，適用範圍不斷擴大，成為業者規避《勞基法》工時與加班費規範的漏洞；（2）地方政府缺乏把關機制，導致勞工權益保障的喪失。以保全員為例，部分地方政府核定的工時甚至高達每月 240 至 360 小時，不僅工時過高，換算為時薪也低於勞基法的基本工資規範。台灣目前也未明訂協商工時上限，無法真正保障勞動權益。

　　勞委會與各縣市勞工局近年來積極進行勞動條件檢查，可以進一步發現事業單位違反《勞基法》工時相關規定的狀況十分普遍，如濫用責任制、使勞工超時工作、未依法給予加班費等問題。例如，勞委會於 2010 年 10 月針對高科技員工進行專案勞動檢查，結果發現有高達八成的業者違反《勞基法》工時相關規定；勞委會於 2011 年 4 月公布的醫療院所勞動檢查，發現被抽查的五十家公私立地區醫院中，違法比率為 32％；2012 年 3 月公布的「掃 A 勞動條件檢查」，發現在 11,413 廠次中，違法比率達 30.7%。長期以來，政府未落實勞動檢查，工作者缺乏權益意識，雇主違法行為似乎早已被視為職場常態。

　　根據勞委會 2011 年「勞工工作與生活平衡調查」，有高達 26.8% 的工作者每日工作時間超過 12 小時上限[8]；有高達 13.1% 的工作者每月加班工時超過 46 小時上限[9]；有 12.3% 曾經有未領到加班費或無補休的情況；

此外，把工作帶回家做的情形也高達 25.1%。同樣顯示工時過長問題十分普遍（行政院勞工委員會 2011）。

在台灣的外勞族群更是長期處於長工時的勞動狀態。除了經常性的強迫加班，甚至有不服從者遭受雇主處罰的待遇；許多家務照護移工則處於終年無休假的情況（亞太移駐勞工工作團 2002）。根據台灣政府統計，2011 年本國籍受僱者平均工時為 178.7 小時（行政院主計處 2011）；外勞平均工時則高達 227.1 小時，家務移工每日平均工作時數更達 13.3 小時（行政院勞工委員會職業訓練局 2011）。

另一方面，台灣對於彈性化勞動市場的需求也逐年增加。根據 2011 年主計處的統計資料，從事部分工時、臨時性、人力派遣工作者人數約 69 萬人，占全體就業者的 6.5%。其中，部分工時工作者以在學或準備升學的學生為主（48.3%），遠高於家庭主婦（28.6%）。此數據除了凸顯青年打工比率相當高的社會現象，也顯示台灣目前尚缺乏有利於婦女從事部分時間工作的就業制度。例如，2006 年台灣婦女部分工時就業者占總就業者的比率，台灣僅 2.64%，遠低於歐盟 15 國的 14.2%（李碧涵、賴俊帆 2009）。

五、建議

各國平均工時雖呈下降趨勢，但是長工時者的比例卻未降低，突顯工時兩極化的問題。我們參考國際工時管理經驗，進一步提出工時管理的建議。

首先，《勞基法》規範必須落實，使工作者能獲得充分休息；除了強化勞動檢查之外，也應建立勞工通報機制；勞基法第 84-1 條的適用範圍也必須重新檢討，並檢視各類工作者的勞動契約，強化勞工團體的參與機制。針對違規企業，應處以有效處罰，並督促限期改善。在職場內，也應宣導工時管制的重要性，提升工作者勞動權益意識。

近年來，台灣景氣不佳，部分業者主張仿效歐陸國家，建立「工時銀行」機制，讓雇主能依照景氣需求調整人力。以勞工法令健全的德國為例，雇主若使勞工加班，可將加班工時存入勞工的「工時戶頭」；等到工作淡季時，勞工可支領「工時戶頭」的工時，以作為休息或私人活動之用（李誠 1996）。然而，德國的彈性工時制度，是建立在健全的勞雇協商機制以及完善勞動法令制度的基礎之上，因此較能確保工作者利益。在台灣，超時工作與未領加班費等違法問題仍然如此普遍的情況下，如果冒然引進國外制度而缺乏配套，受惠者恐怕只有資方。

從各國工時法令與管理制度可發現，未來勞動市場採取工時削減、工作分享的政策，重新分配工時和彈性化工時管理制度有值得肯定之處，但必須在具備完善的社會安全制度，以及工時縮短、薪資不減少的前提下推動。否則可能使整體就業環境崩解，更加不利於勞工，尤其是社會底層的勞工可能陷於工作貧窮（努力拼命工作卻賺不到錢）或失業兩種極端的困境之中。

台灣政策也應提供兼具彈性安全的就業環境、增加勞動參與率，以減輕工作者（特別是女性）的工作負荷，來兼顧家庭需求，這項措施同時也可能減緩生育率下降。以日本為例，2007 年制定的《工作生活平衡憲章》中，即以降低工時過長的人數、降低兼職等不穩定就業形態的比率，以及提高育齡婦女的就業率、提高男性勞工親職假比率等目標作為施政方向，值得參考。

值得注意的是，各國除了測量工作長短之外，也相當關注超時工作是否有支薪或補償，例如，加拿大、英國、丹麥與芬蘭等國，皆詳細測量工作者支薪與不支薪的超時工作時數，顯示這些國家相當重視此議題。此外，歐盟與丹麥在問卷上對於夜間工作與輪班工作皆有詳細的說明，加拿大問卷詢問工作者是否在週六與週日工作。我們建議，政府應建立能有效偵測勞工工時與工資狀況的調查（包含正常工時、支薪加班工時、不支薪在家加班工時、工作間休息狀況、待命時間，以及通勤時間），並定期辦理，

以精確掌握台灣就業者的工時狀況，作為預防超時工作、同時保障勞工經濟安全與健康的重要依據。

註解

1. 本章部分內容改寫自：吳宣蓓 (2011) 工時變遷與過長工時對健康的影響。台北：國立台灣大學健康政策與管理研究所碩士論文。本文先前版本曾刊登於：吳宣蓓、鄭雅文 (2012) 工時的規範與變遷：國際經驗與台灣現況。看守台灣季刊 14(2): 26-37。
2. 《兩公約施行法》第 8 條明訂：「各級政府機關應依兩公約規定之內容，檢討所主管之法令及行政措施，有不符兩公約規定者，應於本法施行後二年內（即 2011 年 4 月），完成法令之制（訂）定、修正或廢止及行政措施之改進。」
3. 集體協商意指勞方透過團體的形式與資方進行交涉與協商，用以保護個別勞工的生存權及工作權（包含工時、工資、安全衛生等事項），被稱為勞動三權之一。有關於集體協商的討論可參見本書第 5 章。
4. 《勞基法》第 30 條第 1 項：「勞工每日正常工作時間不得超過八小時，每二週工作總時數不得超過八十四小時。」
5. 日本《勞働基準法》第 119 條，處以六個月以下拘役或罰金；韓國《勞動基準法》第 110 條，以兩年以下徒刑或罰金。
6. 「人力資源調查」由行政院主計總處辦理；「台灣社會變遷基本調查」由行政院國家科學委員會人文及社會科學發展處辦理。兩調查計算出之平均工時相差 4 個小時之因，應該與就業人口的定義與工時調查方式的差異有關。「人力資源調查」分開詢問上週全日和部分時間工時，再作加總，而「台灣社會變遷基本調查」則以單題詢問每週平均工時。
7. 勞雇雙方另行約定工作時間、例假、女性夜間工作後，報請當地主關機關核備，不受勞基法第 30 條（工作時間）、第 32 條（延長工時）、第 36 條（每 7 天至少有 1 日作為例假）、第 37 條（休假）、第 49 條（女性夜間工作）規定的限制。
8. 其中「偶爾」佔 20.8%、「經常」佔 6 %。
9. 其中「偶爾」佔 9 %、「經常」佔 4.1%。

參考文獻

王佳雯、鄭雅文、李諭昇、徐儆暉 (2010) 職場社會心理危害調查監測制度之國際概況。台灣公共衛生雜誌 29(6): 551-560。

行政院主計處 (2011) 受僱員工薪資調查與生產力統計—年報（100 年）。台北：行政院主計處。

行政院勞工委員會 (2011) 2011 年勞工工作與生活平衡調查報告。網址：http://statdb.cla.gov.tw/html/svy00/0005menu.htm。取用日期：2012 年 1 月 14 日。

行政院勞工委員會職業訓練局 (2011) 100 年外籍勞工運用及管理調查。台北：行政院勞工委員會職業訓練局。

李誠 (1996) 工時彈性化勞資都是贏家——再論勞基法修法方向。勞工行政 104: 23-26。

李碧涵、賴俊帆 (2009) 婦女就業與彈性工時。台灣勞工季刊 3(17): 42-49。

亞太移駐勞工工作團著、夏曉鵑譯 (2002) 菲律賓移駐勞工在台灣的處境。台灣社會研究季刊 48: 219-234。

陳正良 (2010) 台灣工會與協商結構：朝向較集權模式作發展。台灣勞動評論 2(1): 21-62。

Baaijens, Christine and Joop Schippers (2003) The unfulfilled preference for working fewer hours in the Netherlands. Working Paper, the Seventeenth ESPE Conference and General Assembly 2003. New York, USA.

Barger, Laura K., Brian E. Cade, Najib T. Ayas, John W. Cronin, Bernard Rosner, Frank E. Speizer and Charles A. Czeisler (2005) Extended work shifts and the risk of motor vehicle crashes among interns. *New England Journal of Medicine* 352(2): 125-134.

Costa, Giovanni (2003) Shift work and occupational medicine: an overview. *Occupational Medicine* 53(2): 83-88.

Dembe, Allard E., J. B Erickson, R. G. Delbos and Steven M. Banks (2005) The impact of overtime and long work hours on occupational injuries and illnesses: new evidence from the United States. *Occupational and Environmental Medicine* 62(9): 588-597.

Hansen, Johnni and Christina F. Lassen (2012) Nested case–control study of night shift work and breast cancer risk among women in the Danish military. *Occupational and Environmental Medicine* 69: 551-556.

Huberman, Michael (2004) Working hours of the world unite? New international evidence of worktime, 1870-1913. *Journal of Economic History* 64(4): 964-1001.

Iwasaki, Kenji, Masaya Takahashi and Akinori Nakata (2006) Health problems due to long working hours in Japan: working hours, workers' compensation (Karoshi), and preventive measures. *Industrial Health* 44(4): 537-540.

Keller, Simone M. (2009) Effects of extended work shifts and shift work on patient safety, productivity, and employee health. *AAOHN Journal* 57(12): 497-502.

Lee, Sangheon, Deirdre McCann and Jon C. Messenger (2007) *Working time around the* world: Trends in working hours, laws and policies in a global comparative perspective. Geneva: ILO. 網 址：http://www.ilo.org/global/publications/ilo-bookstore/order-online/books/WCMS_104895/lang--en/index.htm。取用日期：2012 年 8 月 1 日。

Liu, Ying and Heizo Tanaka (2002) Overtime work, insufficient sleep, and risk of non-fatal acute myocardial infarction in Japanese men. *Occupational and Environmental Medicine* 59(7): 447-451.

Messenger, Jon C (2004) *Working Time and Workers' Preferences in Industrialized Countries - Finding the Balance.* Abingdon/New York: Routledge.

Messing, Karen (1997) Women's occupational health: a critical review and discussion of current issues. *Women Health* 25(4): 39-68.

Nakanishi, N, Hiroshi Yoshida, K Nagano, H Kawashimo, K Nakamuraand K Tatara (2001) Long working hours and risk for hypertension in Japanese male white collar workers. *Journal of Epidemiology and Community Health* 55(5): 316-322.

OECD (1998) Working Hours: Latest Trends and Policy Initiatives. Pp. 153-188 in *OECD Employment Outlook 1998,* edited by OECD. Paris: the OECD Secretary-General.

—— (2004) Clocking in and Clocking out: Recent Trends in Working Hours. 網 址：www.oecd.org/dataoecd/42/49/33821328.pdf。取用日期：2011 年 8 月 10 日。

Park, Jungsun, Yunjeong Yi and Yangho Kim (2010) Weekly work hours and stress complaints of workers in Korea. *American Journal of Industrial Medicine* 53(11): 1135-1141.

Szosland, Dorota (2010) Shift Work and Metabolic Syndrome, Diabetes Mellitus and Ischaemic Heart Disease. *International Journal of Occupational Medicine and Environmental Health* 23(3): 287-291.

Whaples, Robert (2001) Hours of Work in U.S. History. 網址：http://eh.net/encyclopedia/article/whaples.work.hours.us。取用日期：2011 年 8 月 10 日。

台灣職業安全健康大事記

西元	台灣	政治經濟背景與社會事件	職業安全健康相關政策與法規
	日治時期（1895-1945）		
1895	明治28 清	中日甲午戰爭（1894）；馬關條約（1895）；日俄戰爭（1905）；日本佔領朝鮮（1910）；中華民國成立（1912）。	
1914	大正3 民國3	日本加入第一次世界大戰（1914-1918）。日本出兵山東，對德國發動「青島戰役」。	
1917	大正6 民國6	日本財團開始投資台灣礦場，煤礦產量重大增加。	
1924	大正13 民國13		上海租界國共同成立「上海公共租界工部局」，並與「國際勞工組織」合作，進行「童工作業群像調查」。
1928	昭和3 民國17	2月，蔣渭水等人所領導的「台灣工友總聯盟」在台北成立，成立一年多後，人數高達1萬人，領導多次勞工運動。	中華民國政府於大陸頒布施行《勞資爭議處理法》。
1929	昭和4 民國18	10月，美國華爾街股市崩盤，揭開經濟大恐慌序幕。	中華民國政府於大陸頒布施行《工會法》。
1931	昭和6 民國20	九一八事變，日本全面控制中國東北。	中華民國政府於大陸施行《工廠法》、《工廠檢查法》、（後者於1993年改名為《勞動檢查法》）以及《團體協約法》。
1933	昭和8 民國22		中華民國政府於大陸成立「中央工廠檢查處」，但執行狀況不佳（或未真正執行）。
1936	昭和11 民國25	日本對台實施「皇民化運動」；同時發動「南進政策」，大力推動工業化。	《最低工資法》施行（遷台後，1986年廢止）；《勞動契約法》頒布，但始終未施行；《礦場法》公布施行。
1941	昭和16	日本海軍於高雄建後勁興建台灣第一座石化煉油廠。	
1945	昭和20 民國34	8月，二次大戰結束；10/25中華民國政府接管台灣。10/24，聯合國成立。	

西元	台灣	政治經濟背景與社會事件	職業安全健康相關政策與法規
1947	民36	• 1月，中華民國政府於南京頒布《中華民國憲法》；12月施行。 • 2月，台灣發生228事件。	• 12月25日《中華民國憲法》公布施行，其中第13章基本國策之中納入勞工政策相關規定。
1948	民37	• 5/9，中華民國政府頒布《動員戡亂時期臨時條款》，凍結憲法。	
1949	民38	• 4月，開始推行《三七五減租》。 • 5月，全省戶口總檢；實施戒嚴令。 • 6月，《懲治叛亂條例》、《肅清匪諜條例》頒布施行。 • 12月，中華民國中央政府遷移至台灣。	• 行政院裁撤社會部，勞工業務改由內政部負責，成立「內政部勞工司」。
1950	民39	• 6/25，韓戰爆發，美國開始協防台灣。	• 公布《台灣省勞工保險辦法及其施行細則》（1958年廢止），開辦勞工保險。
1951	民40	• 美國開始經濟援助台灣（美援時期1951-1964）。 • 實施公地放領。 • 瑞芳煤礦瓦斯爆炸事件；1950至1960年代，礦場災變幾乎年年發生。	• 公布《台灣職業工人保險辦法》（1958年廢止）。 • 台灣省政府成立「工礦檢查委員會」。 • 5月，政府組織「勞工福利考察團」到台灣各地考察38天。
1952	民41	• 鹿窟事件。	
1953	民42	• 推動「耕者有其田」政策。	• 礦工福利基金會於基隆八堵成立第一間礦工醫院。
1954	民43	• 12月，中華民國政府與美國簽屬《中美共同防禦條約》。 • 頒布《外國人投資條例》。	• 公布《台灣漁民保險辦法》（1958年廢止）。
1956	民45	• 內政部公布施行《工廠會議實施辦法》。	
1957	民46	• 立法院通過《男女勞工同工同酬公約》。	• 公布《廠礦醫療設施暫行標準》（1976年廢止）。
1958	民47		• 立法院頒布《勞工保險條例》（1960年才施行）。
1959	民48	• 經立法會通過《獎勵投資條例》、《外國人投資條例》，獎勵外資，訂定加工出口區政策。 • 越南戰爭開始。	• 工礦檢查委員會改組；實施台灣首次煤礦調查與鍋爐檢查。

西元	台灣	政治經濟背景與社會事件	職業安全健康相關政策與法規
1960	民49	・《獎勵投資條例》正式施行（1991年廢止）。 ・修訂《臨時條款》，將介石續任第三任總統。 ・雷震「自由中國」雜誌社事件。	・頒布《勞工保險條例施行細則》。 ・省勞工保險局成立，執行勞保業務。
1961	民50	・柏林圍牆建立。	・政府批准並簽署國際勞工組織《1947勞工檢查公約》。
1962	民51	・首家電視台「台視」開台。 ・頒布《技術合作條例》。	・公布《碼頭裝卸工人安全防護設施規則》（1975年廢止）。
1963	民52		・首次勞動力調查工作開始。
1964	民53	・美國通用汽車來台設廠。 ・法國與台灣斷交。	・公布《林場安全衛生設施規則》（1974年廢止）。 ・公布《塵肺預防設施標準》（1981年廢止）。 ・勞保業務統計開始列出「職業傷病」現金給付數據。
1965	民54	・美國終止對台灣的經濟援助。 ・美商飛歌電子公司於淡水設廠。 ・糖廠於台灣正式根絕。	・公布《工廠安全衛生管理人員設置辦法》，規範工廠礦場應設置安全衛生管理人員、辦理人員之訓練（1975年廢止）。 ・頒布《加工出口區設置管理條例》及施行細則。
1966	民55	・台灣第一個加工出口區於高雄前鎮設置。 ・中國文化大革命開始。	・加工出口區內的勞保檢查業務授權「經濟部加工出口區管理處」辦理。
1967	民56	・台北市改制為直轄市，獨立設置「工礦檢查所」。	・公布《工廠安全衛生設施規則》（1974年廢止）。
1968	民57	・7月，立法通過「勞保條例」修正案、擴大勞保範圍、並增設失業保險，實施日未定。 ・9/1，義務教育由六年延長為九年。 ・成立證券交易所，取消結匯證制度。	・擴增殘廢給付項目；提高給付標準；修訂職業病種類；《勞工保險被保險人因執行職務而致傷病審查準則》准子備查（但並未施行）。
1969	民58	・美商RCA公司於桃園、竹北設廠。 ・政府設置高雄楠梓與台中潭子加工出口區。 ・瑞芳煤礦爆炸，造成36名礦工死亡；該年煤礦礦災死亡人數共168人。	・省政府「工礦檢查委員會」改組成立「工礦檢查所」。
1970	民59	・太乙煤礦場爆炸。 ・義大利、加拿大與台灣斷交。	・成立「台灣省礦務局」，礦場檢查業務改由礦務局主管；「工礦檢查所」業務改以工廠檢查為主。 ・公布《各業安全衛生委員會設置準則》（1981年廢止）。

西元	台灣	政治經濟背景與社會事件	職業安全衛生相關政策與法規
1971	民60	・3月，內政部衛生司獨立升格為衛生署。 ・10月，退出聯合國。由於喪失會籍，隨後陸續被逐出其他聯合國附屬組織，相關國際合作援助中止。 ・釣魚台主權爭議引發保釣運動。	・公布《勞工安全衛生組織管理及自動檢查辦法》、《電子工廠工人視機能保護措施準則》（1975年廢止）、《勞工保險被保險人因執行職務而致傷病審查準則》修正備查。
1972	民61	・與日本斷交。 ・5月，蔣經國任行政院長。 ・省主席謝東閔倡導「客廳即工廠」。 ・9月，淡水美商飛歌電子廠爆發女工中毒死亡事件。 ・11月，高雄加工出口區日商三美、美之美電子公司女工中毒事件（三氯乙烯、四氯乙烯中毒）；引發電子業女工辭職效應。 ・高雄的台灣造船船廠發生乙炔爆炸，50多名工人受傷。 ・退出國際勞工組織。	・公布《爆竹煙火業安全衛生設施標準》（1982年廢止）、《工業安全標示設置準則》。
1973	民62	・第一次能源危機。 ・美軍撤離越南；並終止對台灣的軍事援助。 ・政府推動十大建設，增加公共投資，壓抑民間資本。 ・9月，高雄發生「高中六號事件」，25名楠梓加工區年輕女工搭船上班途中因翻船而溺斃。	・頒布《礦場安全法》，規範負責人之責任與作業規範、礦場管理業務由經濟部主管。 ・第一次修訂勞保「職業病種類表」。
1974	民63		・頒布《勞工安全衛生法》、《勞工安全衛生法施行細則》，對雇主課以提供安全作業環境之責、並納入刑罰；明確定義「職業災害」。 ・公布《有機溶劑中毒預防規則》、《鉛中毒預防規則》、《高溫作業勞工作息時間標準》、《缺氧症預防規則》、《危險性機械或設備代行檢查機構管理規則》、《林場安全衛生設施規則》、《勞工安全衛生服務規則》、《空氣中有害物質容許濃度準》（1981年廢止）。《四烷基鉛中毒預防規則》、《鍋爐及壓力容器安全規則》

西元	台灣	政治經濟背景與社會事件	職業安全健康相關政策與法規
1975	民64	• 4月，蔣介石總統病逝，嚴家淦繼任總統。 • 北越軍隊違反停火協定攻陷西貢，導致南越南共和國（南越）滅亡，結束越戰。	• 公布《精密作業勞工視機能保護設施標準》、《起重升降機員安全規則》、《營造安全衛生設施標準》、《勞工安全衛生服務機構管理規則》、《勞工安全組織及管理辦法》、《勞工安全衛生組織及管理人員設置辦法》（1982年廢止）、《舊船解體安全衛生設施標準》、《碼頭裝卸安全衛生設施標準》、《勞工安全衛生訓練規則》、《礦場衛生設施標準》。 • 內政部指定12個公營單位自行檢查機構，負責所屬單位自用鍋爐定期檢查。
1976	民65	• 中國文化大革命結束。	• 公布《勞工健康管理規則》（1990年更名為《勞工健康保護規則》)、《危險性機械或設備行檢查收費標準》、《特定化學物質危害預防標準》；頒布《工廠法施行細則》。
1977	民66	• 12月，中壢事件（省議員與縣市長選舉）。	
1978	民67	• 蔣經國就任總統。 • 中山高速公路全線通車。	• 公布《重體力勞動作業勞工保護標準》。
1979	民68	• 美國與台灣斷交，美國國會通過「台灣關係法」；中國發表「告台灣同胞書」。 • 英國保守黨柴契爾夫人取權上台，為各國「去管制化」的政策風潮揭開序幕。 • 第二次能源危機。 • 高雄市改制為直轄市，獨立設置「工礦檢查所」。 • 12月，美麗島事件。 • 台中縣私立明學校爆發多氯聯苯米糠油中毒事件。	• 修訂《勞工保險條例》，明定保險給付分為「普通保險」與「職業災害保險」兩類，職災保險費率獨立計算並由雇主負擔，費率每3年調整一次，促進災害預防；第二次修訂「職業病種類表。 • 內政部指定「台灣省鍋爐協會」辦理民間單位與其他公營單位之鍋爐定期檢查。
1980	民69	• 設立新竹科學園區。	• 國科會設立「新竹科學園區管理局」，園區內的工廠檢查業務由管理局自行辦理。 • 公布《高壓氣體勞工安全規則》、《異常氣壓潛水作業勞工保護設施標準》。
1981	民70	• 7月，旅美學者陳文成被發現陳屍於台大研究生圖書館旁，是為陳文成事件。	• 公布《勞工保險被保險人因執行職務而致傷病審查準則》、《工作業環境空氣中有害物質容許濃度標準》、《粉塵危害預防標準》。

西元	台灣	
	政治經濟背景與社會事件	職業安全健康相關政策與法規
1982	民 71	・核一、核二廠發生工安意外,造成一名員工死亡。 ・台中縣大里鄉居民反三晃化工廠污染(1982-6);新竹市水源里居民反李長榮化工廠污染(1982-8)。 ・衛生署環保局成立。	・公布《爆竹煙火製造業安全衛生設施標準》、《高架作業勞工保護措施應行》。 ・5/15,立法院內政、經濟、司法三委員會舉行審查《勞動基準法草案》第一次聯席會議。
1983	民 72	・隨著石油降價、燃煤價格隨之下降,礦工抗議減薪。 ・訂定頒布《職業訓練法》。	・8 月,頒布《勞動基準法》;公布《勞工檢查服務規則》。
1984	民 73	・2/16,行政院通過「以廠為家、以廠為校運動」實施方案。 ・5/1,「台灣勞工法律支援會」成立(1988 年改名為「台灣勞工運動支援會」,1992 年改名「台灣勞工陣線」)。 ・5/22,宜蘭客運罷工抗議(積欠薪資爭議)。 ・6/7,行政院通過基本工資調整案。 ・6/20,台北縣土城鄉海山煤礦礦災(74 人死亡)。 ・7/10,台北縣瑞芳鎮煤山煤礦礦災(103 人死亡)。 ・7/19,立法院三讀通過《勞動基準法》。 ・11 月,台灣夾板公司員工抗議公司積欠薪資。 ・12/5,台北縣三峽鎮海山一坑煤礦礦災(93 人死亡)。	・2/14 通過《勞動基準法施行細則》,3/1 施行。 ・公布《油輪青艙安全衛生設施標準》。 ・內政部指定非營利法人機構辦理民間事業單位鍋爐與壓力容器之定期檢查。
1985	民 74	・7 月,新竹玻璃公司員工抗爭(積欠資等議)。 ・核三廠發生爆炸事件。 ・王永慶任「經濟革新委員會」召集人、發言抨擊《勞基法》過度保護勞工。	・公布《鍋爐及壓力容器製造設施標準》。
1986	民 75	・6 月,鹿港反杜邦運動,屬預防性抗爭(1986-7);杜邦公司於 1989 年改於桃園觀音工業區設廠。 ・9 月,「民主進步黨」成立;政府解除黨禁。 ・11 月,工黨登記成立。 ・台塑六輕復建興建;廠址首選於宜蘭利澤。	・環保署通過《毒性化學物質管理法》。 ・省政府「工礦檢查所」改名為「勞工檢查所」,分設北、中、南、檢查所」,北高兩市的「工礦檢查所」,改名為「勞工檢查所」。

西元	台灣	政治經濟背景與社會事件	職業安全健康相關政策與法規
1987	民76	・五一〇農民運動。 ・7月，解除戒嚴，頒布《國家安全法》；開放大陸探親。 ・新竹李長榮化工廠污染前溪事件。 ・8/1，行政院「環保署」成立。 ・11月，工黨登記成立。 ・宜蘭反六輕運動；後勁反五輕抗爭（1987-1990）。	・公布《工業用機器人危害預防標準》、《異常氣壓危害預防標準》。 ・8/1，行政院「勞工委員會」成立，設立「勞工檢查處」。 ・勞動統計年報開始有「職業病」現金給付之統計數據（之前皆為0，1987年有157件）。
1988	民77	・1月，解除報禁；頒布《集會遊行法》。 ・1月，蔣經國逝，李登輝繼任總統。 ・大同公司怠工抗爭事件；2月，桃園客運發動客運界第一起罷工。 ・貢寮反核四運動；桃園觀音鄉居民反台塑六輕；高雄縣林園工業區工業發水污染事件，以高額補償金收場。 ・12/16，經濟部長陳履安批評《勞基法》不當。 ・「婦女基層救援會」成立。 ・台北捷運工程開始動工。	・勞委會設立「勞工檢查處」，省政府勞工處分設北中南三區檢查所，北高兩市設勞工檢查所。 ・8月，台灣省勞工處、台北市與高雄市勞工局掛牌成立。為地方自治史上，首次由單獨立地方勞工行政主管機關。
1989	民78	・1/4 王永慶等8位企業主刊登「資本家之怒」一文，抗議政府統容社會運動、導致投資環境惡化。 ・2月，王永慶揚言停建六輕並轉投資中國福建海滄。 ・4月，清查外勞；開始專案引進外勞；取締非法外勞。 ・4/7，鄭南榕為捍衛言論自由、拒捕自焚。 ・5月，遠東化纖罷工事件，工會幹部事後以「煽動罷工」為由遭起訴。 ・6/4 北京天安門事件，該期間中國政府以武力鎮壓抗議民眾。 ・多家工廠惡性倒閉，不當資遣勞工。 ・國父紀念館懷孕離職條款，大法官釋憲宣告無效。 ・台灣人口正式突破2,000萬人。	

西元	台灣	
	政治經濟背景與社會事件	職業安全衛生相關政策與法規
1990 民79	· 李登輝任總統。 · 3月，中正紀念堂學生集結抗議，要求國會全面改選。 · 4/12，台中縣豐業股份有限公司因液化石油氣外洩發生爆炸，導致73名員工輕重傷，其中28人不治。 · 5/18，新竹福國公司發生嚴重爆炸，造成1死175傷。 · 與沙烏地阿拉伯斷交。 · 中油五輕廠開始動工。 · 兩德統一。	· 《勞工健康管理規則》更名為《勞工健康保護規則》；公布《勞保險預防職業病健康檢查辦法》。
1991 民80	· 6月，立法院三讀通過《公營事業移轉民營條例》。 · 動員戡亂時期結束並廢止《臨時條款》，憲法第一次增修。 · 通過《兩岸關係條例》。 · 台塑六輕廠於雲林麥寮開始興建。 · 貢寮一○○三事件。 · 首批合法外籍勞工由泰國抵台，並投入北二高興建工程。 · 頒布《促進產業發展條例》。 · 蘇聯解體，冷戰正式結束。	· 修訂《勞工保險被保險人因執行職務而致傷病審查準則》，增列職業病認定要件；首次制定《職業引起急性循環系統疾病診斷認定基準》。 · 衛生署成立「職業病防治中心」，於大、高醫夫6家醫院開辦，為期5年（1991-1996）。 · 5/17，修正《勞工安全衛生法》，擴大適用範圍。 · 11/27，發布《童工、女工禁止從事危險性或有害性工作認定標準》。
1992 民81	· 與韓國斷交。 · 通過《就業服務法》、《就業服務法施行細則》及《外國人聘僱許可及管理辦法》，為引進外勞之法律依據。 · 8/17，公告受理家庭申請聘僱外籍幫傭有關事項。 · 8/20，公告受理社會福利暨精神復健患收容養護機構申請聘僱外籍監護工，以及漁船船主申請聘僱外籍船員有關事項。 · 8/22，自由時報揭露輻射屋事件。 · 廢止《刑法》第一百條。 · 「工作傷害受害人協會」成立。 · 12月，舉行第二屆立法委員選舉。	· 7月，勞保局開辦《勞工保險預防職業病健康檢查辦法》業務。 · 2/24，訂定發布《勞工作業環境測定實施辦法》。 · 7/1，廢止《礦業工人受僱辦法》。 · 8月，勞委會成立「勞工安全衛生研究所」。 · 12/28，勞委會訂定發布《危險物及有害物通識規則》，其中包含「物質安全資料表」之規範。

西元	台灣	政治經濟背景與社會事件	職業安全健康相關政策與法規
1993	民82	・開放外勞引進。 ・立法委員吳耀寬腦溢血過世；過勞死議題浮現。	・2/3,《工廠檢查法》更名為《勞動檢查法》。8/25,頒布《勞動檢查法施行細則》。
1994	民83	・四一〇教育改革運動。 ・6月,環保署長趙少康召開記者會,揭發RCA廠址地下水遭三氯乙烯污染事件(1988年RCA經營權易手、1992年關廠,由宏愚建設購得土地);1996年環保署開始進行土壤整治。 通過《環境影響評估法》。 ・11月,退休礦工參加加工委會主辦的「秋鬥遊行」。 ・12月,台灣省省長與北高兩市市長首次開放民選。 ・公告實施「失業輔助措施」。	・衛生署開辦「國人血中鉛值監控及通報系統」、「國人聽力損失通報系統」及「職業相關疾病通報系統」。 ・5/30~31發布《危險性工作場所審查暨檢查辦法》。 ・訂定頒布《事業單位安全衛生自護制度實施要點》(Voluntary Protection Programs, VPP)。
1995	民84	・3月,全民健康保險開辦。 ・4月,退休礦工在工傷團體協助下成立「塵肺症患者權益促進會」。 ・勞保「普通事故」的「醫療給付」改由健保給付;職業災害的「醫療給付」由健保代辦、勞保支付。 ・台北捷運工程引用壓工法造成「潛水快症」問題。	・6月,衛生署(檢疫總所)推動「職業病通報系統」;1999年移由保健接辦;2000年後改為網路通報;2007年停辦。 ・公布《勞工保險塵肺症補償審定準則》,放寬塵肺症補償的審定標準(由原第四級改為第二級)。 ・12月,公布《勞工保險職業災害保險費實施辦法》,明訂雇主應負擔之職災保險費率,採實績費率制;依各產業整體的職災風險訂定;一定人數(70人)以上之投保單位,依照職災給付總額,調整其費率。

西元	台灣	政治經濟背景與社會事件	職業安全健康相關政策與法規
1996	民85	・3月，台灣海峽飛彈危機。 ・第一次總統直選，李登輝連任總統，宣布「戒急用忍」政策，限制赴中國大陸之投資。 ・4月，發布《外國人聘僱許可及管理辦法》。 ・桃園聯福製衣廠惡性倒閉，負責人潛逃國外，失業工人集體臥軌抗爭。	・擴大《勞基法》適用範圍，將服務業納入。 ・1/1，修正「職業災害保險適用行業別及費率表」，該表行業別擴大為52種，各業平均保險費率由50%降為39%。 ・4月，發布《高壓氣體設施檢查基準》。 ・6/14，第三次修訂勞保「職業病種類表」，增加類別，並將職業病種類分為化學、生物、物理性、其他四類。 ・9/31 修正《勞工保險條例施行細則》。 ・10月，公布《勞工保險預防職業病健康檢查辦法》。 ・「台北市勞工檢查所」改制為「台北市勞動檢查處」。
1997	民86	・亞洲金融風暴。 ・「捷運潛水伕症工人聯盟」在工場團體協助下成立。 ・RCA員工揭發集體罹癌爭議。 ・7/1，英國交還香港予中國。	・修正《勞工保險被保險人因執行職務而致傷病審查準則》，主要增列職業病認定之要件（種類表）。（增列「經勞委會鑑定為執行職務所致者為職業病」）
1998	民87	・與南非斷交。 ・省政府改制。 ・7月，公共電視開播。 ・「RCA自救會」在工場團體協助下成立。「RCA受僱勞工流行病學調查研究」，未有一致結論。	・公布《勞工保險被保險人離職退保後經認斷確定權有職業病請領職業災害保險給付作業處理辦法》，開放退休礦工申請塵肺症陳廢給付。 ・勞保全面實施23項特別危害作業之健檢。 ・10月，公布《職業引起急性循環系統疾病診斷認定基準》。
1999	民88	・9月，九二一大地震。	・原省政府勞工處所屬的北、中、南三區勞工檢查所改隸行政院勞委會；經濟部加工出口區管理處設「勞動檢查科」。
2000	民89	・廢省。 ・3月，第二次總統直選，陳水扁當選，首次政黨輪替。 ・核四停建爭議。	・《土壤及地下水污染整治法》三讀通過。環保署可向石油、農藥、電鍍業者開徵污染整治費。 ・修訂《勞動基準法》法定工時，由每週48小時調整為每兩週84小時，2001年1月1日開始施行。

西元	台灣	政治經濟背景與社會事件	職業安全健康相關政策與法規
2001	民90	・2月，核四復工。 ・經濟景氣惡化；產業外移加速；失業率開始攀升。 ・福國化工(5/18，1死107傷)、玖宏化工(5/18，2人受傷)、興農化工(6/28，2死2傷)連續發生類似批次製程失控之火災爆炸災害，共造成3人死亡、百餘人受傷。 ・7月，政府召開「經濟發展諮詢委員會」，提出放寬工時限制的建議。 ・7月，衛生署將「保健處」、「公共衛生研究所」、「婦幼衛生研究所」整併為「國民健康局」。 ・9/11，激進組織在美國本土發動一系列自殺恐怖襲擊。 ・10/17，發布《勞工訴訟輔助辦法》。 ・10/12，立法院三讀通過《原住民工作權保障法》。 ・12/21，立法院三讀通過《兩性工作平等法》。 ・退撫、勞保、勞退等基金開始陸續委託民間公司操盤。	・勞委會推動職場職災減災計畫：1月，訂定「降低職業災害勞動檢查中程策略」，全面翻修檢查策略；3月，訂定「降低營造業職業災害中程策略」；4月，訂定推動「全國勞動檢查動態稽查計畫」；5月，訂定「降低職業災害中程策略」。 ・衛生署推動原有的「職業病防治中心」計畫停辦，改為「職業衛生保健中心」(2001-2005)，由「國民健康局」推動。 ・5/4，訂定《工作場所重大災害通報及處理要點》。 ・7月，衛生署組織調整：原有各區「職業病防治中心」改為「職業衛生保健中心」；為多年期方案。 ・10/31，頒布《職災勞工保護法》；2002年4月28日施行。 ・12/12，公布《勞保被保險人離職退保後始得診斷確定權有職業病者請領職業災害保險後廢給付辦法》。

西元	台灣	政治經濟背景與社會事件	職業安全健康相關政策與法規
2002	民91	・台灣與中國同時加入「世界貿易組織」(WTO，於1995年成立)。 ・3/8 開始施行《兩性工作平等法》。 ・5/15 公布《就業保險法》；2003/1/1 施行。 ・司改會號召義務律師協助 RCA 員工求償並提出民事訴訟，惟發現 RCA 公司任台已脫產。	・修訂《勞工安全衛生法》。 ・勞委會經年於北、中、南、東區大型醫學中心設置「職業傷病診治中心」。 ・1/2，修正發布《職業病診療醫師及地區教學醫院以上之醫院專科醫師領取及開具勞工保險職業病門診以上之醫院專科醫師作業辦法》（准由具備職業病診療資格之醫師及地區教學醫院以上之醫院專科醫師，得依事實情況領取及開具勞工保險職業病門診單）。 ・4/26，發布《職災勞工保護法施行細則》，增加對未投保者的保障。 ・5/1，施行《中央健康保險局受託辦理職業災害保險醫療給付費用償付辦法》。 ・10月，公布《職業醫學科專科醫師甄審原則》；「職業醫學」正式成為專科。 ・公布《職業病門診單辦法》，職業醫學專科醫師可直接開具職業病門診單（但不包括職業災害）。 ・修正《勞工保險被保險人因執行職務而致傷病審查準則》。 ・12月，修正《勞基法》，採彈性工時、簡化延長工時要件及程序、兩性勞工延長工時條件一致化、取消女工夜間工作限制。 ・12/30，修訂《職業引起急性循環系統疾病認定基準》。
2003	民92	・1/1，行政院推動「公共服務擴大就業計畫」。 ・2/7，頒布《大量解僱勞工保護法》；5/7 施行。 ・3-6月，全台爆發 SARS 疫情。 ・3月，英美聯軍發動伊拉克戰爭，回應 911 事件。 ・成立「南部科學工業園區管理局」。	・衛生署國健局開始辦理「強化職場健康促進計畫」；委託成立北、中、南三個「職場菸害防制輔導中心」。 ・修訂《勞工保險被保險人因執行職務而致傷病審查準則》（修訂通勤職災之認定；並將泌尿傳染病納入職災給付）。 ・4/1，修正發布《事業單位安全衛生自護制度實施要點》。

西元	台灣	政治經濟背景與社會事件	職業安全健康相關政策與法規
2004	民93	• 總統大選。陳水扁連任；三一九槍擊案爭議。 • 6/11，立法院三讀通過《勞工退休金條例》，2005年7月1日施行；依據新制，雇主須依照員工提繳工資，每月以不低6%金額提繳到員工的個人帳戶。	• 衛生署國健局開始辦理「職業衛生保健推動計畫」、「職業衛生保健醫療暨保健服務計畫」等計畫。 • 12月，修訂《職業引起念性循環系統疾病診斷認定基準》，增定工時計算方式。
2005	民94	• 3月，中國人大通過《反分裂國家法》。 • 6月，國民大會通過修憲決案，國民大會正式廢除。 • 7/1，開始實施勞退新制。 • 8/21，高雄捷運岡山外勞宿舍的泰國籍勞工爆發暴動事件。此事件延燒，9/5，勞委會主委陳菊下台，陳水扁總統過境人士也陸續傳出多起貪污弊案。 • 9/8，台灣企銀工會發動無限期罷工，要求資方接受工會所提出的優退條件，為台灣金融史上首件罷工事件。	• 2/1，勞委會建置完成並啟用「職業災害統計網路填報系統」供適用勞工安全衛生法50人以上之事業單位填報。 • 9/12，《政府採購法》第101條第1項增列「發生重大職業災害或工程安全衛生不良情節重大者」，得將該歐商刊登採購公報，列入拒絕往來黑名單。 • 12月，研訂「全國職場222減災方案」，以2年內減少職災死亡百萬人率及廢百萬人率20%為目標。
2006	民95	• 2/27，陳水扁總統正式宣布終止「國家統一委員會」與「國家統一綱領」的適用。 • 3/10，台鐵1073次自強號列車於凌晨最在崇德一新城間，撞死5名正在鐵軌上施工的台鐵工程人員，為台鐵有史以來最嚴重的勞安事件。 • 6月，在野黨提出總統罷免案，未達通過門檻；8月，在野與民間勢力發動「反貪倒扁運動」，針對一連串陳聰案，要求總統負起政治責任自行請辭。 • 6/16，蔣渭水高速公路（北宜高速公路）全線通車，施工共15年。 • 12/12，立法院通過《教育基本法》修正案，明文禁止學校體罰。	• 1月，訂定發布《既有危險性機械及設備安全檢查規則》。 • 2/5，性騷擾防治法正式實施。 • 7月，訂定發布《事業單位職業安全衛生管理制度實施要點》。 • 衛生署國民健康局委託計畫，成立北、中、南三個「職場健康促進暨菸害防制輔導中心」，輔導職場推動菸害防制與健康促進。

西元	台灣	政治經濟背景與社會事件	職業安全健康相關政策與法規
2007	民96	・6月，行政院核定「勞工退休基金監理會」96年度預算員額88人。 ・6/22，公告修正基本薪資為每月17,280元，每小時95元；7/1施行。 ・7月，《就業服務法》修正公布，外籍勞工在台工作後出國1日以上始得再入境，累計在台工作期間最長不得逾9年。 ・7月，《身心障礙者保護法》修正為《身心障礙者權益保障法》。 ・12/19，三讀通過《兩性工作平等法》修正案，並更名為《性別工作平等法》。	・3月，發布《安全伙伴計畫實施要點》。 ・8/13，發布《台灣職業安全衛生管理系統（TOSHMS）指引》。 ・10/4，勞委會同經濟部、英國標準協會台灣分公司，共同簽署「安全伙伴宣言」，共同推動「台灣職業安全衛生管理系統」驗證制度。 ・10/19，發布《危險物品與有害物標示及通識規則》。 ・衛生署「職業傷病通報系統」停辦；勞委會委託台大醫院辦理「職業傷病管理服務中心計畫」，重新建置「職業傷病通報系統」，建立「預防職業病健檢系統」，旨在管理勞工安全衛生研究所。 ・勞保局同意管理勞工局提供此之特殊健檢補助。 ・台北市勞工局辦理「健康勞工鳳凰計畫」，針對特別危害健康作業勞工，補助特殊健檢複檢費用。 ・國科會「中部科學工業園區管理局」成立，勞委會授權工廠檢查業務。
2008	民97	・3月，總統大選，馬英九當選第12屆總統。 ・5月，強制退休年齡修正為65歲。 ・7月，《勞保條例》修正案三讀通過，給付年金化（老年年金、失能年金、遺屬年金）；2009年1月施行。 ・全球金融風暴。台灣企業界採取「無薪假」的情況大為盛行。失業率亦創新高。	・1月，修訂《勞工安全衛生組織管理及自動檢查辦法》，規定雇主應建立職業安全衛生管理系統。 ・4月，發布《臺灣職業安全衛生系統驗證指導要點》。 ・5月，勞委職業病類表增列「職業性癌症」21項、「肌腱鞘炎」及「創傷後壓力症候群」。 ・6/24，訂定《事業單位職業安全衛生管理績效認可作業要點》。 ・10月，勞委會公布，職業工會投保者發生之職災與投保本業不同者亦可請領職災給付。 ・《性別工作平等法》修正公布，提高雇主違反職場性騷擾防治義務可罰鍰至新台幣50萬元。

西元	台灣	政治經濟背景與社會事件	職業安全健康相關政策與法規
2009	民98	• 1/1，財團法人設立登記之私立幼稚園教師、職員及工商業團體適用《勞動基準法》。 • 台灣政府於春節前夕發行「振興經濟消費券」，每人新台幣3600元。以舉債新台幣858億元之方式發放，試圖促進景氣活絡。不過，經建會稍後坦承效果不如預期。 • 3/31，立法院正式批准《公民及政治權利國際公約》與《經濟社會文化權利國際公約》（簡稱兩公約），同時《公民與政治權利國際公約及經濟社會文化權利國際公約施行法》（簡稱兩公約施行法）亦三讀通過。 • 3/31，立法院三讀通過《就業保險法修正案》。 • 6/26，公告指定「依立法院通過之組織條例所設立基金會之工作者」適用《勞動基準法》，同年9月1日生效，該業別之本國籍受僱勞工將自是日為《勞工退休金條例》規定之強制提繳對象。 • 7/1，「自由業職業團體」開始適用《勞動基準法》。該業別之本國籍受僱勞工將自是日為《勞工退休金條例》規定之強制提繳對象。 • 8/8，莫拉克風災重創台灣（八八風災）。 • 希臘欠下鉅額公債，導致政評公司降級，向歐盟與國際貨幣基金申請紓困，開始引發「歐債風暴」。 • 首位非裔人士歐巴馬當選美國總統。	• 1/1，勞保年金制度施行。 • 2/24，訂定《行政院勞工委員會補助全國職業傷病診治網絡醫院及職業疾病通報實施要點》。 • 6/15，修正《勞工保險被保險人因執行職務而致傷學生於上、下班往返兩個就業場所途中或往返學校及就業途中發生意外事故，可視為職業傷害；另勞工通勤途中發生因職業原因促發疾病，可認定為職業病。 • 8/12，因莫拉克風災往往工作中或上、下班途中遭遇意外，從寬認定為職業災害。另勞保喪葬津貼之殯葬文件自即日起得以切結代替，農保及國保給付作業比照辦理。 • 10/26，職災保險各行業平均費率由現行0.22%降至0.21%。 • 11/6，修正《勞工保險被保險人因執行職務而致傷病審查準則》，納入精神疾病為職業病認定範圍；隨後頒布《工作相關心理壓力事件引起精神疾病診治參考指引》。 • 2/20，訂定《補助全國職業傷病診治網絡醫院及職業疾病通報暨實施要點》。 •「職業傷病診治中心」更名為「職業傷病防治中心」。 • 4/22，《勞基法》修正公布，增列勞工工作10年以上年滿60歲者可以自請退休。 • 5/1，修正《性別工作平等法》第16條，擴大育嬰留職停薪適用對象到所有受僱者的規定，與育嬰留職停薪津貼發放同步施行。

西元	台灣	政治經濟背景與社會事件	職業安全健康相關政策與法規
2010	民99	• 1/26，公告修正「產業類別職業工會分類標準表」。 • 3/1，「私立學術研究及服務業」適用《勞動基準法》。 • 2/25，公告「核定家計服務業僱用之會計師為適用《勞動基準法》第八十四條之一工作者」，並自即日生效。 • 6/3，立法院三讀通過《工會法修正草案》，保障勞工加入工會及組織工會之權利。同時讓勞動三法能同步施行，本法修正草案於6月23日經總統公布，施行日期由行政院另行訂定。 • 9/3，辦理6項工安意外災害鑑定，包括台塑六輕裂解廠爆炸、台灣中油桃園煉油廠浮頂油槽爆炸、中鴻鋼鐵公司施工架傾倒事故及台南隔熱板工廠火災等。 • 9/12，「兩岸經濟合作架構協議」（ECFA）正式生效。 • 12/10，《兩公約施行法》正式施行。 • 12/21，簽署「海峽兩岸醫藥衛生合作協議」。 • 12/25，新北市（原台北縣）、台中縣市、台南縣市、高雄縣市（皆為縣市合併改制）升格為直轄市。自此我國共設立5個直轄市。	• 1/1，「勞工保險職業災害保險適用行業別及費率表」修正施行，將職業災害保險費率分為行業別災害費率及上、下班災害費率二種；並同時實施新修正之「勞工保險職業災害保險實績費率辦法」。 • 4/1，修正《補助全國職業傷病診治網絡醫院及職業病通報者實施要點》，將通報範圍擴及至「疑似職業病」，並增訂「職業疾病（職業病）」、「疑似職業病」及「職業傷害」之定義。 • 4/23，放寬職災勞工於職災補償爭議調解不成或於法院訴訟期間，得依《職業災害勞工保護法》第6條規定申請補助；另放寬《職業災害勞工保護法》第6條核給失能給付標準，施行前審定成殘，得擇優適用新、舊法規申請職業災害勞工身體障害者生活津貼。 • 6/2，修正《行政院勞工委員會辦理職業疾病鑑定作業程序處理要點》，刪除重新鑑定之機制。 • 8/4，訂定《指定國外危險機械及設備檢查標準處理作業要點》。 • 9/3，修正「增列勞工保險職業病種類項目」。炎、氫乙烯單體所致之肝細胞癌及MOCA引起之膀胱癌等為勞工保險職業病種類項目。 • 10/6，修正《辦理勞工體格及健康檢查指定醫療機構辦法》第20條、第21條，指定醫療機構違反所列舉事項者，得由勞委會同衛生署撤銷或發止其指定資格。 • 10/8，修正《職業災害勞工補助及核發辦法》，放寬職業災害勞工生活津貼請領期間之規定，並新增輔助器具補助項目共13項。 • 11/30，行政院核定勞工保險普通事故保險費率自100年1月1日起，按被保險人當月投保薪資8%計算。 • 12/17，《職業引起急性循環系統疾病診斷認定參考指引》修正為《職業促發腦血管及心臟疾病（外傷導致者除外）之認定參考指引》。 • 《勞工請假規則》修正發布，增加「安胎」及「癌症」請假之特別規定，修正孕產婦及哺乳需定期健康檢查之勞工採定期門診

西元	台灣	政治經濟背景與社會事件	職業安全健康相關政策與法規
2011	民100	・科技業、保全業、餐飲業及醫護人員過勞死案例頻傳（南亞工程師猝死事件）。 ・1月，「兩岸經濟合作委員會」（簡稱經合會）成立。 ・2月，阿拉伯世界陸續爆發革命活動。 ・3月，東日本發生規模9.0大地震，引發海嘯重創日本。 ・4/27，修改《勞工保險條例》，增列投保單位未依規定負擔勞保費，而由被保險人負擔之罰鍰規定，以及保險費補助款由中央政府全額負擔等規定。 ・4/28，發布《不當勞動行為裁決辦法》、《勞資爭議調解辦法》、《勞資爭議仲裁辦法》。 ・5/1，實施新集體勞動三法，解放產業工會的成立限制，簡化罷工程序，同時明訂合法罷工的民事及刑事免責。 ・5/20，立法院正式批准《消除對婦女一切形式歧視公約的施行法》。該公約施行法亦三讀通過。 ・6-7月，台塑六輕連續發生數次大火。 ・由於民間反彈聲浪與環評否決，國光石化於彰化的開發案最後終止。 ・7/5，修正發布《勞工保險條例罰鍰應行注意事項》及《就業保險法罰鍰應行注意事項》部分規定。 ・10月，聯合國公布世界人口已達70億。	・1/14，修正《勞工衛生組織管理及自動檢查辦法》，針對推動職業安全管理系統績效優良並經認可之事業單位，其依規定設置的勞工安全衛生管理單位及事業單位主管得免除應為「專責」及「專職」之限制。 ・1/21，修正《勞工健康保護規則》，重點包括：依事業單位危害風險特性及規模，雇用或特約從事勞工健康服務醫護人員，辦理臨廠服務、協助雇主辦理健康風險評估、健康管理等職業病預防及健康促進等事宜，修正勞工體格及健康檢查之項目及紀錄表與特殊健康檢查之健康管理級數訂定義及處置。 ・4/13，修正《勞工安全衛生教育訓練單位評鑑作業要點》。 ・5/4，頒訂《危險性機械及設備型式檢查作業注意事項》及《銜接檢查注意事項》。 ・5/16，發布《保全業之保全人員工作時間審核參考指引》。 ・6/29，《勞動基準法》部分條文修訂，加重處罰額度；違反工時相關規範，「得列事業單位或事業主之名稱」。 ・7/7，修正「增列勞工保險職業病種類項目」。 ・8/9，修正《勞工保險被保險人於就業場所及上、下班等途中以外地點，因作業促發疾病之職業病認定參考準則》，修正被保險人因執行職務而致傷病審查準則》。 ・9/29，行政院院會通過《勞工安全衛生法》修正草案，修正名稱為《職業安全衛生法》。最後立法院未能完成三讀。 ・3月，9大職業傷病防治中心開設「過勞門診」。

西元	台灣	政治經濟背景與社會事件	職業安全健康相關政策與法規
2012	101年	・1/1，施行《消除對婦女一切形式歧視公約施行法》。 ・1月，第13屆總統大選，馬英九連任。 ・3月，國民黨籍立委陳淑蕙、丁守中、楊麗環等人提案主張外勞工資由市場機制決定，不受《勞基法》規範，提案獲得其他16位國民黨立委連署；行政院長陳冲回覆質詢，提出「虛擬境外區」構想，主張區內外勞不適用《勞基法》工資規定。 ・3月，北市府執行建商都更強拆士林王家，引發爭議。 ・6月，華隆紡織要求員工放棄先前的年資，不得請求退休金之下，轉去新成立的紡安公司上班。員工開始發動罷工。 ・6-7月，日本民間因陸續發動反核遊行，包圍首相官邸。 ・7月，立法院臨時會通過開放動物藥品「來克多巴胺」使用。 ・7月，官股民營的榮電公司積欠勞工薪資累計高達近四千萬元，未能提出欠薪償還計畫，導致商協商破裂，員工開始發動罷工。 ・7/1，香港回歸中國滿15週年，爆發大規模示威遊行。 ・旺中集團併購國內主要有線電視系統業者，以及「台灣壹傳媒」旗下所有媒體業務出售交易案，引起一連串壟斷媒體爭議事件，並引發反媒體壟斷運動。 ・南海諸國與東北亞各國再度爆發島嶼主權爭議。北非埃及總統大選，中東敘利亞持續內戰。 ・9月，行政院推翻基本工資審議委員會結論，僅微調時薪月新緩漲。勞委會主委王如玄請辭。 ・11月，歐巴馬連任美國總統；中共十八大召開，第五代領導人上任。 ・12月，第一屆全國產業發展會議由經濟部召開。會後建議政府未來朝向放鬆勞動條件（鬆綁工時、定期契約與資遣解雇規範）、開放外勞修配比率、研議鬆綁外勞基本薪資、解除土地管制、用水開發與檢討環評機制等結論。	・1月，異常案壓危害預防的標準部分條文修正。 ・5月，勞委會委託大大職業傷病防治中心開設「職場母性健康諮詢門診」。 ・11月，《職業安全衛生法》修正草案再度送交立法院審查。 ・12月，《高級中等學校建教合作實施及建教生權益保障法》立法院三讀通過並施行。 ・行政院推動組織再造的規劃，勞委會將改組升格為「勞動部」，環保署則改組為「環境資源部」。 ・12月，《高級中等學校建教合作實施及建教生權益保障法》立法院三讀通過並施行。針對建教生的合約、勞動條件、工時限期、職災補償、避免歧視待遇以及爭議處理程序加以規範。

整理：鄭雅文、陳怡欣、鄭峰齊。

Contents

Is your work making you sick?
Problems of our occupational health systems

Edited by Cheng Y & Cheng FC

Substantial economic growth achieved since the early 1960s in Taiwan has resulted in serious environmental and occupational health problems. While political democratization since the mid-1980s has coincided with massive social movement that brought environmental issues into policy agenda, problems concerning safety and health in the workplace have not been recognized as important policy issues until recent years. In Taiwan, fatality due to occupational injuries is still high, but in contrast, occupational disease is largely unrecognized. Many workers who become ill because of work are often left on their own, facing multiple social and economic hardships.

This book, consisted of 15 chapters with contribution from 16 authors, addresses the problems of current occupational health systems in Taiwan. By compiling this collective work, we hope to increase social awareness on work-related health issues and to encourage a wider participation in efforts for the improvement of occupational safety and health systems in Taiwan.

Socio Publishing Co., Ltd. Taipei, 2013